_____ 님의 소중한 미래를 위해
이 책을 드립니다.

당뇨병 인생관리, 식사와 운동이 전부다

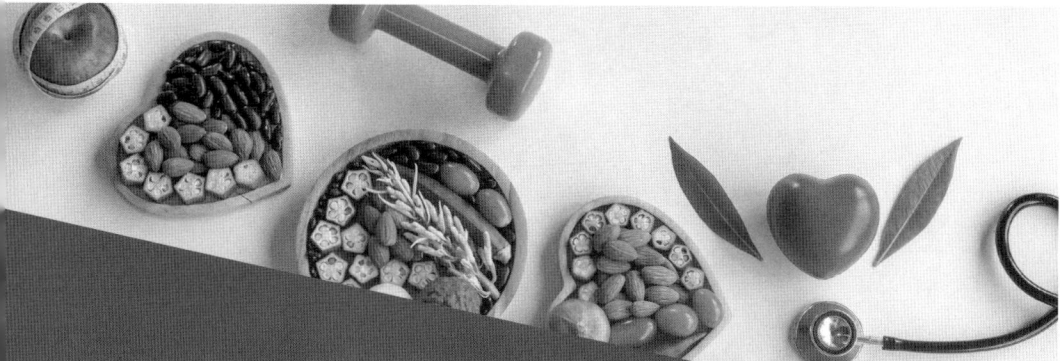

당뇨병 인생관리, 식사와 운동이 전부다

기적의 당뇨 식사법 & 운동법

김지은 지음

초록북스

초록북스

우리는 책이 독자를 위한 것임을 잊지 않는다.
우리는 독자의 꿈을 사랑하고,
그 꿈이 실현될 수 있는 도구를 세상에 내놓는다.

당뇨병 인생관리, 식사와 운동이 전부다

초판 1쇄 발행 2025년 12월 1일 | **지은이** 김지은
펴낸곳 (주)원앤원콘텐츠그룹 | **펴낸이** 강현규·정영훈
등록번호 제301-2006-001호 | **등록일자** 2013년 5월 24일
주소 04607 서울시 중구 다산로 139 랜더스빌딩 5층 | **전화** (02)2234-7117
팩스 (02)2234-1086 | **홈페이지** matebooks.co.kr | **이메일** khg0109@hanmail.net
값 19,700원 | **ISBN** 979-11-6002-974-1 03510

잘못 만들어진 책은 구입하신 서점에서 교환해 드립니다.
이 책을 무단 복사·복제·전재하는 것은 저작권법에 저촉됩니다.

우리는 반복적으로 하는 것의 결과다.
그러므로 탁월함은 행동이 아니라 습관이다.
• 아리스토텔레스 •

— 지은이의 말 —

당뇨병을 진단받은 후
'어떻게 살 것인가'

안녕하세요, 내과 전문의 닥터K 김지은입니다.

제가 첫 번째 책을 세상에 내고, 벌써 두 번째 책의 '지은이의 말'을 쓰게 되다니, 참으로 감사하고 벅찬 마음입니다. 첫 책이 출판된 이후 많은 분들의 따뜻한 인사와 격려를 받았고, 이 자리를 빌려 한 분 한 분께 진심으로 감사 인사를 전합니다. 그리고 특히 이번 두 번째 책을 쓰는 데 큰 도움을 주신 이은주 PD님께 다시 한번 감사의 말을 전합니다.

제 첫 번째 책의 내용은 당뇨병이 얼마나 내 삶을 갉아먹을 수 있는 병인지에 대한 것이었다면, 이번 책은 당뇨병을 진단받은 후 '어떻게 살 것인가'에 대해 더 구체적이고 현실적인 내용을 담아보았습니다.

진료실에서 수많은 환자들을 보며 깨달았습니다. 당뇨병환자들의 혈당 관리가 잘 되지 않는 이유는 환자 본인의 의지가 없기 때문이 아니라, 체계적인 방법과 실천 가능한 매뉴얼을 제대로 배우지 못했기 때문이라는 것을요.

당뇨병은 단순히 숫자만 관리하는 병이 아닙니다. 여태까지 무심코 이어온 과거의 나에서 벗어나 완전히 새로운 나로 다시 태어나는 싸움입니다. 이 싸움은 절대 의지력만으로는 이길 수 없습니다. 여기에서 필요한 것은, 올바른 전략과 작지만 확실한 실천입니다.

최근 여러 연구에 따르면, 당뇨병 관리에서 가장 효과적인 혈당 조절을 위해서는 식이요법이나 운동 중 하나만으로는 충분하지 않으며 생활 습관 전반을 총체적으로 개선해야 한다는 결론에 도달했습니다. 우리가 흔히 말하는 Lifestyle Modification(생활습관 개선)이 바로 그것입니다. 그래서 저는 이번 책의 모든 내용을 바로 이 Lifestyle Modification의 실천에 초점을 맞췄습니다.

하지만 문제는, 이 Lifestyle Modification이라는 것이 생각보다 훨씬 어렵다는 데 있습니다. 그 이유는 바로 우리 뇌가 본능적으로 변화를 두려워하기 때문입니다. 뇌는 가능한 한 에너지를 아끼고 익숙한 습관으로 돌아가려는 강한 성향을 가지기 때문에, 새로운 습관들은 낯설고 귀찮고 실행하기 버겁게 느껴질 수 있습니다.

그래서 이번 책에서는 '식단 관리하세요' '운동하세요'라는 막연한 조언 대신, 거부감 없이 받아들일 수 있는 작은 변화부터 실천하는 방법을 담았습니다. 병원에서 '식단 관리'를 하라는 말을 들으면 벌써부터 부담스럽고 막막할 것입니다. 그래서 저는 이번 책에 무엇보다도 현실적으로 실천할 수 있는 방법들로 가득 채웠습니다. 장을 볼 때 어떤 제품을 카트에 담아야 하는지, 하루 세끼 식사는 어떻게 구성해야 하는지, 구체적인 실행법까지 모두 정리해 담았습니다.

운동 역시 과학적 근거에 기반해 하루하루 기억하고 실천 가능한 운동들을 정리해보았습니다. 단순히 '유산소 하세요, 근력 운동 하세요'라는 말로 그치지 않고, 운동이 인슐린 감수성을 어떻게 높이고, 근육량 증가가 혈당 조절에 어떤 영향을 미치는지 의학적 근거를 바탕으로 자세히 설명했습니다. 그리고 바쁜 현대인들의 일상 속에서도 바로 실천할 수 있도록 555 운동법, 8282 운동법과 같은 짧고 효과적인 루틴도 함께 담았습니다.

현대인들은 정말 시간이 없습니다. 하지만 그 바쁜 와중에도 혈당 관리는 반드시 필요합니다. 아이러니하게도, 바로 그 '바쁨' 때문에 당뇨병환자가 늘어나는 현상 또한 부정할 수가 없습니다. 바쁘게 흘러가는 하루 속에서 결국 가장 중요한 것은, 무리하지 않으면서 실생활에 녹아들 수 있는 지속 가능성이 높은 실천이라고 생각합니다. 완벽한 계획은 필요하지 않습니다. 오히려 완벽을 추구하다가 시작하지 못하거나, 실패의 쓴맛을 보는 경우도 많습니다.

이 책에서 제시하는 작은 것부터 시작하기 바랍니다. 출퇴근길에 조금 더 걷기, 회사 생활 속 동선 바꾸기, 식사 순서와 메뉴 선택 이런 작은 변화부터 시도하는 것입니다. 이런 작은 실천들이 쌓이다 보면 어느 순간 여러분은 이 변화를 낯설지 않게, 오히려 익숙하고 편안하게 받아들이게 될 것입니다. 그렇게 만들어진 습관이 결국 평생의 건강을 결정짓습니다.

저는 이 책이 여러분의 변화에 첫 발을 내딛는 출발점이 되기를 바랍니다. 당장 내일부터 내 사정에 맞게, 내 시간에 맞게, 나에게 맞는 속도로 시작할 수 있는 방법을 찾아볼 수 있을 겁니다. 더 이상 혈당으로 고민하고 괴로워했던 지난날에 머물지 마세요. 지금의 생활을 계속 이어간다면, 췌장은 점점 더 지쳐갈 뿐입니다. 이제는 그 악순환의 고리를 끊어내야 할 때입니다.

모든 시작은 서툴 수밖에 없습니다. 이 책을 따라 실천하더라도 처음에는 노력에 비해 혈당 변화가 미비할 수도 있습니다. 하지만 작은 습관과 노력이 쌓이면 나의 몸과 혈당은 분명 달라질 수 있습니다. 오랜 시간 계속된 작은 행동 변화가 쌓이면 제가 강조하는 life style mododification이 가능해지고 여러분은 분명 좋은 결과를 얻을 수 있을 것입니다. 변화를 위한 실천이 성공할 수 있도록, 닥터K가 그 긴 여정에 끝까지 옆에서 함께하겠습니다.

감사합니다.

내과 전문의 닥터K, 김지은 드림

차례

지은이의 말 당뇨병을 진단받은 후 '어떻게 살 것인가'   006
닥터K의 동영상 강의 차례   014

CHAPTER 1
식단 관리와 운동이 중요한 이유

당뇨병은 어떤 질병일까요?   021
왜 당뇨병은 식습관이 그렇게 중요한가요?   025
운동이 당뇨환자에게 필수적인 이유는 무엇인가요?   031
생활 습관을 바꾸기 위한 마음가짐은 무엇인가요?   036

CHAPTER 2
인슐린 저항성의 극복이 목표인 이유

당뇨병 관리에서 가장 중요한 것은 식이인가요, 운동인가요?   045
인슐린 저항성이란 무엇이며, 왜 문제가 되나요?   049
식이 조절은 인슐린 저항성을 어떻게 호전시키나요?   055
운동은 인슐린 저항성을 어떻게 호전시키나요?   059
당뇨환자의 키별 적절한 칼로리와 체중은?   063

CHAPTER 3

당뇨환자는 어떻게 먹어야 할까요?

당뇨환자가 장을 볼 때 지켜야 할 기본 원칙이 있을까요?	071
하루에 어떤 식품군을 얼마나 먹어야 할까요?	078
어떤 탄수화물을 선택해야 할까요?	083
실제 탄수화물을 얼마나 먹어야 할까요?	089
어떤 단백질을 골라야 할까요?	093
실제 단백질을 얼마나 먹어야 할까요?	099
어떤 지방을 선택해야 할까요? 지방에도 좋은 것, 나쁜 것이 있나요?	104
실제 지방을 얼마나 먹어야 할까요?	110
식품 교환표와 1교환단위가 왜 중요한가요?	115
실제 1교환단위를 활용한 한 끼 밥상 차리기	124
식품을 손질하거나 요리할 때 주의할 점은 무엇인가요?	129
대체 감미료 사용은 당뇨환자에게 어떤 영향을 미치나요?	134
식사하기 대원칙: 식사의 질을 결정하는 원칙은?	145
식사하기 대원칙: 식사하는 방식은?	151
간식, 과일, 음료수의 선택은 어떻게 해야 하나요?	158
특정 식단 및 식이요법(1): 저탄수화물 고지방(케토제닉) 식단	164
특정 식단 및 식이요법(2): 고혈압 식단 DASH	168
특정 식단 및 식이요법(3): 채식	175
특정 식단 및 식이요법(4): 간헐적 단식(IF, Intermittent Fasting)	182
당뇨환자에게 술은 어떤 영향을 미치나요?	187
당뇨환자에게 담배는 어떤 영향을 미치나요?	193
당뇨환자는 외식을 어떻게 해야 할까요?	198
당뇨환자는 명절을 어떻게 보내야 할까요?	206

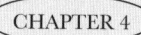

당뇨환자는 어떻게 운동해야 할까요?

유산소와 무산소를 어떻게 배분해야 하나요?	215
당뇨환자를 위한 유산소 운동 가이드라인	221
유산소 운동의 종류와 칼로리 소모량, 상세한 운동 계획은?	226
당뇨환자를 위한 근력 운동 가이드라인	230
근력 운동의 종류와 칼로리 소모량, 상세한 운동 계획은?	234
당뇨환자의 스트레칭 및 유연성 운동	243
스트레칭 및 유연성 운동의 실제 예시	247
유연성 운동 심화: 요가와 필라테스는 어떤가요?	252
실제 활용: 당뇨환자의 식후 운동은?: 8282-1321 운동	256
실제 활용: 당뇨환자가 앉아서 간단히 하는 운동은?	266
실제 활용: 당뇨환자가 서서 간단히 하는 운동은?	269
실제 활용: 당뇨환자가 누워서 간단히 하는 운동은?	272
실제 활용: 식후에 정말 바쁠 때는 '555 운동'	275
당뇨환자의 생활 속 신체활동 늘리기	279
당뇨환자는 하루 중 언제 운동하면 좋을까요?	287
합병증이 있는 당뇨환자는 운동 시 무엇을 주의해야 하나요?	291
당뇨환자는 계절별로 운동할 때 주의해야 할 사항이 있나요?	298
당뇨환자는 운동 시 저혈당에 어떻게 대처해야 하나요?	304

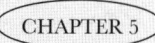

식단 관리에 대한 흔한 오해와 진실

당뇨환자는 탄수화물을 아예 먹으면 안 된다?   313

과일은 당이 많으니까 절대 먹으면 안 된다?   316

당뇨환자 전용 식품만 먹어야 한다?   319

당뇨환자는 단백질을 많이 먹을수록 좋다?   322

당뇨환자는 혈당만 신경 쓰면 된다?   325

한 번 먹고 혈당이 괜찮았다면 그 음식은 앞으로도 괜찮다?   328

당뇨환자도 체중을 감량하려면 일단 굶어야 한다?   331

당뇨환자도 체중을 늘리려면 일단 먹어야 한다?   334

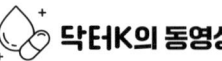 닥터K의 동영상 강의 차례

 **운동이 당뇨환자에게 필수적인 이유는 무엇인가요?**
당뇨병환자가 운동을 해야 하는 이유 31

당뇨병 관리에서 가장 중요한 것은 식이인가요, 운동인가요?
유형에 따른 당뇨 관리법 45

 **하루에 어떤 식품군을 얼마나 먹어야 할까요?**
당뇨식단 1부, 당뇨식단의 기본 원칙 80

어떤 탄수화물을 선택해야 할까요?
GI·GL지수 의미와 GI지수를 낮추는 방법 83

 **어떤 단백질을 골라야 할까요?**
당뇨식단 2부, 영양소 섭취 가이드 93

실제 단백질을 얼마나 먹어야 할까요?
근육을 지키는 단백질 섭취법 102

 **어떤 지방을 선택해야 할까요? 지방에도 좋은 것, 나쁜 것이 있나요?**
좋은 지방과 나쁜 지방의 구분과 섭취법 107

간식, 과일, 음료수의 선택은 어떻게 해야 하나요?
스테비아 토마토의 효능과 부작용 160

 **간식, 과일, 음료수의 선택은 어떻게 해야 하나요?**
당뇨병환자가 먹어도 괜찮은 과일과 섭취법 161

 **특정 식단 및 식이요법(2): 고혈압 식단 DASH**
당뇨와 고혈압에 효과적인 DASH 식단 **170**

당뇨환자에게 술은 어떤 영향을 미치나요?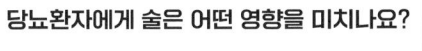
음주 후 공복 혈당이 낮아지는 이유 **188**

 **당뇨환자는 명절을 어떻게 보내야 할까요?**
설날 음식 덜 찌게 먹는 법 **206**

실제 활용: 당뇨환자의 식후 운동은?: 8282-1321 운동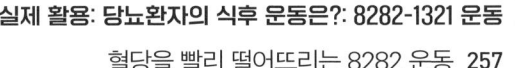
혈당을 빨리 떨어뜨리는 8282 운동 **257**

 **실제 활용: 당뇨환자의 식후 운동은?: 8282-1321 운동**
상체근육을 사용하는 1321 운동 **260**

실제 활용: 당뇨환자의 식후 운동은?: 8282-1321 운동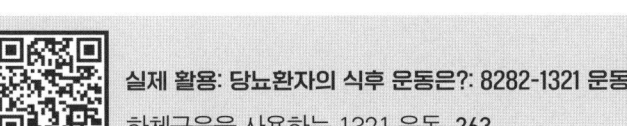
코어근육을 사용하는 1321 운동 **262**

실제 활용: 당뇨환자의 식후 운동은?: 8282-1321 운동
하체근육을 사용하는 1321 운동 **263**

실제 활용: 당뇨환자가 앉아서 간단히 하는 운동은?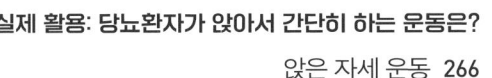
앉은 자세 운동 **266**

 **실제 활용: 당뇨환자가 서서 간단히 하는 운동은?**
선 자세 운동 **269**

 **실제 활용: 당뇨환자가 누워서 간단히 하는 운동은?**
누운 자세 운동 272

 **당뇨환자는 하루 중 언제 운동하면 좋을까요?**
공복유산소 운동의 효과와 피해야 하는 이유 288

 **당뇨환자는 운동 시 저혈당에 어떻게 대처해야 하나요?**
저혈당이 위험한 이유 304

 **과일은 당이 많으니까 절대 먹으면 안 된다?**
당뇨병환자의 올바른 과일 섭취법, 실천편 317

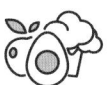

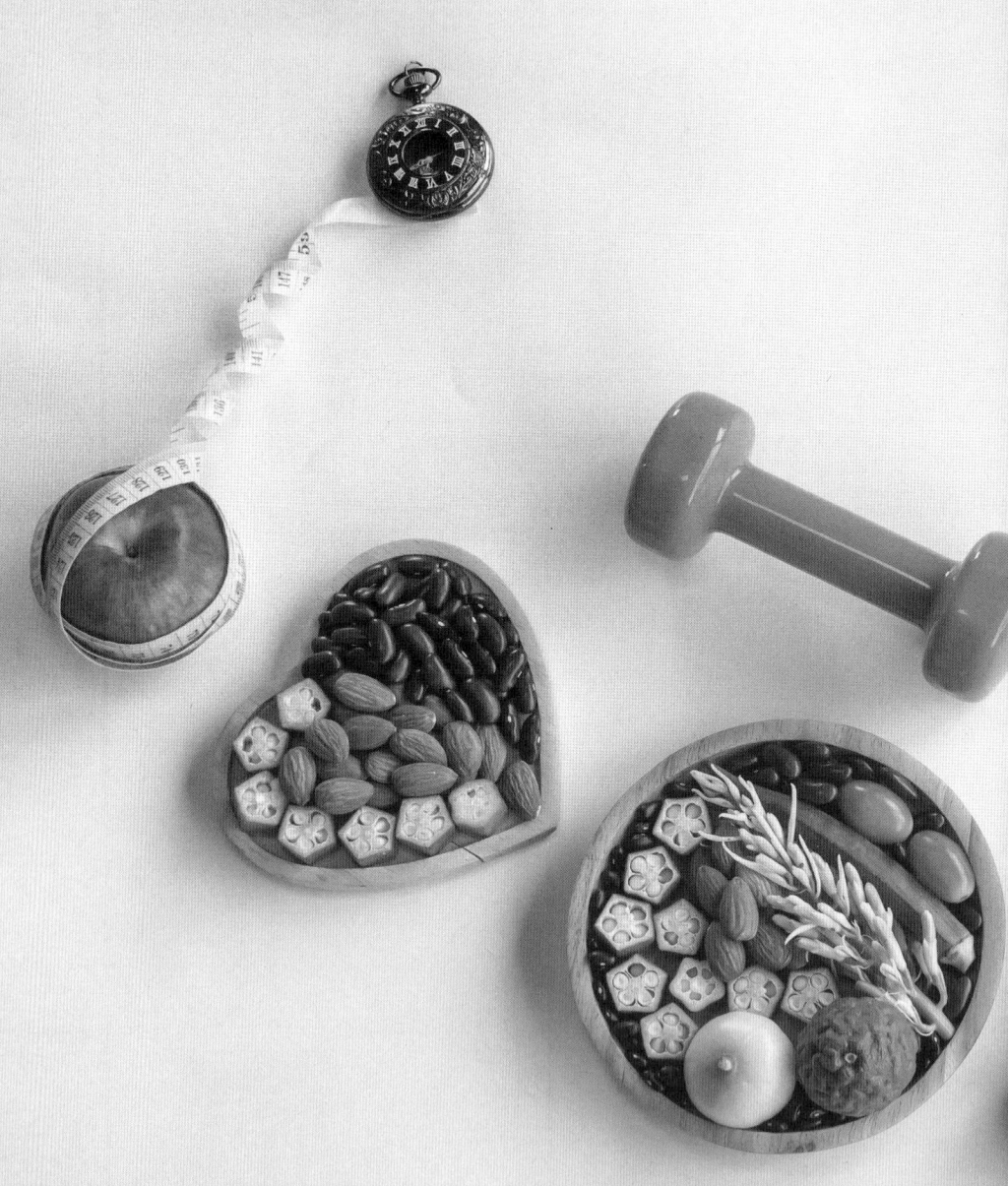

CHAPTER 1

식단 관리와 운동이 중요한 이유

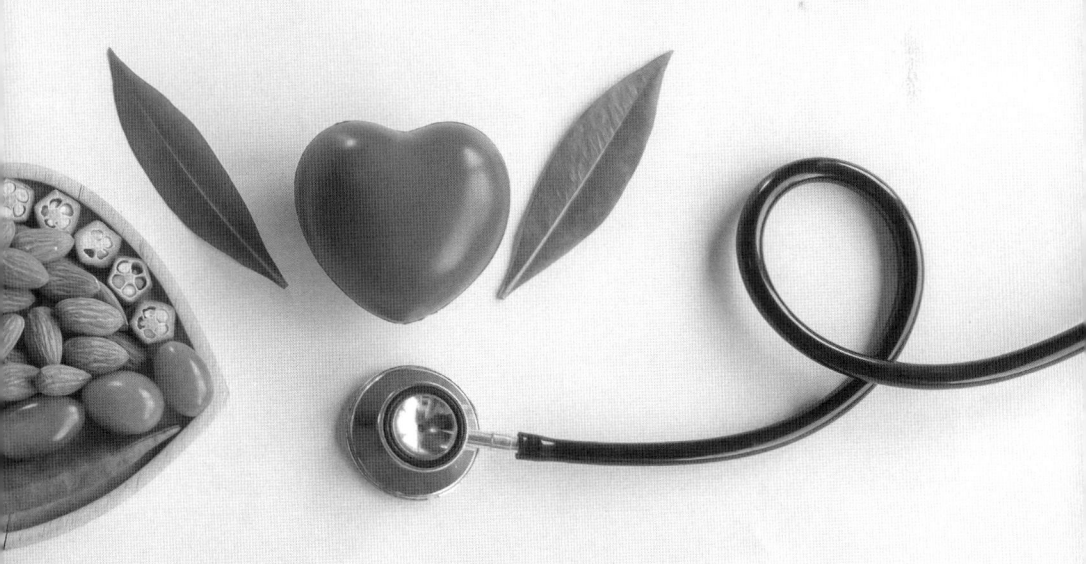

당뇨 관리의 핵심은 꾸준함에 있습니다. 하루 두 끼를 잘 먹는 것보다, 매일 비슷한 시간에 비슷한 양으로 식사하는 습관이 혈당 조절에는 더 큰 변화를 만듭니다. 혈당은 단 한 끼에도 반응하지만, 꾸준한 패턴에 의해 안정됩니다. 운동 또한 일시적인 노력보다 지속적인 루틴이 혈당 조절에 도움을 줍니다. 이 장에서는 왜 '꾸준함'이 약보다 강력한 치료가 되는지를 설명합니다. 식단과 운동의 조합이 몸 안에서 어떤 변화를 일으키는지도 함께 살펴봅니다. 작은 실천이 모여 당뇨 관리의 체질을 만들어갑니다.

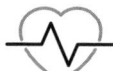

당뇨병은
어떤 질병일까요?

당뇨병의 시작은 비만 세포로 인한 인슐린 저항성입니다. 단순히 혈당만 조절되지 않는 병이 아니라, 비만 세포로 인한 각종 염증성 화학 물질들의 분비로 인해 혈관, 신경, 장기까지 망가지는 심각한 질환입니다.

당뇨병(DM, Diabetes Mellitus)은 우리 몸 속 혈액 내의 포도당 조절이 제대로 이루어지지 않아 혈당 수치가 정상 범위를 벗어나는 대사 질환을 말합니다. 우리가 음식을 섭취해 혈액 내 포도당 수치가 올라가면, 췌장에서 인슐린이라는 호르몬이 분비됩니다. 그리고 간, 지방 조직, 근육과 같은 신체 곳곳에 작용해 당을 흡수하게 합니다. 그런데 이때 여러 가지 원인으로 세포가 인슐린에 잘 반응하지 않는 상태가 되는데, 이것을 '인슐린 저항성'이라고 부릅니다. 인슐린 저항성이 강하게 나타날수록 당뇨병이 심하다고 말할 수 있습니다.

인슐린 저항성의 가장 큰 원인은 비만세포

환자들이 외래에서 자주 질문하는 것 중 하나가, '살이 찌면 무조건 당뇨병이 생기는 건가요?'입니다. 이에 대해 '무조건 생기는 것은 아니지만, 가능성을 매우 높입니다'라고 답합니다. 왜냐하면 '인슐린 저항성'을 악화시키는 가장 큰 원인이 바로 비만 세포이기 때문입니다.

비만 세포는 지방 세포가 과다하게 불균형적으로 분포된 상태로, 여기에서 유리 지방산(free fatty acid), 렙틴(leptin), TNF-α, IL-6 같은 염증성 화학 물질들이 분비됩니다. 이 물질들이 인슐린의 작용을 방해하는데, 비만 세포가 많아질수록 염증성 물질의 분비량도 많아져서 인슐린 저항성이 심해질 수밖에 없습니다.

인슐린 저항성이 심해지면, 췌장에서 인슐린이 제대로 분비되어도 그 작용이 제대로 일어나지 않아서 혈액 내 고혈당 상태가 유지됩니다. 이후 해결되지 않은 높은 혈당이 췌장을 다시 자극하고, 더 많은 인슐린이 분비됩니다. 그렇게 계속 췌장이 반복적으로 자극되다가 지쳐서, 고혈당에 대한 반응이 둔감해지고, 급기야는 인슐린 분비조차 잘 안 되게 됩니다. 결국 '인슐린 저항성' 때문에 인슐린의 작용과 분비 구조까지 망가져서, 지속적인 고혈당 상태가 반복 유발되는 악순환이 발생하게 됩니다.

고혈당으로 인한 전신 합병증의 발생

고혈당이란 몸 전체의 당이 높은 상황을 말합니다. 혈관 내부와 조직, 세포 내부도 예외가 아닙니다. 혈관은 내피 세포에 둘러싸여 있고, 수축과 이완을 반복해 혈액의 흐름을 유지하고 혈압을 조절합니다. 그런데 혈관 내부에 당분이 많아지면, 이 당분이 내피 세포 표면에 끈적하게 들러붙어 제 기능을 발휘하지 못하게 됩니다. 마치 부엌 싱크대에 끈적끈적한 액체를 계속 버리면 물이 점차 잘 안 내려가다가, 결국 수도관이 아예 막혀버리는 것을 떠올려보면 이해가 쉬울 것입니다.

또한 세포 내에 증가된 포도당이 조직에 쌓이면 영구적인 조직 손상이 발생합니다. 왜냐하면 잉여 포도당이 솔비톨(sorbitol)이라는 독성 성분으로 변화해 세포를 파괴하기 때문입니다. 게다가 활성화된 산소는 체내에서 독성 성분으로 작용해, 조직을 이루는 단백질과 콜라겐을 변성시킵니다.

이와 동시에 혈관 투과성이 증가되는데 이 과정에서 비정상적으로 증식된 새로운 혈관들이 생성되고, 정상 혈관이 막히게 됩니다. 이렇게 전신의 혈관이 손상되고 막히면서 혈액의 공급이 원활하지 못해 장기와 신경이 점점 망가지게 됩니다. 결과적으로 당뇨병의 만성 합병증인 당뇨병성 신경병증, 망막병증, 콩팥병증까지 발생하게 됩니다.

앞선 내용을 다시 한번 정리해보겠습니다. 당뇨병은 비만 세포로 인해 '인슐린 저항성'이 생기면서, 고혈당이 조절되지 않아 각종 혈관, 신경, 장기에까지 합병증이 발생하는 질병입니다. 당뇨병 발생의 시작이 인슐린 저항성이고, 인슐린 저항성의 원인이 '비만 세포'입니다.

많은 환자들이 '내가 비만까지는 아니겠지'라고 막연하게 생각하는 경우가 많습니다. 그러나 겉보기에 심각한 비만이 아니더라도, 운동 부족으로 내장 지방이 많거나 지방간이 있다면 불필요한 비만 세포가 과다한 상태일 수 있습니다. 이런 경우에도 인슐린 저항성이 심해져서 당뇨병이 빠르게 악화됩니다. 우리가 흔히 말하는 '마른 비만 당뇨병환자'들이 이에 해당합니다.

그러므로 비만 세포는 고도 비만인 당뇨병환자에게만 있는 것이 아니라, 대부분의 모든 2형 당뇨병환자에게서 초기에 나타나는 현상임을 잊지 말아야 합니다. 우리 모두 경각심을 가지고 비만 세포를 없애려고 노력해야 당뇨병을 해결할 수 있습니다.

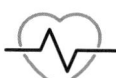

왜 당뇨병은
식습관이 그렇게 중요한가요?

식습관 변화는 당뇨병 치료의 첫 번째로 여길 정도로 큰 역할을 차지합니다. 무엇을 먹느냐에 따라 혈당 반응이 바로오기 때문에, 식습관의 변화는 혈당 조절에 즉각적인 변화를 일으킬 수 있습니다.

당뇨병 관리에서 식습관은 당뇨병 조절의 핵심 요소입니다. 식습관 조절만으로도 당뇨병의 합병증 발생 속도를 늦출 수 있고, 고혈압, 고지혈증 등 다른 질병의 동반 가능성도 낮출 수 있습니다. 특히 식습관은 약물치료나 운동보다 먼저 실천할 수 있는 가장 현실적이고 즉각적인 치료 수단입니다. 이때 '식습관'은 단순히 먹는 식사만을 의미하지 않습니다. 음식을 먹기 전에 장을 보고 요리하는 습관부터, 일상 속에서 반복되는 식사 습관까지 모두 포함합니다. 지금부터 자세히 알아보겠습니다.

식습관은 혈당 조절의 핵심 요소

우선 첫째, 식습관은 '혈당 조절'의 핵심 요소입니다. 우리가 섭취하는 음식물 중 탄수화물은 소화 과정을 거쳐 포도당 형태로 흡수됩니다. 이때, 음식의 '탄수화물 : 단백질 : 지방 비율'이 어땠는지, 탄수화물의 종류가 정제 탄수화물인지 복합 탄수화물인지, 그리고 식이섬유의 함량이 얼마나 되는지 등에 따라 식후 혈당 최대 상승치가 달라집니다. 또한 먹는 속도가 빠른지 느린지, 어떤 순서로 식품을 섭취하는지, 그리고 식사량이 얼마나 되는지에 따라서도 식후 혈당 상승의 속도는 현저하게 달라집니다.

실제로 많은 당뇨병환자들이 맛있는 식사를 실컷 하고 난 후 갑자기 피곤하고 졸렸던 경험이 있을 것입니다. 이처럼 정제 탄수화물(쌀밥, 빵, 면 등)이나 당분이 많은 음식을 먹으면 혈당이 급격히 상승하는 '혈당 스파이크(spike)'가 발생하고, 이후 과도한 인슐린 분비로 혈당이 급격히 떨어지게 되는데, 우리 몸은 이를 저혈당 증상처럼 인식해 졸림, 무기력, 집중력 저하 등을 느끼게 됩니다.

따라서 이러한 혈당의 급격한 변화를 줄이기 위해서는 식단의 조절과 올바른 식사 습관이 정말 중요하다는 것을 알 수 있습니다. 또한 혈당 변동 폭이 줄어들어야 필요 이상의 당뇨 약제 사용을 줄일 수 있고, 저혈당과 고혈당을 모두 예방할 수 있습니다.

식습관으로 합병증까지 예방

둘째, 식습관으로 합병증을 예방할 수 있습니다. 당뇨병에서 가장 큰 문제는 고혈당 상태가 지속되는 것인데 이는 주로 식사 후에 발생하는 경우가 많습니다. 음식을 통한 과도한 당분 섭취나 이로 인한 혈당의 급격한 변화는 몸의 산화 스트레스를 증가시키고 만성 염증 반응을 촉진합니다.

결국 염증 반응들로 인해 당뇨병성 망막병증, 콩팥병증, 신경병증 등 미세혈관 합병증이 일어나고, 나아가 동맥경화, 관상 동맥 질환, 뇌혈관 질환 같은 대혈관 합병증까지도 발생합니다. 따라서 바른 식단 조절로 당과 나쁜 지방 섭취를 줄이고, 채소, 과일, 통곡물 등 항산화 물질이 풍부한 음식을 충분히 섭취해야만 장기적으로 염증과 산화 스트레스가 감소해 합병증 위험 또한 줄일 수 있습니다.

외래 환자 중 한 분이 평상시에 당뇨병으로 인한 손발 저림이 너무 심하던 차에, 식습관을 크게 바꿔보기로 결심했습니다. 쌀밥을 끊고 현미밥과 통곡물 빵, 메밀국수 위주의 식단으로 바꾸었지만, 처음에는 증상에 큰 호전이 없었습니다. 그러나 6개월에서 1년이 다 되어갈 때부터는 손발 저림이 훨씬 덜해져서, 겨울에도 편히 잠들 수 있게 되었습니다. 결국 식습관 개선으로 합병증이 예방될 뿐만 아니라, 이미 나타난 합병증의 증상까지도 호전될 수 있습니다.

식습관으로 체중 관리와 대사 개선

셋째, 식습관으로 체중 관리와 대사 건강을 개선시킬 수 있습니다. 제2형 당뇨병환자 중에는 과체중이나 비만이 흔합니다. 체중이 증가하면 비만 세포가 많아지면서 인슐린 저항성이 높아지고, 혈당 조절이 어려워집니다. 당뇨 식단을 짤 때는 기본적으로 적정 칼로리에 맞춰 탄수화물 섭취를 조절하고 포화지방을 제한해 정상 체중까지 도달하는 것이 목표입니다. 적정 칼로리를 맞추려면 탄수화물뿐만 아니라 지방 섭취의 균형도 중요합니다. 포화지방이 많은 삼겹살, 버터 같은 식품의 과도한 섭취는 줄이고, 불포화지방이 풍부한 등푸른 생선, 올리브유, 견과류 등을 좀더 섭취해야 합니다. 이러한 식단을 통해 나쁜 콜레스테롤(LDL 콜레스테롤) 및 중성 지방의 수치를 낮추고 지질 대사 건강을 개선시킬 수 있습니다.

식습관으로 다른 질병까지 예방

넷째, 식습관으로 다른 질병을 예방할 수 있습니다. 당뇨병은 비만 세포가 과다해 시작된 경우가 많습니다. 따라서 비만으로 인한 이상지질혈증이나 고혈압의 위험에도 항상 노출되어 있는 상태입니다. 이때 당뇨 식단을 통해 포화지방을 적절하게 제한한다면, 이상지질혈증을 예방할 수 있습니다. 또한 과도한 나트륨 섭취를 줄이는 식단은 혈압 조절에도 직접적으로 도움을 줄 수 있습니다.

대부분의 당뇨 식단에는 채소와 통곡물이 많고, 단백질이 풍부하며, 식이섬유, 비타민, 미네랄, 항산화 물질도 다양하게 포함되어 있습니다. 따라서 식습관을 개선한다면 전반적인 혈압과 지질 수치의 개선에도 큰 도움이 될 것입니다.

식습관과 운동, 약물 치료와의 시너지 효과

다섯째, 식습관은 운동, 약물치료와 함께 시너지(synergy) 효과를 냅니다. 당뇨병 치료는 식습관, 운동, 약물의 삼박자를 균형 있게 맞추는 것이 핵심입니다. 운동을 통해 인슐린 감수성이 높아지고, 식단을 통해 당 섭취를 조절하면 상대적으로 적은 양의 약물로도 효과적인 혈당 조절이 가능합니다. 당뇨병은 약물 치료만으로 완벽하게 조절하기 어렵습니다. 약을 복용한다고 식사 조절을 소홀히 한다면 필요한 약의 용량이 점점 증가하다가 결국 인슐린까지 투약하게 될 수 있습니다. 반면에 식단을 잘 지키면 약을 줄이거나 유지할 수 있고, 여기에 운동까지 꾸준히 병행한다면 약을 성공적으로 끊게 될 수도 있습니다.

외래 당뇨병환자 중 한 분은 처음에 조절되지 않는 당화혈색소(HbA1c) 12.5%의 당뇨병을 진단받고 바로 인슐린 주사 투약을 시작했었습니다. 진단 당시 키 175cm, 몸무게 95kg로 비만인 상태였는

데, 2년에 걸쳐 총 25kg를 감량해 70kg, BMI 23$^{(kg/m^2)}$이 되었습니다. 그 사이 당화혈색소수치도 점차 호전되어, 인슐린 주사제를 중단할 수 있었고, 경구 당뇨 약제(메트포르민)를 2000mg → 1000mg → 500mg까지 줄이게 되었습니다. 이후로 3년여의 시간이 지나는 동안 계속 몸무게를 복용하면서 250mg의 메트포르민만 복용했는데, 당화혈색소가 계속 낮아져 5.5%까지 떨어졌습니다. 사실 메트포르민은 당뇨병의 재발을 예방하는 효과도 있기 때문에 계속 유지해도 좋습니다. 그렇지만 환자분이 약을 완전히 끊고 싶다는 강한 의지를 보였고, 식습관과 운동을 정말 열심히 하고자 하는 의지가 투철한 분이었습니다.

결국에는 약을 성공적으로 중단할 수 있었으며, 이후 1년이 지난 지금까지도 주기적으로 병원을 방문해 당화혈색소를 측정할 때마다 정상 범위를 안정적으로 유지하고 있습니다.

결론적으로 당뇨병환자에게 식습관 조절은 혈당 조절의 기본이자 필수적인 치료 요소이며, 합병증 예방과 삶의 질 개선에도 직접적인 영향을 미칩니다. 매끼 식사마다 적절한 탄수화물 섭취와 영양 균형을 유지해야만 합니다. 여기에 규칙적인 식사 습관과 약물 치료, 운동이 더해진다면 당뇨병을 보다 성공적으로 관리할 수 있습니다. 결국 이러한 체계적인 식단 관리는 당뇨병 합병증을 줄이고, 장기적으로 건강한 생활을 이어가게 하는 핵심 동력이 될 것입니다.

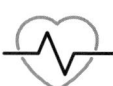

운동이 당뇨환자에게 필수적인 이유는 무엇인가요?

당뇨병환자에게 식습관이 즉각적으로 영향을 끼치는 요소라면, 운동은 장기간에 걸친 전체 인생의 질을 결정짓습니다. 만성 합병증을 예방하고 싶다면, 당뇨병환자에게 운동은 그야말로 필수 요소입니다.

당뇨병환자에게 운동은 정말 중요한 필수 요소입니다. 그 이유는 운동이 단순히 혈당을 낮추는 데 그치지 않고, 전반적인 대사 건강 개선과 심뇌혈관계 위험 감소, 그리고 삶의 질 개선에 직접적으로 기여하기 때문입니다. 운동은 인슐린 저항성을 개선해 혈당을 안정적으로 유지하게 하고, 근육량을 늘려 포도당 소비를 촉진합니다. 또한 꾸준한 신체 활동은 체중 조절뿐 아니라, 혈압과 혈중 지질 수치를 개선해 전신 순환을 돕는 효과를 냅니다. 운동의 장점 5가지를 하나씩 살펴보겠습니다.

당뇨병환자가 운동을 해야 하는 이유

운동의 혈당 조절 능력 향상

첫째, 운동은 혈당 조절 능력을 향상시킵니다. 규칙적인 운동은 근육 세포에 포도당을 흡수하는 문(수용체)을 활짝 열어줍니다. 이로 인해 여러 세포에서 인슐린에 더 잘 반응하게 되어, 포도당 사용이 원활해집니다.

결과적으로 적은 양의 인슐린으로도 효율적으로 작동하게 되어 인슐린 감수성이 증가합니다. 또한 운동을 할 때 근육은 포도당을 에너지원으로 직접 사용하는데, 이는 인슐린의 작용과 관계없이 고혈당 상태를 낮춰줄 수 있습니다. 이 효과는 운동 후 몇 시간이 지날 때까지도 혈당을 상대적으로 낮게 유지해줍니다.

운동으로 체지방 관리

둘째, 운동은 체중 관리와 내장 지방 감소에 도움을 줍니다. 당뇨병환자들은 과체중이나 비만인 경우가 많습니다. 체중이 증가할수록 인슐린 저항성이 심해져 혈당 조절이 어려워집니다. 규칙적인 근력 운동으로 근육을 늘리고, 유산소 운동으로 지방을 태워야 체지방 감소와 기초대사량 유지에 도움이 됩니다. 체지방, 특히 내장 지방을 줄여야만 혈당을 안정적으로 관리할 수 있습니다.

🔷 궁극적으로 장기 합병증 위험이 감소

셋째, 운동은 심뇌혈관계 합병증 위험을 감소시키는 효과가 있습니다. 규칙적인 유산소 운동은 혈관의 탄력을 높이고 혈압을 낮추는 데 도움을 줍니다. 당뇨병환자는 고혈압이 동반될 가능성이 매우 높은데, 운동을 통해 혈압을 잘 관리하면 심뇌혈관계 질환의 위험을 효과적으로 낮출 수 있습니다.

꾸준한 운동은 나쁜 콜레스테롤(LDL 콜레스테롤) 수치를 낮추고, 좋은 콜레스테롤(HDL 콜레스테롤) 수치를 높여주어 이상지질혈증의 위험을 줄여줍니다. 지질 대사가 개선되면 동맥경화의 진행을 늦추는 데도 도움이 됩니다. 이렇게 혈압이 조절되고 동맥경화가 호전되면, 심근경색이나 뇌경색 같은 질환의 발생 위험을 줄일 수 있습니다.

🔷 운동으로 약물 의존도를 줄이기

넷째, 운동은 근육 유지 및 신체 기능 강화를 통해 약물 의존도를 줄여줍니다. 동시에 당뇨병의 악화를 예방하며, 전반적인 삶의 질까지 높여줍니다. 앞서 언급했듯이 운동은 인슐린이나 경구 당뇨 약제의 필요 용량을 줄이거나, 같은 용량으로도 혈당 조절이 더 잘 되도록 도와주는 효과가 있습니다.

실제로 외래 환자 한 분은 당뇨병 진단 후 하루 1~2시간씩 꾸준히 운동을 시작하면서 약 복용량이 점차 줄었습니다. 이 분은 과체중이 었는데 살이 빠지면 기력이 떨어져서 일하기 힘들기 때문에 체중을 유지하길 원해서, 운동량이 늘어난 만큼 단백질 식품을 꾸준히 섭취하도록 했습니다. 이후 체중계의 눈금은 크게 변하지 않았지만, 체성분 검사(인바디 검사)에서 근육의 양은 꾸준히 늘어나고 있었습니다. 운동을 시작한 지 3개월 차에는 메트포르민을 1000mg에서 750mg으로 감량, 6개월 차에는 500mg으로 줄이는 데 성공했습니다.

   이 사례를 통해 알 수 있듯이, 혈당 조절을 목표로 운동 습관을 꾸준히 유지하면 근육량을 점차 늘릴 수 있습니다. 이는 나이가 들수록 근육량이 줄어드는 '근감소증(sarcopenia)'을 예방하는 데도 도움이 됩니다. 꾸준한 운동으로 유지된 근육량은 기초대사량을 높여주며, 혈당 관리가 한층 수월해지고 당뇨병의 악화도 막을 수 있습니다. 게다가 이렇게 운동을 꾸준히 이어가면, 전신 근력 및 심폐 기능까지도 향상됩니다. 이때 길러진 체력으로 일상생활 속에서 활력은 늘고 피로는 줄어들어, 삶의 질까지 좋아지게 됩니다.

전체 삶의 질과 정신적 건강까지 향상

   다섯째, 운동은 정신적, 정서적 건강을 개선시킬 뿐만 아니라 생활습관 개선의 시너지(synergy) 효과를 냅니다. 운동을 하면 엔도르핀, 세로토닌 등의 호르몬 분비를 촉진해 스트레스가 줄고 우울감을 완화시키는 효과가 있습니다. 이로 인해 긍정적인 심리 상태가 형성되면서 당뇨병 관리에서 흔히 생기는 합병증에 대한 불안이나 스트레스가 줄어들게 됩니다. 자연스럽게 당뇨병에 대한 적극적인 관리 의지까지도 만들어낼 수 있습니다. 우리가 운동을 시작할 때는 귀찮고 부담스럽지만, 막상 운동을 끝내고 나면 보람되고 상쾌한 기분을 느끼게 됩니다. 이렇게 운동을 꾸준히 하는 것만으로도 전반적으로 부지런한 생활 습관을 갖게 됩니다.

또한 '운동을 했으니 아까워서라도 건강한 식단을 유지해야겠다'라는 식의 긍정적인 연쇄 반응이 일어나면서 당뇨병 관리의 전반적인 수준이 높아집니다. 이 과정에서 금연, 절주 등 다른 건강 습관들도 자연스럽게 동반되어 점차 건강을 되찾아가게 됩니다.

이처럼 운동 또한 식이 습관만큼이나 당뇨병 치료에 필수적인 요소입니다. 규칙적인 운동을 통해 혈당 조절은 물론, 심혈관 건강 개선과 체중 관리, 그리고 근육 유지를 통한 대사 기능 향상까지 기대해볼 수 있습니다. 이러한 변화는 장기적으로 당뇨병 합병증 발생 위험까지도 줄여줍니다. 결국 당뇨병환자에게 운동은 선택이 아닌, 건강한 일상생활을 위해 반드시 실천해야 할 중요한 과제입니다.

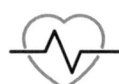

생활 습관을 바꾸기 위한 마음가짐은 무엇인가요?

장기적 합병증의 회복을 결정짓는 요소인 운동을 꾸준히 이어가기 위해서는 적절하게 먹는 것이 필수입니다. 가장 중요한 것은 절대적인 금지가 아니라, 균형과 조절할 수 있는 자제력, 긍정적인 마음가짐입니다.

당뇨병 관리에서 식단 조절은 단순히 '무엇을, 얼마나 먹느냐'의 문제를 넘어, 앞으로의 모든 상황에서 건강한 생활 습관을 형성해나가는 과정이라고 할 수 있습니다. 이때 의지력이 한계에 부딪히는 상황이 오거나, 주변에서 유혹이 많아지면서 흔들릴 수도 있습니다. 하지만 이 과정은 완벽함을 추구하는 것이 아니라, 균형을 찾아가는 여정에 가깝습니다.

이런 경우에 되새겨야 할 마음가짐으로는 제한보다는 조절하기, 장기적 관리 인지하기, 실수 인정하기, 지속 가능한 마음가짐, 긍정적 태도로 요약해볼 수 있습니다. 이를 자세히 살펴보겠습니다.

'제한'보다는 '조절'

첫째, '제한'보다는 '조절'이라는 관점을 가져야 합니다. 당뇨병은 단기간에 해결되지 않습니다. 평생 우리가 안고 가야 하는 질병입니다. 간혹 어떤 환자분은 체중을 많이 감량하고 혈당이 좋아져 약을 중단하고, 당뇨병 완치 판정을 받기도 합니다. 그러나 완치라는 단어에 방심한다면 당뇨병은 언제든지 재발할 수 있습니다. 따라서 당뇨병 관리는 평생 놓지 말고 계속 해나가야 합니다. 잠시 극단적인 식이를 하거나 격렬한 운동을 한다고 바로 해결되는 것이 아니므로, 천천히 평생 하겠다는 마음으로 인내심을 갖고 '내가 할 수 있는 만큼' 실천해나가야 합니다.

외래 환자 한 분은 당뇨병을 진단받은 후, 극심한 절식을 시작했습니다. 하루에 두 끼만 먹으면서 밥을 세 숟가락, 반찬도 세 숟가락으로 제한했습니다. 162cm, 90kg였던 분이 그렇게 2개월이 지난 후 80kg이 되어서 내원했습니다. 저혈당이 빈번해 약을 바로 반으로 줄였고, 환자분께 '그런 식의 무조건 제한하는 식이는 폭식과 요요를 유발할 수 있다. 이제 음식을 적절히 드시면서 운동을 해야 한다'고 조언하였습니다. 하지만 환자분은 '견딜 수 있다'라고 하면서 계속 극단적인 절식을 이어갔습니다. 그렇게 6개월이 될 무렵, 순식간에 95kg이 되어 15kg이나 찐 상태로 다시 내원했습니다. 극단적인 식이를 한 지 4개월째 되었을 무렵, 갑자기 머릿속이 하얘지며 다이어트를 중단해야 내가 살 수 있겠다는 생각이 들었다고 합니다.

이처럼 무조건 '먹으면 안 된다'는 식의 사고방식은 오히려 스트레스를 높이고, '폭식 → 죄책감 → 또다시 폭식'으로 이어지는 악순환에 빠지기 쉽습니다. 음식 자체를 적으로 삼지 마십시오. 대신 '필요한 만큼만 먹고, 잘 조절한다'는 허용적이고 유연한 태도가 필요합니다. 식단을 구성할 때도 '탄수화물은 절대 금지'보다는 '정제 탄수화물을 이전보다 한 입이라도 줄이자'라는 방식으로 접근해보면 좋습니다.

작은 변화도 한 걸음부터

둘째, 작은 변화라도 긍정적, 장기적 관점으로 바라봐야 합니다. 당뇨병은 오랜 시간 꾸준한 관리가 필요한 질환입니다. 하루이틀 잘했다고 큰 변화가 나타나지 않고, 몇 번의 실수로 모든 노력이 무너지는 것도 아닙니다. '하루하루 나아지는 중'이라는 마음으로, 지금까지 내가 해왔던 것보다 조금씩 더 나은 선택을 실천해나가야 합니다.

물론 식단을 구성하고 실천하는 것이 어렵게 느껴질 수도 있습니다. 여건상 모든 끼니를 건강하게 먹을 수 없다면 하루 한 끼라도 건강하게 먹기 위해 노력해보기 바랍니다. 그리고 평소보다 밥을 한 입 덜 먹기, 간식 양 한 봉지 줄이기 등 작은 것부터 하나씩 시작해나가면 됩니다. 그렇게 쌓인 작은 습관들이 모여서 결국 큰 변화를 만들어냅니다.

실수를 인정하고 포기하지 않기

셋째, 실수와 유혹도 인정하고 넘어가야 합니다. 식단 조절을 하다 보면 모임이나 외식에서 과식을 하거나 달콤한 디저트를 먹을 수밖에 없는 상황이 생길 수도 있습니다. 그럴 때마다 참지 못한 자신을 자책하거나, 아예 하루를 포기해버리면 오히려 더 큰 손실로 이어질 수 있습니다.

외래 환자 한 분은 다이어트를 결심한 후 꼭 4일째에 무너진다고 했습니다. 월, 화, 수요일 잘 참다가, 목요일쯤 꼭 맛있는 치킨, 피자 등을 한 번 시켜 먹게 되는데, 이때 '다음 끼니부터 다시 힘내자'가 아니라, '다음주 월요일부터 다시 제대로 하자'라고 하면서 폭식이 이어진다고 했습니다. 그러나 3일이나 잘 참았는데, 한 번 맛있는 음식을 먹었다고 금, 토, 일요일까지 쭉 포기해버리면 너무 아까운 일입니다.

이럴 때 한 끼 정도 고칼로리의 음식을 먹었더라도 포기하지 말고, '어쩌다 한 번이니 괜찮다. 다음 식사 때 조절하면 된다'라는 유연한 태도로 넘어가야 합니다. 중요한 것은 이런 실수가 여러 번 반복되어 과식이나 혈당을 높이는 습관이 되지 않도록 하는 것입니다. 한 번의 실수라면 스스로를 지나치게 탓하기보다, 인정하고 빠르게 원래의 건강한 식습관으로 돌아오는 회복력이 장기적인 당뇨병 관리에 필수적입니다.

적당히 오래 지속하기

넷째, 나에게 맞는 '지속 가능한 방법'을 찾아야 합니다. 사람마다 생활 방식과 음식 취향은 모두 다릅니다. 그런 개인차를 무시하고 무리하게 '완벽한 식단'을 고집하다 보면, 오히려 금세 지치고 포기하게 될 수 있습니다. 내가 좋아했던 음식을 완전히 끊기보다는, 양을 조금 줄이거나 저열량, 저당 요리법으로 바꾸어볼 수 있습니다. 이런 방식이 훨씬 현실적이고 오랜 기간 부담 없이 실천해볼 수 있습니다. 이런 접근이 너무 막연하게 느껴진다면 이 책을 끝까지 읽고, 나만의 식단 지침을 하나씩 세워보기 바랍니다.

긍정적 태도가 가장 중요

다섯째, 건강한 습관으로 내 삶을 지킨다는 긍정적 태도를 갖는 것이 좋습니다. 당뇨 식단 관리는 단순히 혈당 수치를 낮추기만 하는 일이 아닙니다. 내 몸을 더 건강하게 유지하고 합병증을 예방하며 궁극적으로 삶의 질을 높이는 데 목적이 있습니다. 이 목적을 이해한다면 단순한 의무가 아니라 '내 건강을 지키기 위한 작은 투자'로 느껴질 겁니다. 식단 관리는 귀찮고 힘든 일이 아니라 나의 삶을 보다 풍요롭게 만드는 좋은 습관임을 꼭 기억하기 바랍니다.

정리하자면 당뇨병 식단 관리는 '제한'이 아니라 '조절'한다는 마음으로 시작해, 지나친 '금지'보다는 대체 식품을 찾는 유연한 접근이 필요합니다. 또한 장기적인 관점에서 작은 변화라도 꾸준히 실천해나가야 합니다. 작은 실수에 너무 연연하지 않으면서 원래의 건강한 패턴으로 빠르게 돌아오는 연습을 해야 합니다. 무엇보다 지속 가능한 방법을 찾아 자신의 생활 패턴에 맞는 식단 조절을 해야 합니다. 그리고 이 모든 행동들이 나의 건강을 지키는 일이라는 긍정적인 태도를 가지는 것이 좋습니다. 식단 관리를 의무로 여기기보다, 생활 속 습관으로 즐기려는 노력이 필요합니다.

자신만의 생활 습관을 만들어 지속적으로 실천하며 나에게 맞는 방식을 찾아가는 것이 당뇨병 관리의 핵심입니다. 조금씩 차근차근 해나가다 보면, 어느 순간 식단 관리가 지금보다 훨씬 편안하고 자연스러운 일상이 되어 있을 것입니다.

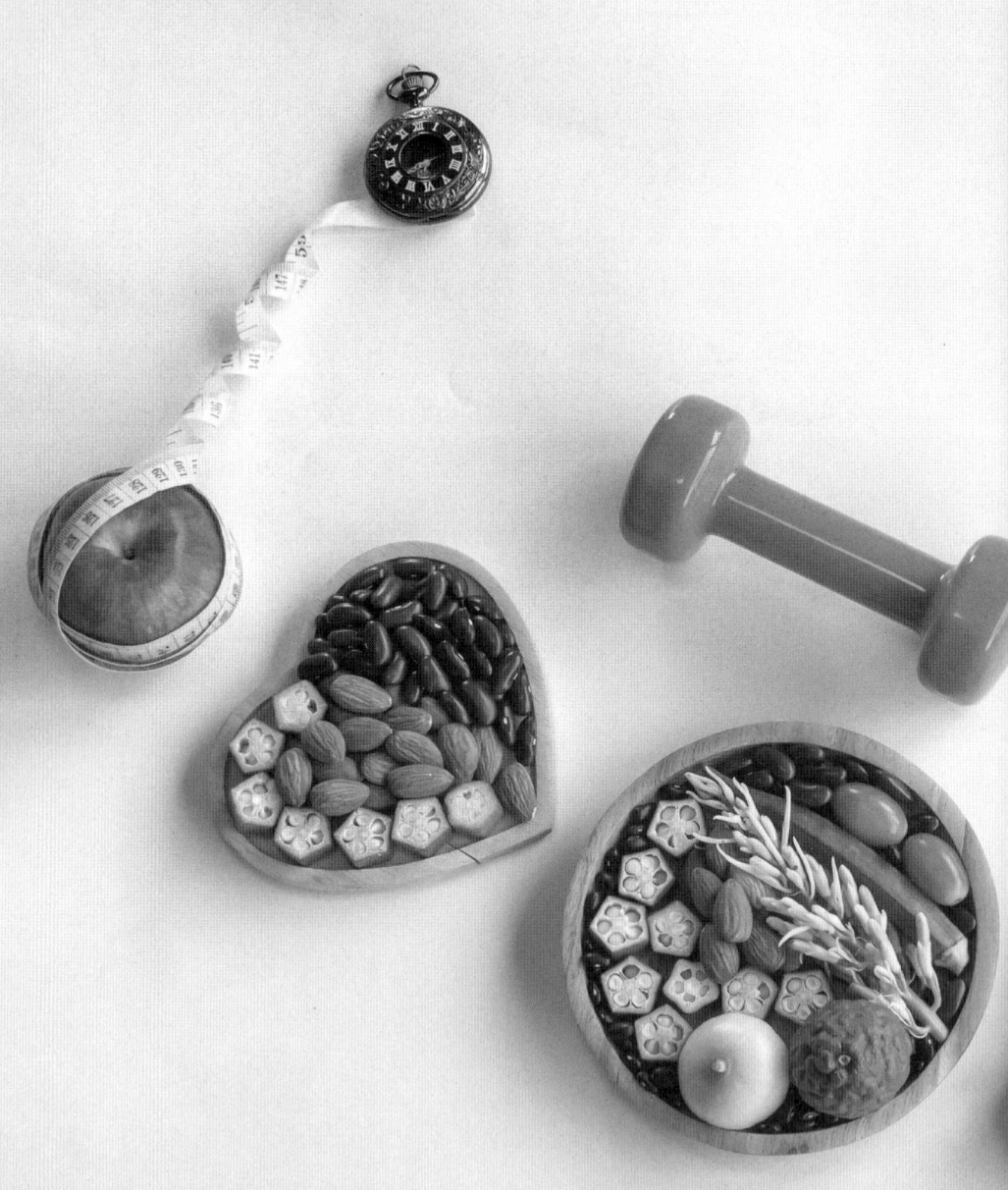

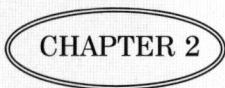

인슐린 저항성의
극복이 목표인 이유

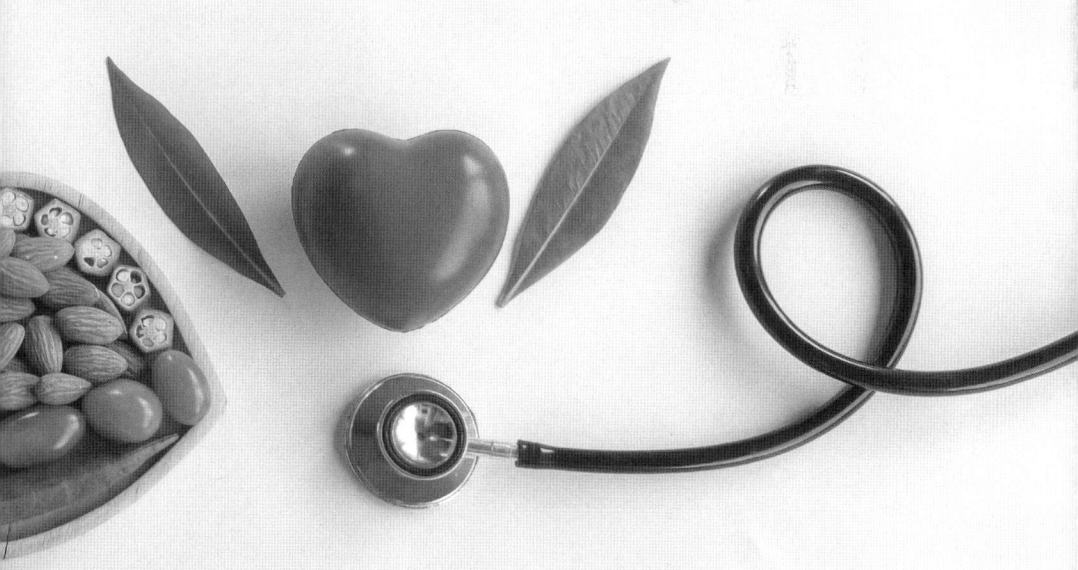

당뇨병 관리의 궁극적인 목적은 혈당 수치를 낮추는 것이 아니라 인슐린 저항성을 개선하는 것입니다. 이 장에서는 인슐린이 어떻게 작용하고, 왜 우리 몸이 그 신호에 둔감해지는지를 이해하기 쉽게 풀어서 설명합니다. 혈당 조절은 단기적 수치의 관리지만, 인슐린 저항성의 개선은 장기적 회복의 열쇠입니다. 식습관, 운동, 수면, 스트레스가 인슐린 민감도에 미치는 영향을 구체적으로 짚어봅니다. 단순히 '좋은 음식'을 고르는 수준을 넘어, 몸의 대사 시스템을 회복시키는 방향을 제시합니다. 이 장을 통해 '혈당 관리의 진짜 목적'이 무엇인지 명확히 이해할 수 있습니다.

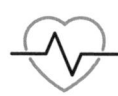# 당뇨병 관리에서 가장 중요한 것은 식이인가요, 운동인가요?

당뇨병은 먹는 것과 운동이 그 무엇보다 중요한 질환입니다. 둘 다 우열을 가릴 수 없을 정도로 중요합니다. 식이와 운동이 왜 중요한지 이론적으로 이해하게 되면, 노력해야 하는 이유에 대해 분명히 납득될 것입니다.

당뇨병환자들에게 제일 중요한 것은 지금까지 살아온 생활 방식을 바꾸는 것입니다. 이것이 바로 우리가 말하는 '생활 습관 개선(Lifestyle modification)'입니다. 그중에서도 핵심이 되는 2가지는 식이와 운동입니다. 식이는 '임상 영양 치료(MNT, medical nutrition therapy)'로 불릴 정도로 당뇨병 치료에 핵심적 역할을 하고, 운동 역시 당뇨병환자의 생존과 직결되는 중요한 요소입니다. 따라서 식이와 운동, 그 어느 하나도 빠뜨릴 수 없으며 우열을 가릴 수도 없습니다.

유형에 따른 당뇨 관리법

실제 저도 진료실에서 당뇨 전단계나 초기 당뇨병을 처음으로 진단받은 환자들에게는, 약 없이 식이 제한과 운동 요법만 처방하는 경우도 많습니다. 2형 당뇨병환자가 약을 복용하지 않고 생활 습관 개선만 열심히 실천하더라도, 당화혈색소 수치를 1~1.5%는 낮춘다는 연구 결과들이 있습니다.

당화혈색소 6.8%로 당뇨를 진단받은 환자분이 있었는데, 약을 시작하지 않고, 식이 조절과 운동으로 혈당을 개선해보기로 했습니다. 평소에는 식이 관리와 운동을 전혀 하지 않던 상태였습니다. 쌀밥 위주이던 식단을 현미밥과 닭가슴살, 생선, 소고기 안심 등을 활용한 '저탄수화물 고단백'인 당뇨 식단으로 바꾸고, 하루에 1시간씩 꾸준히 운동하기 시작했습니다. 그렇게 3개월이 지난 후 내원해 당화혈색소를 측정한 결과 5.9%까지 호전되었고, 몸무게도 3kg이 감소된 상태였습니다. 아직 과체중 상태였지만, 계속 노력하기로 약속하고 3개월에 한 번씩 외래에 와서 수치를 확인하고 있습니다. 이처럼 식이 조절과 운동 습관의 변화만으로도 당뇨병의 인슐린 저항성이 개선되고, 당화혈색소 수치를 효과적으로 낮출 수 있습니다.

식이 조절이 중요한 이유

우선 당뇨 식단에서 '식이 조절'이 중요한 이유부터 살펴보겠습니다. 당뇨병 환자는 섭취하는 음식의 종류와 전체 섭취 칼로리를 제한하고, 특히 이전보다 고혈당을 유발하는 음식의 섭취를 줄여야 합니다. 왜냐하면 당뇨병의 인슐린 저항성 악화 기전이 바로 '혈당 수치의 급격한 변화'에서부터 시작되기 때문입니다. 혈당이 급격히 상승하면 췌장에서 인슐린을 과도하게 분비하고, 이렇게 급격히 분비되는 인슐린은 혈당을 갑자기 낮추게 됩니다.

문제는 이렇게 혈당과 인슐린 농도의 급격한 변화가 반복될수록, 간, 근육, 지방 등의 말초 조직에서 반응이 점점 둔해지게 된다는 것입니다. 마치 강한 자극도 반복되면 무뎌지듯, 세포 역시 인슐린에 대한 반응성이 서서히 떨어집니다. 그러나 이때, 적절한 식이 조절을 한다면 고혈당의 발생 빈도를 줄일 수 있습니다. 혈당 수치가 급변하지 않게 되므로 꼭 필요한 순간에만 적당한 양의 인슐린이 분비될 수 있습니다. 이렇게 지친 췌장이 회복되고, 말초 조직의 인슐린 저항성도 점차 호전되게 됩니다.

운동으로 인슐린 저항성이 호전

당뇨병환자에게 운동은 어떤 영향을 미칠까요? 운동을 지속하다 보면 자연스럽게 근육의 활용도가 높아지고 근육량도 증가하게 됩니다. 또한 말초 지방 조직이 감소하면서 지방간 역시 개선되는 효과가 나타납니다. 비만 세포에서는 각종 사이토카인 등의 유해한 염증성 화학 물질이 분비되는데, 이 또한 인슐린 저항성을 악화시키는 주요 원인 중 하나입니다. 따라서 비만 세포의 양이 줄어드는 것 자체만으로도 당뇨병에 도움이 됩니다. 운동을 통해 지방 조직이 감소하면, 설령 전체 체중의 변화가 크지 않더라도 근육은 늘고 지방은 줄어들어 체지방 비율이 점차 개선됩니다. 이렇게 점점 체지방 비율이 좋아지면 장기적으로 당뇨병 악화를 예방하는 효과까지 기대할 수 있습니다.

결국 당뇨병환자에게는 식사 조절 및 올바른 식이 습관을 아는 것, 그리고 운동 습관을 제대로 만드는 것, 2가지가 모두 중요합니다. 뚱뚱하지 않은 당뇨병환자에게도 인슐린 저항성을 개선한다는 측면에서 식이 조절과 운동은 꼭 필요한 요소입니다. 하물며 비만인 당뇨병환자에게는 말할 것도 없이 더 중요합니다. 비만인 경우에는 식단과 운동을 통해 체중 감량까지 이루어져야 하기 때문입니다. 실제로 비만인 당뇨병환자가 최소 6개월간 적어도 5% 이상의 체중을 감량했을 때, 혈당은 물론 지질, 혈압 수치까지 개선되는 효과가 있었다는 대규모 연구 결과도 보고된 바 있습니다. 따라서 이는 단순한 권장 사항이 아니라, 꼭 실천해야 할 중요한 치료 전략입니다.

결과적으로 당뇨병환자에게 있어서 비만 여부와 관계없이 가장 중요한 것은 '생활 습관 개선(Lifestyle modification)'입니다. 식이 조절과 운동 습관, 2가지 모두 중요한 것임을 잊지 말고, 비만인 경우는 더욱 철저한 실천이 필요하다는 점을 명심해야 합니다.

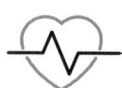 # 인슐린 저항성이란 무엇이며, 왜 문제가 되나요?

인슐린 저항성이 무엇인지 정확히 아는 당뇨병환자는 과연 얼마나 될까요? 당뇨병의 근원인 인슐린 저항성에 대해 정확히 이해해야, 내 병이 악화되는 원인도 알 수 있고, 앞으로 나아가야 할 방향을 알 수 있습니다.

인슐린 저항성이란 우리 몸의 세포들이 인슐린에 대해 정상적으로 반응하지 못하는 상태를 의미합니다. 인슐린은 췌장의 베타 세포에서 분비되는 호르몬으로, 혈액 속의 포도당을 세포 안으로 운반해 에너지로 사용하도록 도와주는 역할을 합니다.

하지만 말초 조직에서 인슐린에 민감도가 떨어지면 세포가 포도당을 잘 받아들이지 못해 혈당이 높아집니다. 췌장은 이를 보상하기 위해 더 많은 인슐린을 분비합니다. 이 상태가 반복되고 심해지면 결국 당뇨병으로 진행하게 됩니다.

[자료 2-1] 인슐린 신호전달(PI3K/Akt) 경로를 통한 포도당 흡수 기전도

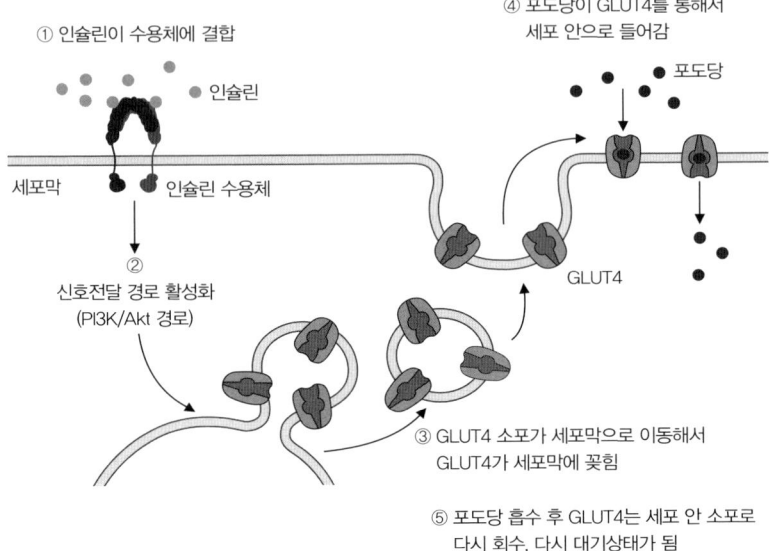

 이 과정을 좀더 자세히 들여다보겠습니다. 우선 인슐린이 혈액 속에 분비되면, 세포 표면에 있는 인슐린 수용체에 먼저 결합합니다. 이때 수용체가 활성화되고 내부에서 인슐린 수용체 기질(IRS, Insulin Receptor Substrate) 단백질이 인산화되면서 다음 단계의 신호 전달이 시작됩니다. 인산화된 IRS 단백질은 다음 단계의 신호 전달 단백질들을 끌어모아 PI3K(Phosphoinositide 3-kinase)/Akt(Protein kinase B)를 차례로 활성화시킵니다. 이 신호는 세포 내 작은 소포(vesicle)에 저장되어 있던 GLUT4(Glucose Transporter Type 4) 수송체를 세포막으로 이동시키는 역할을 합니다. 이 GLUT4 수송체가 세포막에 도달해 삽입되면, 비로소 혈액 속 포도당이 세포 안으로 들어올 수 있게 됩니다.

즉 인슐린이 분비되어 세포 표면에 있는 인슐린 수용체에 붙으면, 자동으로 일련의 과정을 통해 세포막에 포도당 통로가 만들어져서 포도당이 세포 내로 들어오게 되는 것입니다.

인슐린 포도당 기전에 대한 이해

이렇게 포도당이 충분히 흡수되고 나면, GLUT4 수송체는 다시 세포 안의 소포로 회수되어 다음 신호를 기다리는 대기 상태로 돌아갑니다. 이 과정을 비유하자면, 인슐린은 '열쇠', 인슐린 수용체는 '현관문 자물쇠', IRS 단백질과 PI3K/Akt 경로는 현관문을 여는 '내부 기계 장치,' 그리고 포도당은 '사람', GLUT4 수송체는 포도당이 통과하는 실제 '현관문'에 해당합니다. 즉 열쇠(인슐린)로 자물쇠(인슐린 수용체)를 돌린 후 내부 기계 장치(IRS 단백질과 PI3K/Akt 경로)가 작동해,

[자료 2-2] 인슐린 신호전달 경로 단순화 개념도

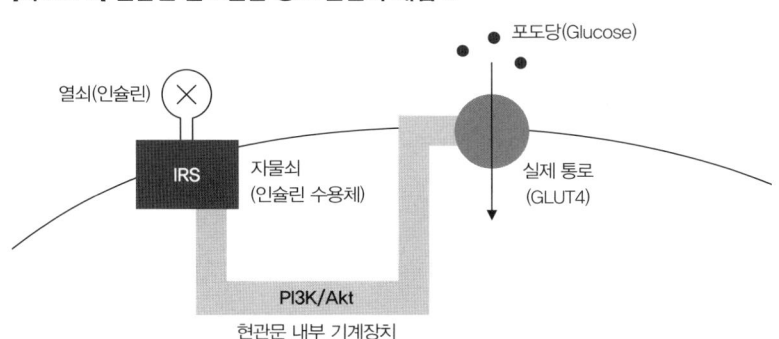

사람(포도당)이 현관문(GLUT4 수송체)을 통해 집(세포)으로 들어올 수 있게 되는 것입니다.

- 포도당 = 사람
- 세포 = 집
- 인슐린 = 집 열쇠
- 인슐린 수용체 = 현관문 자물쇠
- IRS 단백질과 PI3K/Akt 경로 = 현관문 내부 기계 장치
- GLUT4 수송체 = 현관문(자물쇠가 달린 형태)

인슐린 저항성이 생기면 세포 표면의 인슐린 수용체의 수가 줄어듭니다. 또는 인슐린 수용체의 신호 전달 과정에서 문제가 생길 수도 있습니다. 보통 이러한 변화는 한 가지만 따로 나타나지 않고 2가지가 한꺼번에 나타나는 경우가 많습니다.

인슐린 저항성의 2가지 이유

첫 번째로 세포 표면의 인슐린 수용체 수가 감소하면, 같은 양의 인슐린이 있어도 세포가 제대로 반응하지 못합니다. 예를 들어 100명의 사람이 100개의 열쇠로 100개의 문에 달린 100개의 자물쇠를 열고 들어가던 상황이었다고 가정해보겠습니다. 이 문에는 자물쇠

가 달려 있어야 열 수 있습니다. 그런데 만약 문에 달린 자물쇠 100개 중에 40개가 사라졌다면, 이 40개의 문들은 아예 열 수가 없고, 남은 60개의 문들만 열 수 있는 상태가 됩니다. 결국 100개의 문으로 100명이 들어가다가, 60개의 문만 남았으니 문 앞에서 정체가 일어납니다.

문 앞에서 들어가지 못해 쌓여 있는 사람들, 즉 혈당이 쌓이는 현상이 바로 고혈당입니다. 이 상황을 해결하기 위해 더 많은 열쇠가 투입됩니다. 하지만 문제는 열쇠 부족이 아니라 자물쇠가 제대로 달린 문 부족에 있기 때문에, 열쇠가 아무리 많아져도 소용이 없습니다. 결국 인슐린 수용체 수의 감소로 혈액 내 인슐린(열쇠) 농도만 계속 높아지는 악순환이 반복됩니다.

두 번째로 인슐린이 수용체에 제대로 결합하더라도 내부 신호 전달 과정에서 문제가 발생할 수 있습니다. 주로 IRS(Insulin Receptor Substrate) 단백질의 기능이 저하되거나, PI3K/Akt 경로와 같은 대사 신호 전달 체계의 이상이 원인이 됩니다.

이렇게 중간 과정에서 문제가 발생하면 세포 내부에 저장되어 있던 GLUT4 수송체가 세포막으로 충분히 이동하지 못하고, 포도당이 들어올 수 있는 경로가 제대로 활성화되지 못하는 상태가 됩니다. 즉 100개의 열쇠를 100개의 자물쇠에 잘 꽂았지만, 이 중 일부 문이 내부 장치 이상으로 반만 열리거나 안 열리게 되는 것입니다. 그렇게 제대로 작동하지 않은 문들이 많아질수록, 사람들은 문 밖에 정체됩니다.

인슐린 저항성은 2가지 이유의 복합 작용

이때 2가지 문제가 함께 발생한다면 어떻게 될까요? 100개의 열쇠와 100명의 사람이 있는데, 문에 달린 자물쇠 40개가 없어져서 열리는 문이 60개뿐입니다. 그런데 그 60개의 문 중에서도 일부는 내부 장치 이상으로 반만 열리거나, 안 열리게 되는 것입니다. 당연히 문 밖에 사람들이 넘쳐나게 될 것입니다.

이처럼 인슐린 수용체 수의 감소와 신호 전달 경로의 문제는 일반적으로 함께 작용해, 세포의 포도당 흡수를 점점 비효율적으로 만들고 고혈당을 악화시킵니다. 인슐린 저항성이 악화될수록 췌장은 더 많은 인슐린을 분비하게 되는데, 이를 '고인슐린혈증'이라고 합니다. 그러다 결국 췌장이 지쳐서 인슐린 분비 능력이 저하되고 당뇨병이 악화됩니다. 이를 근본적으로 해결하기 위해서는 인슐린 저항성을 호전시켜야 하는데, 가장 중요한 2가지 해결 방법은 역시 식이 조절과 운동 요법입니다. 이에 대해서는 다음 장에서 좀더 자세히 살펴보겠습니다.

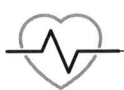
식이 조절은 인슐린 저항성을 어떻게 호전시키나요?

당뇨병의 근본적인 문제인 '인슐린 저항성'이 식이 조절만으로도 어느 정도 호전된다면 믿을 수 있겠습니까? 실제로 식이 조절은 인슐린 저항성의 key-man이라 봐도 될 정도로 중요하며, 정말 큰 영향을 끼칩니다.

식이 조절은 인슐린 저항성을 개선하고 세포의 인슐린 감수성을 회복하는 데 핵심적인 역할을 합니다. 단순히 음식 섭취량을 줄이는 문제가 아니라, 어떤 영양소를 어떤 비율로 섭취하느냐에 따라 몸의 대사 균형이 완전히 달라집니다. 당뇨병환자에게 식단 관리란 혈당 조절의 첫걸음이자, 인슐린 기능을 되살리는 가장 기본적이면서도 강력한 치료법입니다.

적절한 식단을 통해 혈당 스파이크(식후 급격한 혈당 상승)를 줄이고, 인슐린 감수성을 높이며, 체내 지방 대사를 보다 효율적으로 조절할 수 있습니다. 또한 올바른 식습관은 장기적으로 췌장의 부담을 줄이고, 고혈압·이상지질혈증 등 대사증후군의 악순환을 예방하는 데도 큰 도움이 됩니다. 결국 식이 조절은 약물치료와 병행되어야 할 '보조 수단'이 아니라, 당뇨병 치료의 가장 근본적인 축입니다. 이를 자세히 알아보면 다음과 같습니다.

혈당의 급변동을 줄여 췌장 살리기

첫째, 혈당 스파이크를 일으키는 식품의 섭취를 줄이면 그만큼 췌장에서 인슐린을 분비하는 부담도 줄일 수 있습니다. 특히 정제 탄수화물인 설탕, 흰쌀, 흰 빵 등을 자주 먹는다면 급격한 혈당 상승이 반복적으로 일어나 인슐린 분비를 지속적으로 자극하고 췌장에 과부하를 주게 됩니다. 따라서 혈당 스파이크를 줄이기 위해서는 정제 탄수화물을 줄여야 합니다. 대신 복합 탄수화물인 현미, 귀리, 통밀빵 등과 혈당 지수(GI, Glycemic index)가 낮은 식품들을 선택하는 것이 좋습니다. 이런 식품들은 소화가 천천히 일어나고 혈당이 완만히 오르기 때문에 췌장의 부담을 줄일 수 있습니다.

그리고 혈당 스파이크는 환자 본인의 눈으로 확인하는 것이 가장 중요하기에, 저는 외래 당뇨병환자분들에게 항상 자신의 식단을 기록하고 식후 2시간 혈당을 재보도록 권합니다. 냉면, 흰 빵, 흰쌀밥을 실컷 먹으면 식후 2시간 혈당이 200mg/dl 이상으로 올라가지만 현미밥, 통밀빵을 먹으면 180mg/dl 이하로 유지되는 경우가 많습니다. 이처럼 혈당 스파이크를 눈으로 확인하면, 대부분의 환자분들이 스스로 음식을 더 신중하게 선택하고, 적극적으로 음식을 가려 먹으려 노력하게 됩니다.

저탄수화물 식단과 항산화 식품이 효과적

둘째, 당뇨병환자에게 좋은 저탄수화물 식단과 항산화 식품들은 인슐린 감수성을 높이는 데 효과적입니다. 이를 이해하려면 먼저 AMPK(AMP-activated protein kinase)라는 세포 내 효소를 알아야 합니다. AMPK 효소는 우리 몸의 에너지 균형을 조절하는 중요한 센서 역할을 합니다. 세포 내 에너지가 부족해지면 AMPK 효소가 활성화되면서 지방 산화 촉진, 단백질 및 지질 합성 억제, 미토콘드리아 생합성 촉진 등 다양한 대사 반응을 유도합니다. 특히 GLUT4 수송체를 세포막으로 이동시켜 포도당 흡수를 촉진시킵니다.

저탄수화물 식단을 하면 탄수화물 섭취가 줄어들면서 일시적인 에너지 결핍 상태가 유도됩니다. 그러면 우리 몸의 에너지 부족을 감지한 AMPK 효소가 활성화되기 시작해 포도당 흡수를 더 도와줍니다. 이렇게 우리 혈액의 과다한 포도당들을 흡수해 에너지원으로 사용하게 되어, 자연스럽게 인슐린 감수성이 개선됩니다.

AMPK 효소를 직접적으로 활성화시킬 수 있는 항산화 성분도 있습니다. 폴리페놀과 플라보노이드가 대표적입니다. 이 성분들은 블루베리, 녹차, 다크 초콜릿, 석류 등의 식품에 풍부하게 들어 있습니다. 이런 식품들은 산화 스트레스로 인해 발생하는 인슐린의 신호 전달 경로 방해를 줄이고, 세포의 대사 환경을 개선하여 인슐린이 보다 원활하게 작용하도록 돕습니다.

좋은 지방의 선택으로 염증성 반응 완화

셋째, 포화지방은 적고 불포화지방이 풍부한 식단을 유지하면, 몸 안에서 더 건강한 지방이 사용되고 동시에 내장 지방의 축적도 줄일 수 있습니다. 내장 지방은 염증성 물질(사이토카인 TNF-α, IL-6)들을 분비해 인슐린 신호 과정 중 핵심 역할을 하는 IRS 단백질의 기능을 저하시킵니다. 따라서 우리는 불포화지방 같은 좋은 지방의 섭취는 늘리고 트랜스지방 같은 나쁜 지방의 섭취를 줄여야 합니다. 그래야만 염증성 반응을 완화하고 인슐린 감수성을 회복시킬 수 있습니다.

결론적으로 식이 조절은 인슐린 저항성을 근본적으로 개선하는 데 필수적입니다. 혈당 스파이크를 방지하고 인슐린 감수성을 회복할 수 있도록 저탄수화물 위주로, 포화지방은 줄이고 불포화지방은 풍부하게 포함한 균형 잡힌 식습관을 가져야 합니다. 이러한 식습관을 유지하면 당뇨병 악화 예방과 함께 전반적인 대사 건강 유지에도 큰 도움이 될 것입니다.

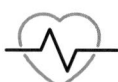# 운동은 인슐린 저항성을
어떻게 호전시키나요?

인슐린 저항성을 호전시키는 데 식이가 key-man이라면, 운동은 키맨이 성공하기 위한 모든 바탕과 보조 요소입니다. 비료를 잘 뿌린 밭이어야 풍년이듯, 내 몸을 양질의 밭으로 만들어야 성공할 수 있습니다.

운동은 인슐린과 독립적인 경로를 통해 포도당 흡수를 증가시키고, 장기적으로는 인슐린 감수성을 향상시켜 인슐린 저항성을 개선하는 데 매우 중요한 역할을 합니다. 운동이 어떻게 작용하는지 차례대로 살펴보겠습니다.

우선, 근육이 수축하면 포도당 흡수가 증가합니다. 운동 중 근육이 수축하는 동안 ATP(에너지 분자)를 빠르게 소모하고, AMP(에너지 고갈 신호)를 증가시키게 됩니다. 이런 에너지 부족 상태를 세포가 감지하면, 그 과정에서 AMPK(AMP-activated protein kinase) 효소가 활성화됩니다. AMPK 효소는 앞에서도 다루었듯이, 세포 내 에너지 부족을 감지해 혈액 속 포도당을 세포로 흡수시켜주는 역할을 합니다. 그리고 이 과정은 인슐린이 없어도 일어나기 때문에 인슐린 저항성이 있는 사람들에게 매우 효과적입니다.

또 다른 경로도 있습니다. 근육이 수축하면 세포 내 칼슘 농도가 증가하는데, 이 칼슘이 칼모듈린(CaM)이라는 단백질을 활성화시킵니다. 활성화된 칼모듈린은 앞서 나온 AMPK 효소의 활성화를 더 촉진시켜, 혈당의 흡수를 유도합니다. 이 경로 역시 인슐린과 개별적인 기전이므로, 인슐린 저항성이 있는 사람들에게 효과가 좋습니다.

근육의 수축에 의한 기계적 스트레스도 포도당 대사에 중요한 역할을 합니다. 이 스트레스는 TBC1D1이라는 단백질을 풀어줍니다. TBC1D1 단백질은 포도당의 흡수를 억제시키는 역할을 하는데, 이 제어 기능이 풀리면서 포도당 흡수가 더 원활해집니다.

운동 후에 증가하는 인슐린 감수성

근육은 운동 후 최대 48시간까지 인슐린 감수성이 증가한 상태를 유지합니다. 이 기간 동안 근육은 평소보다 적은 양의 인슐린만으로도 더 많은 포도당을 흡수하게 합니다. 운동 후 탄수화물 섭취가 글리코겐 저장에 효과적인 이유도 바로 여기에 있습니다. 더 나아가 지속적인 운동은 근육 내 미토콘드리아 수와 기능을 향상시킵니다. 미토콘드리아 기능이 좋아지면 세포의 대사 효율이 증가하고, 포도

[자료 2-3] 인슐린 경로 vs 운동 경로: 비교

구분	인슐린 경로(휴식 시)	운동 경로(근육 수축 시)
주요 신호 분자	Akt(Protein kinase B)	AMPK, CaM
GLUT4 이동 방식	인슐린 신호에 따른 GLUT4 이동으로 포도당 채널 활성화	근육 수축 및 대사 스트레스에 따른 GLUT4 이동으로 포도당 채널 활성화
포도당 흡수	인슐린 필요	인슐린 필요 없음
효과 지속 시간	인슐린 농도와 감수성에 따라 달라지며 비교적 짧음	운동 후 최대 48시간까지 지속

당 처리 능력과 인슐린 감수성도 장기적으로 개선됩니다. 결국 같은 양의 인슐린으로도 더 많은 포도당을 세포가 흡수할 수 있게 됩니다. 그 결과 췌장의 부담이 줄어들며 고혈당증과 고인슐린혈증을 예방하는 데도 도움이 됩니다. 또한 시간이 지날수록 근육량이 점차 증가하고, 동시에 체내 지방량이 감소하게 됩니다. 이로 인해 근육 내 글리코겐 저장 능력이 향상되어 혈당 흡수가 더 효과적으로 이루어지게 됩니다. 아울러 인슐린 저항성을 악화시키는 염증성 사이토카인의 분비도 체지방이 줄어들면서 점차 감소하게 됩니다.

운동 후 증가하는 근육의 포도당 흡수율

우리 몸이 섭취한 포도당은 장기별로 다르게 흡수되며, 그 일반적인 비율은 [자료 2-4]와 같습니다. 표에서 볼 수 있듯이 근육은 혈당

[자료 2-4] 장기별 포도당 흡수 비율

조직	평균 포도당 흡수 비율
골격근(Skeletal Muscle)	60~80%
간(Liver)	10~20%
지방 조직(Adipose Tissue)	5~10%
뇌(Brain)	10%
기타 조직(신장, 적혈구 등)	5%

의 60~80%를 흡수하는 가장 큰 포도당 소비 기관입니다. 특히 운동 후에는 근육의 포도당 흡수율이 더욱 증가해 최대 90%까지도 활용될 수 있습니다. 이러한 점에서 운동은 체내 포도당을 효과적으로 활용할 수 있는 가장 강력한 수단이라 할 수 있습니다.

결국 당뇨병환자의 가장 큰 문제는 근육과 단백질의 부족입니다. 포도당이 세포 내로 들어가야 활용될 수 있는데, 이 과정을 도와줄 인슐린 감수성과 받아들일 근육량이 부족하다면, 당은 혈액 속에 머물 수밖에 없습니다. 따라서 적절한 단백질 섭취를 통해 근육을 유지하고, 운동을 통해 그 근육이 실제로 포도당을 받아들여 에너지원으로 쓸 수 있는 상태를 만들어주어야 합니다. 그래야만 인슐린 저항성이 개선되고 전반적인 당뇨병 상태도 좋아질 수 있습니다.

당뇨환자의 키별 적절한 칼로리와 체중은?

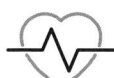

당뇨병 관리의 핵심은 '체중 조절'입니다. 체중이 늘면 인슐린 저항성이 높아지고, 그만큼 혈당 조절은 어려워집니다. 자신의 키와 활동량에 맞는 적정 체중과 하루 필요 칼로리를 아는 것이 치료의 출발점입니다.

당뇨병 관리의 궁극적인 목표는 비만 세포를 줄여 인슐린 저항성을 호전시키는 것입니다. 과도한 지방세포는 단순히 체중의 문제를 넘어, 인슐린 신호 전달을 방해하고 혈당을 불안정하게 만드는 주된 원인입니다. 따라서 체지방을 줄이는 것은 혈당 조절 능력을 근본적으로 회복시키는 핵심 과정입니다.

그렇지만 저혈당의 위험 때문에 무작정 굶는 것은 금물입니다. 식사를 극도로 제한하면 일시적으로 혈당이 떨어지더라도, 오히려 인슐린 분비와 대사 기능이 불안정해져 반동성 고혈당이 발생할 수 있습니다. 따라서 개인의 체중, 활동량, 기초대사량을 고려한 수학적 계산을 통해 정확한 칼로리를 설정하고, 균형 잡힌 영양 비율을 유지하는 체계적인 다이어트를 실천해야 합니다.

하루 필요 칼로리를 계산

대부분의 당뇨병이 비만에서 시작된 만큼, 비만을 관리하려면 나의 하루 필요 칼로리를 알아야 합니다. 아무리 좋은 음식을 먹고 단백질과 근육에 신경을 쓴다 하더라도 총 섭취 칼로리가 소모량보다 많으면 체중은 결국 증가합니다. 그로 인해 지방 세포가 늘어나면서 인슐린 저항성도 악화될 수밖에 없습니다.

기본적인 에너지 균형, 즉 총 칼로리 조절은 간과해서는 안 될 핵심 요소입니다. [자료 2-5]는 활동량에 따라 하루 필요 열량을 대략적으로 제시한 것입니다. 본인의 생활 패턴에 맞게 나에게 필요한 칼로리가 얼마인지 참고하면 됩니다.

개인별로 좀더 정확한 값을 구하기 위해서는 기초대사량(BMR, Basal Metabolic Rate)과 총 에너지 소비량(TDEE, Total Daily Energy Expenditure)을 계산하면 됩니다.

기초대사량(BMR) 공식(미프린-세인트 조어 Mifflin-St Jeor 방정식)

```
남성: BMR = 10 × 체중(kg) + 6.25 × 키(cm) - 5 × 나이 + 5
여성: BMR = 10 × 체중(kg) + 6.25 × 키(cm) - 5 × 나이 - 161
```

[자료 2-5] 성인의 하루 필요 칼로리

활동 수준	남성 하루 필요 칼로리(kcal)	여성 하루 필요 칼로리(kcal)
매우 낮음(거의 운동 안 함)	1800~2000	1500~1700
낮음(주 1~3회 가벼운 운동)	2000~2300	1700~1900
보통(주 3~5회 중간 강도 운동)	2300~2600	1900~2100
높음(주 6~7회 강한 운동)	2600~2800	2100~2400
매우 높음(매일 강한 운동, 육체 노동)	2800~3100	2400~2600

[자료 2-6] 총 에너지 소비량(TDEE) 계산: BMR × 활동 수준

활동 수준	활동량	TDEE 계산
매우 낮음	거의 운동 안 함	BMR × 1.2
낮음	주 1~3회 가벼운 운동	BMR × 1.375
보통	주 3~5회 중간 강도 운동	BMR × 1.55
높음	주 6~7회 강한 운동	BMR × 1.725
매우 높음	매일 강한 운동, 육체 노동	BMR × 1.9

체중 감량 목표를 설정

이렇게 본인의 하루 필요 칼로리를 계산한 후에, 구체적인 체중 감량 목표를 설정해야 합니다. 당뇨병환자의 체중 감량 목표는 개인의 건강상태, BMI, 인슐린 저항성, 당 조절 목표 등에 따라 조금씩 달라집니다. 그렇지만 일반적으로 BMI 25 이상인 경우, 6개월간 체

중의 5~10% 감량을 최소 목표로 합니다. 체중 5% 미만의 감량은 의미 있는 변화가 없었다는 연구 결과들이 있었으며, 적어도 5% 이상은 감량해야 혈당, 지질, 혈압의 호전과 심혈관 질환 위험 개선 효과가 있었습니다.

특히 체중의 10% 이상을 감량하면 대사 개선 효과가 극대화되고, 당뇨병 합병증의 위험도 현저히 줄어든다는 결과들이 있었습니다. 다만 단기간 무리한 체중 감량은 오히려 근육 손실을 초래할 수 있으므로 주의해야 합니다. 따라서 너무 무리하지 말고 6개월 이상의 장기 계획을 세워서 천천히 실천하는 방식이 바람직합니다.

[자료 2-7]은 현재 체중에 따라 어느 정도 감량이 적절한지를 제시한 예시이므로, 본인의 목표를 설정할 때 참고하면 좋습니다.

실전에서는 6개월~1년 내에 5~10% 감량을 1차 목표로 삼고, 궁극적으로는 BMI를 정상 범위로 회복해야 합니다. BMI는 체중(kg) ÷키(m)^{2}로 계산할 수 있습니다. BMI 23 이상은 과체중으로 체중

[자료 2-7] 현재 체중에 따라 어느 정도 감량이 적절한지를 제시한 예시

현재 체중(kg)	목표 감량(5%)	목표 감량(10%)
60kg	3kg	6kg
70kg	3.5kg	7kg
80kg	4kg	8kg
90kg	4.5kg	9kg
100kg	5kg	10kg

감량이 필요하고, 25 이상은 비만으로 분류되어 보다 적극적인 감량이 필요합니다. 일반적으로 BMI 22~23을 정상 목표 범위로 설정합니다.

예를 들어 키 170cm인 경우 정상 체중 범위는 63~67kg가 됩니다. 이를 위한 현실적인 감량 속도는 한 달에 2~4kg가 가장 이상적입니다. 고도 비만 환자라도 한 달에 4kg 이상 감량하는 것은 몸에 큰 무리를 주게 됩니다. 따라서 적절한 속도를 유지하며 지속적으로 실천하는 것이 가장 중요합니다.

이렇게 당뇨병환자에게 식이 조절과 운동 습관, 칼로리 제한은 서로 연결된 필수 요소입니다. 그 중요성을 되새기면서 다음 장부터는 좀더 자세히 하나씩 알아보겠습니다.

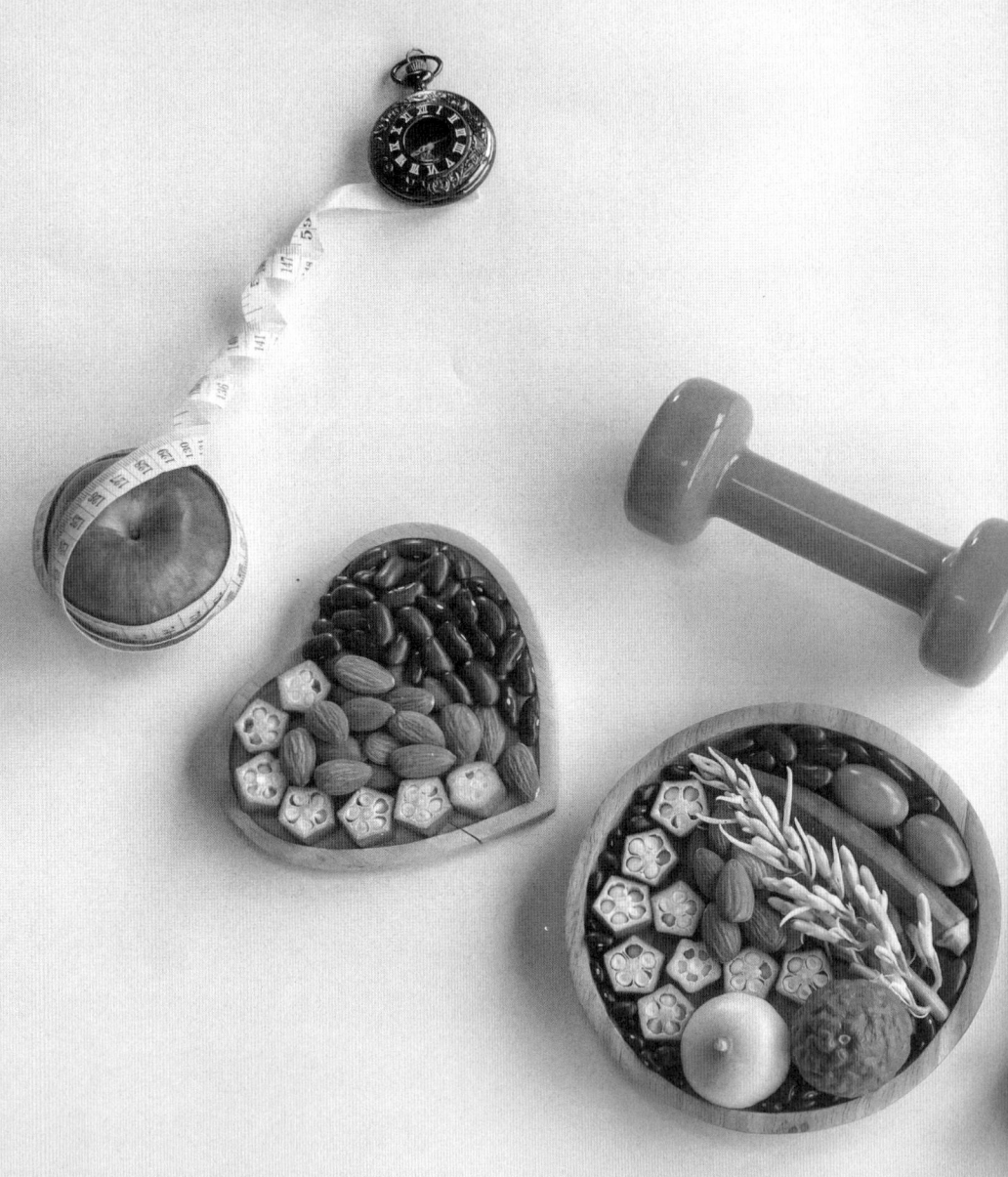

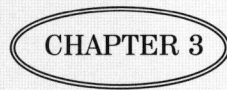

당뇨환자는
어떻게 먹어야 할까요?

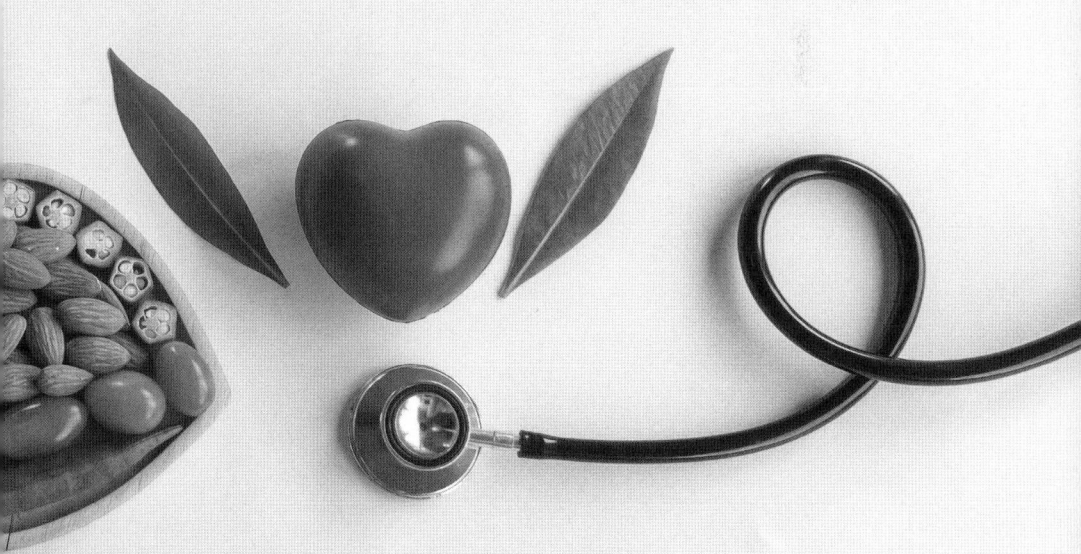

무엇을 먹느냐보다 어떻게 먹느냐가 더 중요합니다. 이 장에서는 당뇨병환자에게 꼭 필요한 식사 원칙과 구체적인 실천 방법을 알아봅니다. 탄수화물의 종류, 단백질의 양, 식이섬유의 역할을 이해하면 혈당의 흐름을 예측할 수 있습니다. 또한 식사 순서와 식사 속도가 왜 혈당 안정에 큰 영향을 주는지도 살펴봅니다. 현실적인 식단 구성 예시와 외식 시 대처법까지 함께 담았습니다. 음식을 제한하는 것이 아니라, 몸이 편안한 조합을 찾아가는 과정임을 느낄 수 있을 것입니다. 이 장은 '먹는 두려움'을 '먹는 이해'로 바꾸는 지침서입니다.

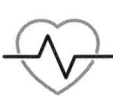 당뇨환자가 장을 볼 때 지켜야 할 기본 원칙이 있을까요?

"마트에 장을 보러 나가기 전에 배를 채우고 나가라"는 말이 있습니다. 배가 고픈 상태에서는 소비 충동이 강해지기 때문입니다. 당뇨병환자는 조심할 식품, 피할 식품도 많기 때문에 원칙을 세워서 장을 봐야 합니다.

당뇨병환자들이 시장이나 마트에서 식료품을 고를 때 주의하면 좋은 기본 원칙들이 있습니다. 장을 보기 전의 준비 단계부터 물건을 고르는 순서, 영양성분표 확인, 그리고 가공식품이나 간식을 선택하는 기준까지 단계별로 나누어볼 수 있습니다. 이는 자신의 혈당 패턴과 생활 리듬에 맞는 식재료를 선택하는 습관을 형성하는 과정입니다. 올바른 장보기 습관은 식단 관리의 지속 가능성을 높이고, 외식하거나 간식을 고를 때도 현명한 선택을 하는 기준이 됩니다. 이는 당뇨병환자의 혈당 조절과 균형 잡힌 식단 관리에 도움을 주기 위한 것이므로, 참고해 꾸준히 실천해보기 바랍니다.

미리 일주일간의 식단 계획을 짜기

　우선 장을 보기 전에 준비를 미리 해야 합니다. 특히 식단 계획이 핵심인데, 미리 주간 식단(아침, 점심, 저녁)을 간단히 짜보는 습관이 중요합니다. 세세한 식단까지는 아니더라도, 일주일간의 식단을 대략적으로 짠 후, 필요한 재료를 목록으로 작성해두면 불필요한 구매나 충동 구매를 줄일 수 있습니다. 그리고 장을 보는 것이 귀찮다며 한 번에 많은 식품을 구매하기보다는, 신선 식품 위주로 자주 장을 보는 것이 좋습니다. 이는 식품의 신선도를 지킬 수 있을 뿐만 아니라, 장 보기 자체가 일상생활 속에서 칼로리를 소모할 수 있는 활동이기 때문입니다.

　또 하나 중요한 점은, 배가 고픈 상태로 장을 보지 않는 것입니다. 공복 상태로 장을 볼 경우 단 음식이나 간편 가공 식품을 즉흥적으로 많이 사게 될 가능성이 높습니다.

　사실 우리 모두 한 번쯤, 밥을 먹지 않고 빵집에 갔더니 온갖 빵들이 다 맛있어 보여서 많이 사왔는데, 식사 후에 막상 사온 빵을 보니 먹고 싶은 마음이 거의 사라졌던 경험이 있었을 겁니다. 그 이유는 공복 상태에서 충동적으로 필요 없는 것들까지 구매했기 때문입니다. 그러므로 견과류, 삶은 달걀 같은 간단한 간식을 섭취한 후에 장을 보면 계획한 품목만 효율적으로 구매할 수 있습니다.

장을 보는 순서의 중요성

　장을 보러 가면 제일 먼저 신선 식품부터 구매하는 습관을 들여야 합니다. 이렇게 하면 가공식품은 나중에 보게 되어, 충동 구매를 줄이는 효과가 있습니다.

　채소, 과일 코너부터 먼저 방문합니다. 푸른 잎채소, 빨강, 주황색 등 다양한 색의 채소들은 식이섬유, 비타민, 미네랄이 풍부해 혈당 조절에 도움이 됩니다. 본인의 식단에 맞게 여러 가지 채소를 다양하게 구입하는 것이 좋습니다. 또 과일은 당분이 많기 때문에, 하루 권장량인 주먹 크기 한 개 정도를 하루 1~2회 섭취한다 생각하고, 상할 수 있다는 점을 고려해 적정량만 구매해야 합니다.

　그 다음에 고기, 생선, 콩류 등 단백질 식품 코너로 갑니다. 고기를 고를 때는 소 안심, 돼지 목살 같은 살코기 부위나, 지방이 적은 닭고기·오리고기를 선택하는 것이 좋습니다. 그리고 고기와 번갈아 먹을 수 있도록 생선과 해산물도 같이 담아두셔야 합니다. 그 외에는 단백질 섭취를 충분히 하기 위해, 강낭콩, 병아리콩, 검은콩 등의 콩류나 두부, 두유 등도 챙기는 것이 바람직합니다.

　마지막으로 곡물 코너에서는 흰쌀, 흰 밀가루 같은 정제 탄수화물은 피하고, 현미, 귀리, 보리 등 통곡물 위주로 고릅니다. 이렇게 신선 식품, 단백질 식품, 곡물 코너까지 모두 들른 후에, 가공 식품이나 간식류를 마지막에 둘러봅니다. 이처럼 마트에서 계획적으로 이동하면 식단에 맞게 효율적으로 구매할 수 있습니다.

영양 성분표 확인은 필수

장을 볼 때는 영양 성분표와 표시 사항을 꼼꼼히 확인하는 것이 매우 중요합니다.

첫째, 탄수화물 함량과 함께 당류(설탕, 포도당 등) 항목을 꼭 확인해서, 숨은 당분이 많은 식품을 피해야 합니다. '저당(또는 무가당)' 'No Sugar Added(무가당)' 'Sugar Free(무설탕)'라고 적힌 제품이라도, 실제로는 다른 탄수화물(전분 등)이 다량 포함되어 있을 수 있습니다. 따라서 탄수화물 총량을 세밀하게 확인하는 습관이 필요합니다.

둘째, 트랜스지방과 포화지방 함량을 반드시 확인해야 합니다. 쿠키, 빵, 과자 등에 '트랜스지방 0g'이라고 표시되어 있는 제품이 있습니다. 그런데 이는 1회 제공량 기준이므로, 전체 제공량 기준으로는 여전히 소량 들어 있을 수 있습니다. 트랜스 지방과 포화 지방은 혈관 건강에 직접적인 영향을 주기 때문에, 특히 당뇨병환자는 이를 세심히 확인해야 합니다.

셋째, 나트륨(소금) 함량을 확인해야 합니다. 가능하면 영양 성분표에서 나트륨이 적게 들어 있는 제품을 고르고, 집에서 요리할 때도 소금, 간장, 양념, 소스 사용량을 줄이는 것이 좋습니다. 특히 라면, 햄, 소시지, 통조림, 간편 조리 식품 등에 생각보다 많은 나트륨이 숨어 있으므로 주의해야 합니다.

외래 당뇨병환자 한 분이 갑자기 3개월 만에 체중이 5kg이나 증가한 상태로 왔습니다. 왜 살이 쪘는지 전혀 모르겠다고 해서 식생활의 변화를 되짚어보았는데, '당ZERO'인 간식 거리를 발견해서 마음껏 먹었다고 했습니다. '당ZERO'라는 문구를 믿고 '당이 없으니 살이 안 찌겠지, 실컷 먹어도 괜찮겠지'라고 생각했다고 합니다. 그렇지만 시중의 '당ZERO' 제품들은 당류만 0g일 뿐, 전분이나 지방, 단백질, 나트륨 등의 함량은 오히려 일반 제품보다 더 높은 경우도 많습니다. 따라서 이런 경우에는 '당 ZERO'보다는 '칼로리 ZERO' 제품을 선택하는 것이 더 낫고, '당ZERO'인 식품을 산다면 세심히 식품 영양표를 살펴보고 구매해야 합니다.

가장 큰 고민은 가공 식품 고르기

사실 가장 큰 고민은 가공 식품을 선택할 때 생깁니다. 가공 식품을 전혀 먹지 않고 살 수는 없기 때문에, 몇 가지 주의 사항을 꼭 기억해야 합니다.

우선 레토르트 식품을 고를 때는 원재료 표기를 꼼꼼히 확인해야 합니다. 첨가물(설탕, 시럽, 향미증진제 등)이 많은 제품은 피하는 것이 좋습니다. 그리고 가능하다면 원재료 상태인 신선한 야채나 고기를 구매해서 직접 조리하는 것이 가장 이상적입니다. 참치나 연어 같은 생선 통조림은 기름이나 나트륨 함량이 높을 수 있어 '물에 담긴 제품(Water-packed)'이 좋습니다. 또한 섭취 전에 기름 및 물을 꼭 따라 버린 뒤 조리해야 합니다.

과일 통조림 역시 마찬가지입니다. 과일 통조림에는 당분이 포함된 시럽이 생각보다 많이 들어 있기 때문에 가능하면 신선한 과일을 직접 먹는 것이 훨씬 좋습니다. 다만 꼭 과일 통조림을 먹고 싶다면, 통조림 속 액체를 다 버리고 과육만 먹는 방식으로 당분 섭취를 줄일 수 있습니다.

또 하나 놓치기 쉬운 부분이 소스나 드레싱입니다. '소스 조금 뿌리는 건데 뭐 얼마나 영향을 끼치겠어'라고 생각할 수 있지만, 소량에도 당분, 지방, 나트륨, 칼로리가 매우 높을 수 있습니다. 그러므로 소스 사용을 가능한 한 줄이고, 드레싱은 오리엔탈 소스(저당 버전), 올리브 오일, 식초, 요거트 등 건강한 대체품을 활용하는 것이 좋습니다.

간식을 요령 있게 먹는 방법

마지막으로 간식을 고를 때도 요령이 필요합니다. 당도가 높은 포도, 바나나, 감 같은 과일보다는 블루베리, 딸기, 사과, 배처럼 당도가 낮은 과일을 선택하는 것이 좋습니다. 한편 과일 주스는 과일 통조림과 마찬가지로 당 함량이 높고 섬유질까지 제거되어 혈당을 빠르게 올리므로 주의가 필요합니다. 부득이하게 구입한다면 반드시 당 함량을 잘 확인하고 적절한 양을 지켜야 합니다.

아몬드, 호두, 피스타치오 같은 견과류는 불포화지방산이 풍부해 당뇨병환자에게 좋은 간식으로 잘 알려져 있습니다. 허니 아몬드,

와사비 아몬드, 솔트 땅콩 등 양념이 더해진 제품을 '견과류니까 괜찮겠지'라는 생각으로 먹는 경우가 있습니다. 그러나 과한 소금, 설탕, 꿀 등이 첨가되어 있는 견과류는 일반적인 과자와 크게 다르지 않습니다.

또 하나 주의할 점은 '당뇨 전용 간식'이라는 문구가 있다고 해서 혈당에 전혀 영향을 주지 않는다는 뜻은 아닙니다. 이런 제품들도 탄수화물, 당류, 칼로리 등을 꼼꼼하게 확인하고 골라야 합니다.

이처럼 우리 당뇨병환자에게는 시장이나 마트에서 장을 볼 때 '무엇을 얼마나 사느냐'가 혈당 관리와 직결됩니다. 따라서 사전에 식단 계획, 영양 성분표 확인, 신선 식품 위주 구매, 이 3가지를 핵심 기준으로 삼고 장을 보면 큰 도움이 될 것입니다. 장을 보는 작은 습관 하나 하나가 모여 혈당 조절과 건강 유지를 도와줍니다. 그러므로 번거롭더라도 제품 성분표를 꼼꼼히 확인하고, 균형 잡힌 식단을 위한 식재료를 직접 선택해보기 바랍니다.

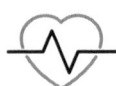

하루에 어떤 식품군을 얼마나 먹어야 할까요?

당뇨병환자라고 해서 유독 탄수화물을 줄이고, 단백질을 엄청 늘려야 하는 것은 아닙니다. 당뇨병은 평생 안고 가야 하는 질병임을 잊지 말고, 무리하지 않는 범위에서 조금씩 생활에 변화를 주도록 합시다.

당뇨병에 '가장 이상적인' 탄수화물, 단백질, 지방의 비율은 이론적으로는 아직 없습니다. 다만 일반적으로 건강한 사람의 3대 영양소 비율은 [탄수화물 : 단백질 : 지방 = 50~60% : 20% : 30%]이고, 당뇨병환자도 기본적으로 이 비율을 유지하는 것이 권장됩니다.

여러 연구 결과에 따르면, 3대 영양소의 비율 차이에 따른 가시적인 효과는 거의 찾아볼 수 없었습니다. 환자의 건강상 이득에도 큰 차이가 없었습니다. 따라서 당뇨병환자의 영양소 비율은 총 섭취 칼로리를 기준으로 하되, 환자의 건강 상태, 치료 목표, 생활 습관에 따라 유연하게 조정하는 개별화된 접근이 필요합니다.

많은 당뇨병환자들이 탄수화물 섭취량을 얼마나 줄여야 할지 고민을 하게 됩니다. 물론 과도한 탄수화물 섭취는 혈당 급상승과 체중 증가로 이어질 수 있습니다. 그러나 탄수화물은 우리 몸의 주요 에너지원입니다. 당을 제한하겠다며 무조건 탄수화물을 끊거나 극단적으로 제한하는 것은 바람직하지 않습니다. 오히려 일상생활에 필요한 에너지가 고갈되어 피로감이 심해지고, 심한 경우 저혈당이 발생할 위험도 커집니다.

비만은 전체 칼로리의 문제

최근까지도 탄수화물과 지방 중 어떤 영양소가 더 크게 비만에 영향을 미치는지에 대한 논란이 있었습니다. 결론적으로는 특정 영양소 하나의 문제가 아니라, '총 칼로리'가 핵심이라는 사실이 밝혀졌습니다. 탄수화물의 열량은 1g당 4kcal이고 지방은 1g당 9kcal로, 탄수화물보다 지방의 열량이 더 높습니다. 그래서 같은 양(무게g)의 탄수화물과 지방을 섭취한다면, 지방을 섭취할 때 체중이 더 증가할 가능성이 큽니다.

그런데 식품의 형태나 조리 방법이 다양하기 때문에, 실제로 음식 안에 포함된 탄수화물이나 지방의 양(무게g)을 정확하게 측정하기는 힘듭니다. 단순히 양(무게g)으로 탄수화물과 지방의 열량을 비교하는 것은 현실적으로 쉽지 않습니다. 더군다나 대부분의 식품들은 탄수화물, 단백질, 지방이 모두 다 포함되어 있는 경우가 많습니다. 무엇이 더 많고 적은지, 그 비율의 차이가 있을 뿐입니다. 심지어 생당근 100g에도 탄수화물 9.6g, 단백질 0.9g, 지방 0.2g이 포함되어 있습니다. 따라서 체중 조절을 위해서는 단일 영양소의 양(무게g)을 따지는 것보다는, 전체 칼로리를 기준으로 식단을 설계하는 것이 더 효과적입니다.

탄수화물, 단백질, 지방의 기본 원칙

탄수화물은 식품의 종류에 따라 부피에 따른 칼로리 차이가 특히 큽니다. 예를 들어 채소나 과일처럼 수분이 많이 함유된 식품들은 부피가 크지만 칼로리가 낮습니다. 반대로 마른 과일이나 과자처럼 수분이 적은 식품들은 부피에 비해 칼로리가 높은 편입니다. 따라서 비교적 수분이 많으면서, 부피가 크고 칼로리가 적은 탄수화물 식품을 선택하는 것이 유리합니다. 이런 식품들은 포만감을 충분히 주면서도 칼로리가 낮아 체중 조절에도 도움을 줍니다.

당뇨식단 1부,
당뇨식단의
기본 원칙

또한 우리나라는 밥을 주식으로 하는 문화이기 때문에 다른 나라에 비해 탄수화물 섭취량이 많은 편입니다. 대부분의 환자들이 당뇨병 진단 전에는 탄수화물의 종류나 양을 크게 고려하지 않고 식사를 해왔을 가능성이 높습니다. 그렇지만 진단받은 후에는, 전체 칼로리

중 탄수화물이 차지하는 비율이 50~60%가 넘지 않도록 식단을 의식적으로 조절하는 노력이 필요합니다.

다음은 단백질에 대해 살펴보겠습니다. 기본적으로 단백질은 총 섭취 칼로리의 약 20% 정도가 되도록 맞추면 됩니다. 하루 단백질 필요량은 0.8~1.2g/kg로 계산할 수 있습니다. 예를 들어 체중 80kg인 성인의 경우 하루에 필요한 단백질량은 약 64~96g, 평균 80g 정도입니다. 여기서 주의할 점은, '단백질 80g'이 식품의 무게가 아니라, 식품에 포함된 단백질의 실제 함량을 의미한다는 것입니다. 시중에 흔히 판매되는 닭가슴살 100g 한 봉지에 15~25g 정도의 단백질이 들어 있으므로, 매 끼니에 닭가슴살 한 봉지 정도를 먹으면 필요한 양을 채울 수 있습니다.

마지막으로 지방은 총 칼로리의 30% 이내로 조절하는 것이 바람직합니다. 이때는 섭취량뿐 아니라 지방의 종류도 정말 중요합니다. 지방은 크게 포화지방, 불포화지방, 트랜스지방 3가지로 나눌 수 있으며, 가능한 불포화지방 중심으로 먹으면서 포화지방은 줄이고, 트랜스지방은 최대한 피하는 것이 원칙입니다.

환자에게 맞는 개별화로 실천하기

이렇게 큰 원칙하에서, 환자의 상황에 맞춰 식단을 개별화하는 것이 중요합니다. 만약 체중 조절과 동시에 근육을 늘리고 싶다면, 기본적인 [탄수화물 : 단백질 : 지방 = 50~60% : 20% : 30%] 기준에서 단백질 섭취량은 좀더 늘리고, 그만큼 지방과 탄수화물을 줄이는 방법이 도움이 됩니다. 그런데 이런 비율을 매 식사 때마다 일일이 계산하며 실천하기는 현실적으로 너무 어렵습니다.

우선 간단하게 적용할 수 있는 실천법부터 시작하는 것이 좋습니다. 평상시에 회사 식당에서 밥을 먹는다면, 일단 밥부터 백미가 아닌 현미밥이나 콩, 잡곡밥을 선택하고, 평소 먹던 양에서 두 숟가락 정도 덜어냅니다. 그리고 야채는 평상시보다 두 숟가락 더 늘리고, 고기, 생선 반찬은 2조각 더 많이, 튀김류는 2조각 덜어냅니다. 이렇게 간단한 변화부터 실천해보면서 조금씩 영양소들의 비율과 열량을 맞춰가면 됩니다.

결론적으로 탄수화물, 지방, 단백질은 모두 우리 몸에 꼭 필요한 3대 영양소들입니다. 어느 하나를 무작정 줄이거나 끊는 방식은 바람직하지 않습니다. 일반적으로 권장하는 비율은 [탄수화물 : 단백질 : 지방 = 50~60% : 20% : 30%] 정도입니다. 당뇨병환자의 체중 조절에서 핵심은 탄수화물이나 지방을 끊는 것이 아닌, 전체 칼로리를 조절하는 데 있습니다. 그러므로 적절한 목표 칼로리 안에서, 탄수화물과 지방의 비율은 의식적으로 약간 줄이고, 단백질은 충분히 챙겨 먹는 방식으로 접근해보면 좋을 것입니다.

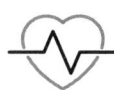

어떤 탄수화물을 선택해야 할까요?

탄수화물의 양보다 중요한 것은 종류입니다. 정제 탄수화물은 맛있지만 최대한 피해야 합니다. 당 지수와 당 부하지수를 보면 그 이유가 명확해집니다. 식품의 당 지수 및 당 부하지수를 확인하는 습관을 생활화해야 합니다.

당뇨병환자들이 탄수화물을 섭취할 때는 단순히 '얼마나 섭취하느냐'만이 아니라 '어떤 종류의 탄수화물이냐'가 훨씬 중요합니다. 특히 정제 탄수화물보다는 복합 탄수화물을 선택하는 것이 바람직합니다.

GI·GL지수 의미와 GI지수를 낮추는 방법

정제 탄수화물은 인공적인 도정 과정이나 정제 과정을 거쳐 섬유질과 영양분이 제거된 상태의 식품입니다. 백미, 밀가루, 설탕 등이 대표적입니다. 원래 곡류는 껍질층이 있어 소화가 느리게 되는 구조인데 백미는 이 껍질층을 다 벗겨낸 상태이다 보니 식감이 부드럽습니다. 껍질층의 소화 과정을 다 생략했기 때문에 빠른 속도로 당을 올리는 식품이 된 것입니다. 비슷한 원리로 국수, 빵, 전, 떡과 같은 식품들도 부드러운 식감만큼 빠른 속도로 소화되어 당을 급격히 올립니다.

이때 탄수화물이 혈당을 얼마나 빠르게 올리는지를 평가하는 대표적인 지표가 바로 당 지수(GI, Glycemic Index)와 당 부하지수(GL, Glycemic Load)입니다. 두 지표의 개념과 차이를 이해하면 식단 구성에 훨씬 더 합리적인 기준을 세울 수 있습니다.

당 지수(GI, Glycemic Index)

우선 GI(Glycemic Index, 당 지수)는 특정 식품 속 탄수화물 50g을 섭취했을 때 혈당이 얼마나 빠르고 크게 상승하는지를 나타내는 지표입니다. 정제 포도당 50g 섭취 시의 혈당 반응(100)을 기준을 놓고, 각각의 식품을 먹었을 때의 혈당 반응 곡선을 측정해 GI수치로 환산한 것입니다. 예를 들어 흰쌀밥의 GI(당 지수)가 85라면, 이는 정제 포도당 50g을 먹었을 때 약 85% 수준으로 혈당이 올라간다는 의미입니다.

이렇게 여러 식품들을 0~100 사이의 수치로 책정하는데, 당 지수가 높은 식품일수록 혈당을 빨리 올리며 그에 따라 인슐린 분비도 급격히 증가합니다. 과도한 인슐린 분비는 빠른 속도로 당이 저장되게 하고, 이로 인해 체지방 축적이 심해져 비만에 이르게 됩니다. 동시에 혈당도 금방 떨어지기 때문에, 금세 허기가 찾아와 과식과 폭식으로 이어질 위험도 커집니다.

반대로 당 지수가 낮은 식품은 혈당을 천천히 올리고, 그에 따른 인슐린 분비도 완만하게 증가합니다. 이 경우 우리 몸에서 필요한 만큼 당 에너지를 충분히 소모하고 남는 양만 천천히 저장되기 때문에, 체지방이 쉽게 쌓이지 않습니다. 또한 혈당이 서서히 오르고 떨어지기 때문에, 포만감이 오랫동안 지속되는 장점이 있습니다. 따라서 당뇨병환자에게는 고당 식품보다는 저당 식품을 선택하는 것이 혈당 조절에 더 유리합니다.

당 부하지수(GL, Glycemic Load)

당뇨병환자들은 GI(당 지수)뿐만 아니라 GL(당 부하지수)도 함께 알아두는 것이 좋습니다. GL(Glycemic Load, 당 부하지수)은 식품의 당 지수(GI)와 1회 섭취 시 포함된 탄수화물의 양을 함께 고려한 값입니다. 이는 실제 먹는 양을 반영하므로, 우리가 식사 때 먹는 실제 탄수화물 양에 따른 혈당 상승 위험도를 보다 정확히 파악할 수 있습니다.

당 지수는 식품마다 정해져 있는 값이지만, 당 부하지수는 본인이 먹는 양에 따라 얼마든지 달라질 수 있습니다. 우리가 일상적으로 알고 있는 당 부하지수는 평균적인 섭취량을 기준으로 계산된 값이므로, 그보다 많은 양을 먹으면 혈당은 당연히 더 크게 상승하게 됩니다. 예를 들어 삶은 감자의 GI(당 지수)는 85 정도로 높은 편입니다. 그런데 작은 주먹 하나 크기인 100g에는 탄수화물이 약 17g 포함되어 있습니다. 이를 당 부하 계산 공식(GL=GI×탄수화물양/100)에 따라 계산하면, 삶은 감자의 당 부하지수는 13 정도로 낮은 편입니다. 하지만 여기서 안심하고 2~3개 이상으로 많이 먹는다면 혈당은 크게 상승할 수 있습니다.

결국 당 지수만큼이나 중요한 것이 실제 한 끼에 먹는 양입니다. 그러므로 GI지수만 볼 것이 아니라 GL지수도 함께 확인해야 합니다. 당 부하지수 공식에 따라 직접 계산해보는 습관을 들이면, 보다 정확한 식사 조절에 도움이 될 수 있습니다.

당뇨병환자들은 기본적으로 GI(당 지수)가 낮은 식품을 중심으로 고르는 습관을 갖되, GL(당 부하지수)을 고려해 적절한 섭취량을 조절할 수 있어야 합니다. 저당 식품이라 하더라도 많이 먹으면 총 탄수화물 섭취량이 많아져서 혈당이 올라갈 수밖에 없다는 점을 잊어선 안 됩니다. 식품을 고를 때 [자료 3-1], [자료 3-2]와 저당 지수 식품 예시를 함께 참고하기를 바랍니다.

[자료 3-1] 식품에 따른 당 지수/당 부하지수

	GI지수(당 지수)	GL지수(당 부하지수)
저	55 이하	10 이하
중	55 초과 ~ 70 미만	10 초과 ~ 20 미만
고	70 이상	20 이상

[자료 3-2] 식품별 당 지수

식품	당 지수 (포도당=100)	1회 섭취량(g)	1회 섭취량당 함유 당 질량(g)	1회 섭취량당 당 부하 지수
대두	18	150	6	1
쥐눈이콩	42	150	30	13
우유	27	250	12	3
호밀빵	50	30	12	6
페스트리	59	57	26	15
흰밥	86	150	30	26
찹쌀밥	92	150	48	44
현미밥	55	150	33	18
떡	91	30	25	23
감자칩	54	30	15	8
구운 감자	85	150	30	26
고구마	60	150	28	17
사과	38	120	15	6
호박	75	80	4	3
배	38	120	11	4
포도	46	120	18	8
파인애플	59	120	13	7
수박	72	120	6	4
아이스크림	61	50	13	8
게토레이	78	250	15	12
콘플레이크	81	30	26	21
밀크초콜릿	43	50	28	12
음료수 (환타)	68	250	34	23

저당 지수 식품의 예시는 다음과 같습니다.

- 통 곡물: 현미, 귀리, 통밀빵, 보리 등
- 콩류: 검정콩, 강낭콩, 병아리콩 등
- 채소류: 녹황색 채소(브로콜리, 시금치, 양배추), 가지, 토마토 등
- 과일(저당 지수인 것 위주로 적정량): 사과, 배, 체리, 딸기, 자몽 등(단, 과일도 과다 섭취 시 탄수화물 과잉이 될 수 있으므로 적정량을 지키는 것이 중요)

실제 탄수화물을 얼마나 먹어야 할까요?

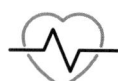

우리나라는 밥을 주식으로 하기에 자칫하면 탄수화물 양이 넘칠 수 있습니다. 탄수화물은 신체의 필수 에너지원이므로 무조건 피하는 것은 금물! 적절한 탄수화물 양을 계산해, 한 끼 필요량을 잘 기억해야 합니다.

탄수화물 권장 섭취량은 보통 하루 총 권장 칼로리 대비 탄수화물 비율인 50~60%로 계산합니다. 예를 들어 하루 권장 칼로리가 1600kcal인 경우, 섭취할 탄수화물은 800~960kcal입니다. 이때 탄수화물 1g이 4kcal이므로, 약 200~240g 정도가 하루 탄수화물 섭취 권장량이 됩니다. 이를 하루 세끼로 나누면, 한 끼에 60~80g 정도가 적당합니다.

[자료 3-3]은 본인의 하루 총 섭취 권장 칼로리에 따라 각 영양소의 섭취량(무게g)과 칼로리를 분배해 정리한 표입니다. 앞선 질문에서 확인한 대로 본인의 몸무게, 활동량에 따른 하루 섭취 권장 칼로

[자료 3-3] 하루 총 열량별 3대 영양소의 배분 실제 예시

하루 총 열량 (kcal)	탄수화물(50~60%)g (kcal)	단백질(20%)g (kcal)	지방(30%)g (kcal)
1600	200~240g (800~960kcal)	80g (320kcal)	53.3g (480kcal)
1800	225~270g (900~1080kcal)	90g (360kcal)	60g (540kcal)
2000	250~300g (1000~1200kcal)	100g (400kcal)	66.7g (600kcal)
2200	275~330g (1100~1320kcal)	110g (440kcal)	73.3g (660kcal)
2400	300~360g (1200~1440kcal)	120g (480kcal)	80g (720kcal)

리를 계산한 후, 해당 표와 함께 활용하면 도움이 될 것입니다.

이렇게 총 칼로리를 기준으로 탄수화물을 계산하는 방법 외에도, 끼니별로 탄수화물 분배를 하는 방법도 있습니다. 일상적인 생활을 하는 남성은 한 끼 식사에 탄수화물 50~80g, 여성은 40~60g 정도 섭취를 권장합니다. 간식이 필요한 경우에는 하루 한두 번, 각 10~20g의 탄수화물을 추가할 수 있습니다. 하루 총 권장 칼로리 1600kcal, 탄수화물 총 200~240g이 목표인 사람이 세끼 식사를 한다면, 다음과 같이 끼니별로 식단을 나누어 구성할 수 있습니다.

- 아침: 탄수화물 55~65g
- 점심: 탄수화물 55~65g
- 저녁: 탄수화물 55~65g
- 간식: 10~20g씩 2회

탄수화물 양에 따른 실제 식품의 양

이제 한 끼에 탄수화물 약 60g을 섭취한다고 할 때, 실제 어느 정도 양인지 따져보겠습니다. 탄수화물 함량은 쌀의 품종, 조리법 등에 따라 차이가 있지만, 일반적으로 조리된 현미밥 100g에 약 23g의 탄수화물이 들어 있습니다. 이를 기준으로 환산하면, 현미밥 약 260g이 탄수화물 60g에 해당합니다. 우리가 흔히 말하는 밥 한 공기는 약 200~210g 전후이므로, 현미밥 한 공기 약간 넘는 정도 (1.25~1.33 공기)가 탄수화물 60g에 해당합니다. 이를 백미로 환산하면 한 공기보다 약간 적은 0.8~0.9 공기, 흰 빵으로는 식빵 3~4장, 호밀빵은 4장, 메밀국수는 300g, 쌀국수는 240g 정도 됩니다.

그런데 여기서 주의해야 할 점이 있습니다. 바로 매 끼니에 [자료 3-4]의 '한 끼 적정량' 전체를 꽉 채워 섭취하면 안 된다는 것입니다. 왜냐하면 탄수화물은 밥, 빵, 국수처럼 주식에만 들어 있는 것이 아니라, 고기, 생선, 심지어 야채까지 거의 모든 식품에 포함되어 있기 때문입니다. 그러므로 다른 반찬, 국 등에 들어 있는 탄수화물의 양도 감안해야 합니다. 한 끼 탄수화물 섭취 목표량이 60g이라면 주식으로 섭취하는 양에서 최소 10~15g 정도는 빼고 계산해야 됩니다. 즉 표에 언급한 양에서 20% 정도를 덜어내고 먹어야 적절하다는 뜻입니다.

특히 요리에 설탕, 물엿 등을 많이 쓴다면 이러한 감미료를 통해서도 탄수화물 섭취량이 늘어날 수 있습니다. 이 경우 주식의 양을 조금 더 줄여야 합니다. 번거롭더라도 나의 하루 탄수화물 필요량을 계산해 매 끼니에 적절히 배분한다면, 식단을 더 건강하게 조절하는 하루를 보낼 수 있을 것입니다.

[자료 3-4] 식품별 탄수화물 기준 한 끼 적정량

식품	100g당 탄수화물 (조리 후)	탄수화물 60g 섭취 시 양	한 끼 적정량 (탄수화물 60g)
백미밥	약 28g	약 210~215g	밥 공기 기준 0.8~0.9 공기 정도 (흰쌀밥 한 공기 = 약 240g)
현미밥	약 23g	약 260g	밥 공기 기준 1.2~1.3 공기 정도 (현미밥 한 공기 = 약 240g)
흰 빵	1장(30g)당 15g	4장	식빵 4장 (한 장당 15g 탄수화물)
호밀빵/ 통밀빵	1장(30~35g)당 12~15g	4~5장	호밀빵 4~5장 (한 장당 12~15g 탄수화물)
메밀국수 (소바)	약 20g	약 300g	한 그릇 기준 1.0~1.2 그릇(메밀국수 한 그릇 = 조리 후 250~300g 전후)
쌀국수 (조리 후)	약 25g	약 240g	한 그릇 기준 0.8~0.9 그릇(쌀국수 한 그릇 = 조리 후 250~300g 전후)

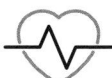
어떤 단백질을 골라야 할까요?

당뇨병환자에게 있어 근육 유지는 정말 중요합니다. 섭취한 탄수화물을 사용해서 당을 떨어뜨려 주는 것이 근육의 역할이기 때문입니다. 근육을 유지하려면, 양질의 단백질을 올바르게 섭취해야 합니다.

단백질은 신체의 뼈, 근육 등 몸 전체를 구성하는 중요한 성분입니다. 따라서 단백질이 부족하면 여러 가지 신체 기능에 문제가 발생할 수밖에 없습니다. 성인의 하루 단백질 섭취 권장량은 체중 1kg당 0.8~1.2g 정도인데, 2016년 기준으로 전체 성인의 약 20%(남성 15%, 여성 25%)에서 하루 단백질 섭취량이 권장량에 미치지 못한다는 결과가 있었습니다. 문제는 이렇게 단백질 섭취량이 부족한 상태로 점점 나이가 들게 되면, 화장실 가기, 목욕하기 등 가장 기본적인 일상 생활 수행 능력조차 떨어질 수 있다는 점입니다.

당뇨식단 2부, 영양소 섭취 가이드

'ADL(Activities of Daily Living)'이라는 65세 이상 노인의 일상생활 활동 능력을 평가하는 지표가 있습니다. ADL은 근육 건강과도 매우 밀접한 관련이 있습니다. 즉 근육 건강을 제대로 챙기지 못하면 노년에 기본적인 일상생활조차 힘들어질 수 있다는 의미입니다.

노화와 당뇨병으로 인한 근감소증 악화

우리의 근육량은 20대에 최고치에 도달한 뒤, 30세 이후부터 매년 0.5~1%씩 서서히 감소합니다. 이러한 근육 소실을 '사르코페니아(sarcopenia)', 즉 근감소증이라고 합니다. 60세 이후에는 근육량이 약 30% 줄고, 80세 이상에서는 절반 이상이 소실되기도 합니다. 따라서 당뇨병이 없는 건강한 20대 성인이라 하더라도 단백질 섭취와 운동을 통해 근육량을 유지하려는 노력이 반드시 필요합니다.

실제로 많은 사람들이 같은 운동을 하더라도 20대에 비해 40대 때 효과가 떨어지는 것을 느낄 겁니다. 심지어 60대 이상이 되면 아무리 근력 운동을 열심히 해도 근육이 잘 생기지 않는다고 생각하는 경우도 많을 겁니다. 이것이 '근감소증'이라는 자연스러운 노화 과정입니다. 따라서 근육이 잘 생기는 20대부터 운동을 시작하는 것이 가장 좋고, 이미 20대를 지났더라도 더 이상의 근 소실을 막기 위해 운동은 반드시 필요합니다.

이렇게 질병 없이 자연 노화만으로도 근육이 줄어드는데, 당뇨병까지 있다면 근육 감소는 더 심해질 수밖에 없습니다. 당뇨병환자는 인슐린 저항성 때문에 사용되지 못한 당이 혈관 속을 계속 맴돌게 됩니다. 이로 인해 췌장은 인슐린을 더 많이 분비하게 되고, 남는 당들은 결국 내장 지방으로 저장됩니다.

뿐만 아니라 당뇨병환자는 에너지 대사가 일반인보다 원활하지 못하고, 혈관 건강도 좋지 못한 경우가 많습니다. 그렇기 때문에 근육의 생성 또한 상대적으로 더딥니다. 이미 내장 지방이 쌓이고 근육 생성이 지연되는데, 이 상태로 나이가 들면 근육 감소가 더 심해질 수밖에 없습니다. 그러므로 당뇨병환자는 다른 사람들보다 단백질 섭취와 근육 유지에 더 큰 관심을 가져야 합니다.

단백질의 종류와 최고 품질의 단백질

단백질은 탄수화물에 비해 혈당을 직접적으로 많이 올리지는 않지만, 적절한 종류와 알맞은 양을 섭취하는 것이 핵심입니다. 단백질의 종류는 동물성과 식물성 2가지로 나뉩니다. 소고기, 돼지고기, 치즈, 우유 등에 들어 있는 것이 동물성 단백질이고, 콩이나 곡류에 들어 있는 것이 식물성 단백질입니다. 동물성 단백질은 식물성 단백질에 비해 포화지방이 많다는 단점이 있으나, 상대적으로 필수 아미노산 함유량이 더 풍부합니다. 그러므로 어느 하나에 치우치기보다는 2가지 단백질을 균형 있게 섭취하는 것이 이상적입니다.

그런데 단백질 식품을 고를 때 단순히 동물성인지 식물성인지만 확인하는 것으로는 부족합니다. 왜냐하면 단백질 식품마다 필수 아미노산의 구성과 함량이 매우 다르기 때문입니다. 아미노산은 단백질 구성의 기본 단위이며, 이 중 필수 아미노산은 몸에서 자체적으로 합성이 불가능합니다. 그렇기 때문에 반드시 외부에서 음식으로 섭취해야만 합니다.

필수 아미노산은 총 9가지 종류가 있는데, 이 9가지가 고르게 갖춰져 있어야 우리 몸에서 단백질 합성이 가능합니다. 만일 하나라도 부족하면 단백질을 합성할 수 없습니다. 예를 들어 어떤 식품에 1번부터 9번까지 총 9가지 아미노산이 모두 들어 있는데, 이 중 5번 아미노산만 양이 적다면, 전체 단백질의 합성은 가장 적은 양을 가진 5번 아미노산에 의해 결정됩니다.

이렇게 단백질 합성을 방해하는 가장 부족한 아미노산을 '제한 아미노산'이라고 부르며, 식품마다 제한 아미노산은 다릅니다. 따라서 한 가지 식품만으로 모든 9가지 필수 아미노산을 충분히 채우기는 어려우며, 다양한 식품을 통해 단백질들을 골고루 섭취해야 합니다.

그런데 단백질 식품 중에서도 필수 아미노산 9가지가 최대한의 양으로 골고루 균형 있게 들어 있어, 체내 단백질 합성을 가장 원활하게 도와주는 식품이 있습니다. 우리는 이런 식품을 가리켜 '단백질의 품질이 높다'라고 표현합니다.

세계보건기구(WHO)에서는 이를 평가하기 위해 '단백질 소화율 교정 아미노산 점수(PDCAAS, Protein Digestibility Corrected Amino Acid Score)'

라는 기준을 사용합니다. 이 점수는 해당 식품에 들어 있는 단백질의 필수 아미노산 함량, 단백질이 소화되는 정도, 흡수율까지 종합적으로 고려해 산출됩니다. 쉽게 말해, 그 식품에 들어 있는 단백질이 우리 몸에서 얼마나 효율적으로 사용될 수 있는지를 나타내는 척도입니다.

최고 점수가 1점이며, 이는 해당 식품의 단백질을 1단위 섭취했을 때, 인체에 필요한 필수 아미노산을 100% 제공한다는 것을 의미합니다. 간단히 말하자면, 이 식품만을 계속 섭취해도 인체에서 필요한 필수 아미노산을 모두 충족할 수 있다는 뜻입니다.

[자료 3-5]를 보면, 동물성 단백질 중에서 1점인 식품에는 우유 단백질인 카제인(casein), 유청(whey), 계란 흰자가 있습니다. 소고기도 0.92점으로 매우 좋은 품질의 단백질에 속합니다.

식물성 단백질 중에서는 대두(콩) 단백질이 1점, 검정콩이 0.75점, 쌀은 0.5점입니다. 평소에 좋은 품질의 단백질을 잘 섭취할 수 있도록, PDCAAS 점수가 0.7~1.0점 사이에 있는 카제인, 유청, 달걀 흰자, 대두, 쇠고기, 병아리콩, 검정콩 등을 잘 기억해두는 것이 좋습니다. 고품질 단백질을 꾸준히 섭취하면 우리의 근육 건강 유지에 많은 도움이 될 것입니다.

결론적으로 당뇨병환자에게 단백질의 섭취는 필수적이며, 나이가 들수록 더더욱 신경 써야 하는 중요한 요소입니다. 단순히 양만 챙기는 것이 아니라, 좋은 품질의 단백질을 잘 섭취할 수 있도록 PDCAAS점수를 참고해 식품을 고르는 습관을 들여봅시다.

[자료 3-5] 단백질의 PDCAAS 값

1.00	카제인, 달걀 흰자, 대두 단백질, 유청(우유 단백질)
0.99	마이코프로틴
0.92	소고기
0.87	사차인치 파우더
0.78	병아리콩
0.76	열매
0.75	검정콩
0.73	채소
0.70	초록 완두콩
0.64	노란 완두콩
0.59	곡물과 파생물
0.52	땅콩
0.50	쌀
0.42	밀가루
0.25	밀 글루텐(식품)

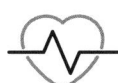

실제 단백질을 얼마나 먹어야 할까요?

당뇨병환자에게 있어 단백질은 근육 유지를 위해 필수적으로 챙겨야 하는 매우 중요한 영양소입니다. 단백질의 양에 따른 식품의 양을 알아보고, 자신에게 꼭 필요한 적정량을 꼭 섭취하도록 노력해야 합니다.

당뇨병환자의 단백질 필요량은 일반적으로 당뇨병이 없는 성인의 권장량과 크게 다르지 않습니다. 다만 개개인의 체중, 당뇨병 조절 상태, 콩팥 기능 등을 고려해 세부적으로 조정할 필요가 있습니다.

아직 당뇨병성 콩팥병증이 발생하지 않은 당뇨병환자라면 단백질 권장량은 체중 1kg당 단백질 0.8~1.2g입니다. 또는 하루 총 섭취 칼로리의 15~20% 정도를 단백질로 구성하는 방법도 자주 사용됩니다. 예를 들어 체중이 60kg인 성인이라면 대략 48~60g 정도가 적정량입니다. 하지만 당뇨병성 콩팥병증이 진행중이라면, 특히 3기 이상 단계에서는 단백질을 과잉 섭취하면 저하된 콩팥 기능에 부담을 줄 수 있습니다. 이 경우에는 체중 1kg당 0.6~0.8g 이하로 단백질량을 제한해야 합니다. 하지만 그 이상으로 지나치게 단백질을 제한하면 오히려 영양 불균형 및 근손실로 이어질 수 있으므로 주의해야 합니다.

앞서 말한 특수한 상황이 아니라면, 나이가 들수록 근육 소실을 방지하기 위해 단백질 권장량은 증가합니다. 특히 60대 이상에서 근감소증(sarcopenia)이 있는 경우, 체중 1kg당 1.2~1.5g으로 더 많은 양을 섭취하도록 권장합니다. 40대 성인이 몸무게 60kg이라면 약 60g의 단백질이 필요하고, 근감소증이 있는 60대 성인이 몸무게 60kg인 경우에는 단백질량을 약 72g으로 늘려 더 많이 섭취하는 것이 바람직합니다. 그렇지만 이때, 운동을 제대로 하지 않고 단백질 섭취량만 늘리면 오히려 칼로리 과다로 체지방만 증가할 수 있습니다. 근력 운동을 포함한 적절한 운동을 꾸준히 하는 것은 필수입니다.

단백질의 양에 따른 식품의 양

단백질의 양에 따른 식품의 양은 얼마나 될까요? 단백질의 그램(g) 수는 음식 자체의 무게가 아니라, 음식 안에 함유된 단백질의 양(g)을 의미합니다. [자료 3-6]을 보면 계란 1개에는 단백질 약 6g, 고기, 생선, 오징어 등은 100g당 약 단백질 20g이 들어 있습니다.

고기나 생선 100g의 양은 얼마나 될까요? 100g은 평균적으로 성

[자료 3-6] 주요 식품의 단백질 함량 비교표

식품	단위	단백질 함량
유청단백	100g	80~87g
우유	100g	3.5g
두부	100g	8g
완두콩	100g	5g
대두	100g	30g
견과류	50g	10g
계란	55g(1개)	6g
닭가슴살	100g	22g
오리고기	100g	18g
소고기(안심)	100g	20g
돼지고기(목살)	100g	20g
오징어	100g	18g
참치(캔)	100g	26g
고등어	100g	19g
갈치	100g	18g
조개	100g	25g

인 여성의 손바닥 크기를 떠올리면 됩니다. 손가락을 제외한 손바닥 크기(7×7cm)에, 두께는 1cm 정도입니다. 이 정도 크기의 닭, 소, 오리, 돼지고기, 연어, 오징어, 갈치, 고등어, 조개류에는 단백질이 20g 정도 들어 있습니다. 이 정도 양을 하루 3번 섭취하면, 하루에 필요한 단백질 권장량을 충분히 채울 수 있습니다.

근육 형성과 체중 감량을 위한 단백질 섭취량

만약 운동을 통한 근육 형성과 체중 감량까지 목표로 하고 있다면 필요한 단백질 섭취량은 조금 달라집니다. 운동중에는 단백질이 충분히 공급되어야 근육의 회복과 재형성이 적절히 이루어집니다. 체중 감량을

근육을 지키는
단백질 섭취법

이유로 식단을 너무 과하게 제한하면 오히려 근육 손실이 나타날 수 있으므로, 적절한 칼로리와 단백질을 챙기는 것은 필수입니다. 이때 운동의 숙련도와 강도에 따라 단백질 섭취량을 조절해야 합니다.

만약 초보자가 하루 30분, 주 3회 정도로 가볍게 저강도 운동을 시작했다면, 한 번 운동 시 에너지 소비량이 100~300kcal 정도로 크지 않습니다. 이 경우에는 일반적인 식사와 기본적인 양의 단백질 섭취만으로도 충분합니다. 그런데 운동의 숙련도가 늘고 강도가 점점 세져서, 하루에 1시간씩 중강도 운동을 한다면, 운동 직전이나 직후에 단백질을 추가로 섭취하는 것이 좋습니다. 이때 필요한 추가 단백질량은 체중 1kg당 0.25~0.55g 정도입니다. 단백질 절대량으로는 20~40g 정도로, 간단히 말해서 운동이 끝난 직후 닭가슴살 1~2팩 정도를 먹어주면 됩니다.

만약 운동의 강도가 높아져 고강도 운동을 하루 2~3시간씩 한다면, 하루 총 단백질 권장량이 체중 1kg당 1.2~2.0g까지 크게 증가합니다. 이때는 운동 전 후 단백질 섭취를 추가해야 할 뿐만 아니라 전체 식사의 단백질량도 많이 늘려주어야 합니다. 이렇게 운동의 숙련도와 강도에 따라 단백질 섭취량을 점진적으로 늘려주면, 적절한 근육 형성뿐만 아니라 기초대사량 증가, 내장 지방의 감량에도 좋은 효과를 기대해볼 수 있습니다.

하지만 주의해야 할 점도 있습니다. 하루에 30분 정도씩 유산소 운동, 가벼운 근력 운동 정도만 하는 경우에는 단백질량과 총 칼로리를 불필요하게 늘리면 안 됩니다. 단백질 섭취를 늘려야 하는 시점은, 유산소 운동 1시간, 근력 운동 30분~1시간씩 매일 실천할 수 있을 때입니다. 이전보다 운동을 조금 더 했다는 보상 심리에 단백질 섭취량을 초반부터 늘리면, 고스란히 잉여 칼로리로 전환되어 지방 세포가 증가합니다. 따라서 단백질 섭취를 늘려야 할 시기는 '운동을 시작한 직후'가 아니라 '꾸준히 고강도 운동을 매일 1~2시간 이상 할 수 있을 때'라는 점을 명심해야 합니다.

결론적으로 단백질 필요량은 특별한 질병 상태가 아니라면 나이가 들어감에 따라 서서히 증가합니다. 이는 근육량 유지를 위해서인데, 이때 무작정 섭취량만 늘릴 것이 아니라 그에 맞는 운동도 병행해야 합니다. 그리고 단백질량은 식품의 양이 아니라 해당 식품에 포함된 단백질의 양이므로, 나에게 필요한 섭취량을 잘 계산해서 먹어야 합니다. 또 운동을 하면 필요한 단백질량이 점점 증가하므로, 운동의 유지 시간과 강도에 따라 필요량을 조절하면 되겠습니다.

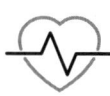
어떤 지방을 선택해야 할까요?
지방에도 좋은 것, 나쁜 것이 있나요?

모든 만성 질환의 악화 요소인 영양소를 한 가지만 꼽으라면, 그것은 바로 지방일 것입니다. 많은 음식에 포함되어 있고, 많으면 많을수록 맛있는 지방. 하지만 지방 또한 필수 영양소이므로 무작정 끊어서는 안 됩니다.

외래 당뇨병환자분 중에 '지방은 안 먹을수록 좋잖아'라면서 무조건 지방을 제한하는 경우가 있습니다. 또 반대로, '탄수화물만 조심하면 되는 거 아니야?'라면서 지방은 전혀 제한하지 않는 환자들도 있습니다. 2가지 경우 모두 문제가 됩니다.

　당뇨병환자가 체중 감량을 위해 식이 조절을 하더라도, 지방 섭취를 완전히 끊어서는 안 됩니다. 우리 몸에는 필수 지방산이 꼭 필요하며, 지용성 비타민(A, D, E, K) 흡수와 호르몬 합성 등 필수적인 대사 과정에 지방이 관여하기 때문입니다. 그러므로 지방은 무조건 피하는 것보다, 어떤 종류를 얼마나 섭취하느냐가 중요합니다.

지방은 불포화지방산, 포화지방산, 트랜스지방, 3가지 종류로 나 눕니다. 이 중 자연 상태에서 얻을 수 있는 것은 포화지방산과 불포화지방산, 2가지입니다. 트랜스지방은 대부분 가공 식품 제조 과정에서 인위적으로 생성된 지방입니다.

포화지방산의 개념

포화지방산은 주로 돼지고기, 소고기, 양고기 등 육류의 기름 부분이나 버터 등에 많이 들어 있습니다. 이러한 동물성 지방을 많이 섭취하면 체내 혈관벽에 기름이 쌓이면서 동맥경화가 발생하고, 심장이나 뇌로 가는 혈관이 막힐 위험도 커집니다. 또한 포화지방산은 우리 몸에서 총 콜레스테롤과 나쁜 콜레스테롤(LDL 콜레스테롤)의 수치를 높이는 주된 원인으로 알려져 있습니다. 이로 인해 이상지질혈증, 협심증, 뇌졸중 등 다양한 합병증의 위험도 증가합니다.

불포화지방산의 개념

반면 불포화지방산은 일반적으로 건강에 이로운 지방으로 알려져 있습니다. 그 이유는 나쁜 콜레스테롤(LDL 콜레스테롤)이 증가하는 것을 막아주어 심혈관 질환 예방에 도움이 되기 때문입니다. 불포화지방산은 체내에서 자체적으로 합성되지 않기 때문에, 반드시 외부 식품을 통해 필수적으로 따로 섭취해주어야 합니다. 그래서 '필수 지방산'이라고 부릅니다.

불포화지방산은 다시 2가지 종류로 나뉩니다. 단일불포화지방산(MUFA, Monounsaturated Fatty Acids)과 고도불포화지방산(PUFA, Polyunsaturated Fatty Acids)입니다. 단일불포화지방산(MUFA)은 나쁜 콜레스테롤(LDL 콜레스테롤)을 낮추고, 좋은 콜레스테롤(HDL 콜레스테롤)은 높이는 긍정적인 효과가 있습니다. 올리브유, 아보카도유 등 식물성 기름과 땅콩, 아몬드 같은 견과류에 많습니다.

고도불포화지방산(PUFA)은 다시 오메가-3 지방산과 오메가-6 지방산으로 구분됩니다. 오메가-3 지방산은 중성 지방 수치를 낮추고, 심혈관계 건강에 긍정적인 효과를 줍니다. 연어, 고등어, 청어 같은 등푸른 생선과 들기름, 호두, 아마씨 등에 풍부하게 함유되어 있습니다. 오메가-6 지방산은 적정량 섭취는 필수적이지만, 과잉 섭취 시에는 염증 반응을 일으킬 수 있습니다. 주요 식품으로는 해바라기유, 옥수수유, 콩기름 등이 있습니다. 이처럼 같은 불포화지방산 안에서도 어떤 종류의 지방을 선택하는지에 따라 건강에 미치는 영향이 크게 달라집니다.

따라서 불포화지방산 중에서도 오메가-3 섭취를 꾸준히 늘리고, 오메가-6는 과하지 않도록 균형을 맞추는 것이 중요합니다. 또한 당뇨병환자는 혈관 건강이 취약할 수 있으므로, 건강한 불포화지방산의 종류를 의식적으로 선택하는 습관이 큰 도움이 될 것입니다.

트랜스지방의 개념

마지막으로 살펴볼 것은 트랜스지방입니다. 트랜스지방은 불포화지방산의 한 종류입니다. 원래 불포화지방산은 액체 형태이기 때문에 보관이 어렵고, 쉽게 산패되는 단점이 있습니다. 이런 단점을 보완하기 위

좋은 지방과 나쁜 지방의 구분과 섭취법

해 불포화지방에 수소를 첨가해 인위적으로 고체화시킨 것이 바로 트랜스지방입니다. 대표적인 예로 마가린, 쇼트닝 같은 경화유가 여기에 해당됩니다. 이러한 경화유 형태는 값이 저렴하고, 유통기한도 길고, 음식을 고소하고 바삭하게 만들어줍니다. 그러다 보니 과자, 빵, 튀김 등의 가공 식품에 널리 사용되어 왔습니다.

그러나 트랜스지방은 건강에 매우 해로운 지방입니다. 구조적으로 포화지방과 비슷하고, 성질도 유사하기 때문에 나쁜 콜레스테롤(LDL 콜레스테롤 수치)을 상승시키고, 혈관벽에 지방이 쌓이게 만듭니다. 그것만으로도 해로운데, 심지어 혈관에 붙어 있는 기름 찌꺼기를 청소해 간으로 데려가는 '청소부 콜레스테롤'인 HDL 콜레스테롤까지 감소시켜버립니다. 이렇게 트랜스지방은 당뇨병환자뿐만 아니라 모든 사람에게 해로운 최악의 지방임을 꼭 기억해야 합니다.

정리하면, 포화지방은 혈관벽에 콜레스테롤이 쌓이게 하고, 트랜스지방은 콜레스테롤이 쌓이게 하면서 그것을 치우는 것까지 방해합니다. 그래서 혈관벽에는 더 많은 콜레스테롤, 기름, 찌꺼기들이 남게 되고, 그 주위로 만성 염증이 반복되면서 동맥경화까지 빠르게 진행시킵니다. 만약 이러한 동맥경화가 심혈관에서 생기면 협심증이나 심근경색이 되고, 뇌혈관에서 발생하면 뇌경색으로 이어질 수 있습니다. 그런데 더 무서운 점은, 이렇게 치명적인 심뇌혈관 질환은 발병하기 전까지는 별다른 증상이 없다는 점입니다. 그래서 흔히 트랜스지방을 '조용한 암살자'라고 부르고, 심각한 문제가 발생하기 전에 예방하는 수밖에 없습니다.

　결론적으로 지방은 우리 몸의 필수 영양소 3가지 중 하나로, 완전히 끊을 수는 없습니다. 핵심은 '어떤 지방을 얼마나 잘 먹느냐'입니다. 특히 지방 중에서는 불포화지방산이 더 좋고, 그중에서도 단일불포화지방산과 고도불포화지방산, 그리고 그 안에 포함된 오메가-3는 적극적으로 섭취하는 것이 좋습니다. 반대로 포화지방산, 트랜스지방은 줄이면 줄일수록 좋습니다. 이렇게 올바른 지방 섭취를 실천하는 습관은 당뇨병은 물론 혈관 건강, 동맥경화, 심혈관 질환까지 예방하고 장기적으로 관리하는 데 큰 도움이 될 것입니다.

[자료 3-7] 지방의 종류와 주요 특징

지방 종류	대표 식품	주요 특징 및 영향
포화지방산 (Saturated Fat, SFA)	- 소고기, 돼지고기, 양고기 등의 비계, 마블링 - 버터, 팜유, 코코넛유 등	- LDL 콜레스테롤(나쁜 콜레스테롤) 수치 상승 - 과다 섭취 시 동맥경화, 심혈관 질환 위험 증가 - 하루 총 칼로리의 7~10% 이하로 제한 권장
단일불포화 지방산 (Monounsaturated Fat, MUFA)	- 올리브유, 카놀라유 - 아보카도, 땅콩, 아몬드, 아몬드유, 땅콩버터 등	- LDL 콜레스테롤 감소, HDL(좋은 콜레스테롤) 유지/증가 - 혈액 지질 개선 및 심혈관 질환 예방에 도움 - 산화 안정성이 좋아 비교적 안전한 지방
오메가-3 지방산(고도 불포화, n-3 PUFA)	- 등푸른 생선: 연어, 고등어, 청어, 참치 등 - 식물성: 아마씨유, 들기름, 호두, 치아씨, 해조류 등	- 중성 지방(TG) 감소 - 항염증, 항혈전 효과 - 심혈관계 질환 예방 및 뇌기능 개선에 유익 - 체내에서 합성 불가 → 반드시 식품으로 섭취 필요
오메가-6 지방산(고도 불포화, n-6 PUFA)	- 해바라기유, 옥수수유, 콩기름, 참기름 등 - 견과류(땅콩, 아몬드 등), 씨앗류(해바라기씨, 호박씨 등)	- 우리 몸에 필수적이지만, 과잉 섭취 시 염증 반응이 증가됨 - 오메가-3와의 균형(n-6 : n-3 = 2~4 : 1)이 중요 - 서구식 식단에서는 오메가-6가 과다 섭취되는 경향이 있음
트랜스지방 (Trans Fat)	- 마가린, 쇼트닝 - 일부 튀긴 과자, 도넛, 크래커, 베이커리(패스트리) 등	- 가장 해로운 지방으로 꼽힘 - LDL 콜레스테롤 증가, HDL 콜레스테롤 감소 → 심혈관계 질환의 위험 크게 증가 - 가능하면 0g에 가깝게 섭취 제한 권장

실제 지방을 얼마나 먹어야 할까요?

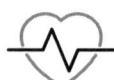

지방은 많은 음식에 들어 있기에 따로 챙기지 않아도 하루 권장량이 채워져 있을 것입니다. 지방은 '보충'보다는 '조절'해야 하는 영양소입니다. 어떤 지방을 골라서 어떤 비율로 먹는 것이 좋은지를 잘 알아둡시다.

당뇨병환자의 지방 권장량은 일반 성인과 크게 다르지 않습니다. 하루 총 권장 칼로리의 20~30% 이내로 유지하는 것이 좋습니다. 이 중 포화지방은 7~10% 이내로, 가능하면 7% 이하가 가장 이상적이며 트랜스지방은 가능한 한 피하는 것이 원칙입니다. 나머지 15~25%는 불포화지방산으로 섭취하면 됩니다. 이때 단일불포화지방산(MUFA)과 고도불포화지방산(PUFA)의 균형을 잘 맞춰야 합니다. 보통 단일불포화지방산(MUFA)을 고도불포화지방산(PUFA)보다 조금 더 많거나 비슷한 수준으로 섭취(예: MUFA: 10~15%, PUFA: 5~10%)하는 것이 좋습니다. 또한 고도불포화지방산(PUFA)은 [오메가-6 : 오메가-3 = 2 : 1 ~ 4 : 1] 비율로, 오메가-6를 좀더 많은 비율로 구성하는 것이 좋습니다.

그런데 사실 지방은 우리가 요리할 때 쓰는 올리브유, 참기름 등 각종 양념에 들어 있고, 소고기, 돼지고기 등 육류에도 자연스럽게 포함되어 있습니다. 그래서 굳이 지방을 따로 챙기지 않아도, 하루 세끼 식사와 간식만으로 대부분 하루 권장량을 채우게 됩니다. 그렇기 때문에 지방은 '보충'보다는 '조절'의 개념으로 접근하는 것이 중요합니다. 즉 요리할 때 쓰는 기름의 종류를 잘 선택하고, 좋지 않은 지방을 의식적으로 줄이는 것이 핵심입니다.

예를 들어 포화지방을 줄이고 불포화지방을 늘리기 위해서는 굽거나 튀긴 고기보다는 삶은 고기를, 삼겹살보다는 목살을, 등심보다는 안심을 먹는 것이 낫습니다. 그리고 고기보다 생선을 우선적으로 선택하는 것이 도움이 됩니다.

트랜스지방 줄이기

트랜스지방은 가능하면 피해야 합니다. 이에 대한 보다 구체적인 내용은 다음에 나오는 [자료 3-8]을 참고해보겠습니다.

이 표는 세계 보건 기구(WHO)에서 권고하는 트랜스지방의 1일 섭취 허용량입니다. 하루 섭취 열량의 1% 미만으로 제한할 것을 권고하는데, 이를 수치로 환산하면 남성은 2.8g 이하, 여성은 2.2g 이하

[자료 3-8] 트랜스지방 1일 섭취 허용량

1일 섭취 열량 1% 미만	
성인 남성	2.8g 이하
성인 여성	2.2g 이하
만 1~2세	1.1g 이하
만 3~5세	1.6g 이하

입니다. 물론 가장 이상적인 방법은 트랜스지방을 전혀 섭취하지 않는 것입니다. 하지만 현실적으로 어렵다면 이 용량 이하로만 섭취하고, 그 이상은 초과하지 말아야 합니다.

트랜스지방 섭취를 줄이기 위해서는 식품을 구매할 때 식품 뒷면 영양 성분표의 '트랜스지방 함량'을 확인하는 습관을 가져야 합니다. 하지만 여기에 조심해야 할 함정이 있습니다. 우리나라 식품의약품안전처의 기준에 따르면 소비자가 알기 쉽게 한다는 취지에서 '식품 섭취 1회 분량' 기준으로 트랜스지방이 0.5g 미만이면, '트랜스지방 0g'으로 표기할 수 있도록 허용했습니다. 게다가 0.2g 미만이면 '트랜스지방 무첨가' 혹은 '아예 들어 있지 않다'라고 강조해서 표기하는 것도 가능한 실정입니다. 즉 성분표에 0g이라고 써 있어도 실제로는 트랜스지방이 들어 있을 수 있다는 뜻입니다. 그렇기 때문에 식품 성분표만 맹신하기보다는, 애초에 트랜스지방이 들어 있을 법한 식품 자체를 피하는 것이 더 안전합니다.

대표적인 고위험 식품으로는 쇼트닝이나 마가린 같은 경화유를 사용한 패스트푸드나 가공 식품들입니다. 쇼트닝은 식용유와 같은 역할을 하는 고체 경화유로 기름을 많이 쓰는 중국 음식이나 치킨, 돈까스 등 튀긴 음식에 자주 사용하고 있습니다. 마가린도 버터 대신 빵에 흔히 들어갑니다. 따라서 장을 볼 때 마가린, 튀긴 과자, 빵 등의 가공 식품은 가급적 줄이고, 배달 음식도 튀기거나 볶은 것보다는 삶거나 오븐에 구운 것 등으로 바꾸는 것이 트랜스지방 섭취를 줄일 수 있는 방법입니다.

불포화지방의 섭취 비율과 3가지 실천 원칙

이렇게 일단 포화지방과 트랜스지방을 최대한 줄인 후에, 불포화지방의 섭취 비율에 대해 고민하면 됩니다. 일반적으로 [단일불포화지방(MUFA) : 고도불포화지방산(PUFA)]을 [1 : 1 ~ 2 : 1] 정도로 구성하고, 고도불포화지방산(PUFA) 내에서는 [오메가-6 : 오메가-3 = 2 : 1 ~ 4 : 1]로 유지하는 것이 이상적입니다. 하지만 현실적으로 튀김, 가공 식품, 패스트푸드가 많은 서구형 식단을 따를 경우 [오메가-6 : 오메가-3] 비율이 [10 : 1 ~ 20 : 1]까지 치솟게 됩니다. 오메가-6 섭취가 지나치게 많아지면 체내 염증 유발 위험이 커집니다. 그러므로 섭취 비율이 4 : 1을 넘지 않도록 오메가-3의 양을 늘리거나 오메가-6를 줄이는 노력이 필요합니다.

그렇지만 우리가 실제 생활에서 이 비율을 숫자상으로 정확히 맞추기는 매우 어렵습니다. 따라서 복잡한 계산보다는 기본 원칙 3가지를 기억하고 실천하면 됩니다. 우선 첫째, '단일불포화지방(MUFA) 섭취 늘리기'입니다. 요리할 때 다른 기름보다 올리브유, 아보카도유처럼 단일불포화지방산(MUFA)이 풍부한 기름을 우선적으로 사용해야 합니다. 그리고 땅콩, 아몬드 같은 견과류는 간식으로 하루 15~20g 정도(보통 작은 한 봉지) 소량 섭취하도록 합니다. 둘째, '오메가-3 음식 자주 먹기'입니다. 고등어, 꽁치, 청어 같은 등푸른 생선을 자주 식단에 포함시키고, 요리할 때는 들기름, 아마씨유를 쓰는 것이 좋습니다. 호두도 좋은 오메가-3 공급원입니다.

마지막으로 셋째는 '오메가-6 과잉 섭취 주의하기'입니다. 오메가-6는 옥수수유, 해바라기유, 콩기름(대두유), 참기름 등의 식물성 기름과 견과류 및 튀김, 패스트푸드, 과자, 마요네즈 등 가공 식품에 많이 포함되어 있습니다. 그러므로 가공 식품을 줄여야 하며, 가정에서 요리를 할 때도 해바라기유, 옥수수유의 사용을 줄이고, 들기름, 아마씨유로 대체하는 것이 바람직합니다.

결론적으로, 지방은 탄수화물이나 단백질처럼 양을 따로 맞춰서 챙겨야 하는 영양소가 아닙니다. 일상적인 음식 섭취 중에 거의 대부분이 충족이 되기 때문입니다. 그래서 핵심은 '얼마나 먹느냐'가 아니라 '어떤 지방을 고르느냐'입니다. 아무리 좋은 지방이라 해도 과도하게 섭취하면 칼로리 과잉이 되어 체중 증가, 혈당 악화, 지질 수치 이상을 초래할 수 있습니다. 항상 적절한 종류와 양을 지키는 것이 중요합니다.

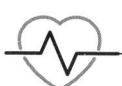
식품 교환표와 1교환단위가 왜 중요한가요?

식품 교환표는 당뇨병환자뿐만 아니라 체중 조절이 필요한 사람들에게도 유용한 도구입니다. 지루한 다이어트 식단에 다양성을 줄 수 있어 큰 도움이 됩니다. 식품 교환표와 1교환단위를 잘 기억해 활용합시다.

식품 교환표는 식품들을 영양소 구성이 비슷한 것들끼리 6가지 식품군으로 나누어 정리한 표입니다. 당뇨병환자나 체중 조절이 필요한 경우에 맞춤 식단을 구성할 수 있도록 돕기 위해 고안된 도구로, 실제 병원 영양 상담이나 영양 교육에서도 널리 활용되고 있습니다. 여기서 가장 핵심이 되는 개념이 '1교환단위'입니다. 이는 식품 교환표에서 정해진 표준화된 식품 분량을 말합니다.

서로 같은 1교환단위인 식품끼리는 영양소 함량이 거의 동일하기 때문에 서로 '대체(교환)'해서 식단을 구성할 수 있습니다. 예를 들어 곡류군에서 1교환단위라 함은 탄수화물 약 15g, 열량 70~80kcal

정도입니다. 밥 1/3공기(약 50g), 식빵 1/2장, 감자 작은 것 1개 등은 비슷한 탄수화물 섭취량을 지닌 동등 교환 식품으로 간주합니다.

다만 이러한 교환은 같은 식품군 내에서만 가능합니다. 식품군이 다르면 같은 1교환단위라도 열량과 영양소 구성이 다르기 때문입니다. 예를 들어 곡류군 1교환단위는 대략 70~80kcal이며 탄수화물은 약 15g 내외이고, 어육류군 1교환단위는 약 50kcal에 단백질이 8g 정도로 차이가 있습니다. 식품군별로 기준이 다르기 때문에, 같은 식품군 내에서만 교환이 가능하다는 점을 유념해야 합니다.

교환단위를 통한 다양성의 추구

교환단위라는 개념을 활용하면 당뇨병환자나 체중 관리가 필요한 사람에게 혈당과 칼로리 조절이 훨씬 수월해집니다. 그 이유는 하루에 필요한 총 교환단위 수만 정해두면, 그 안에서 자유롭게 식품을 바꿔가며 식단을 구성할 수 있기 때문입니다. 예를 들어 하루에 '곡류군 5교환단위'만큼 섭취할 계획이라면, 밥을 1/3공기씩 다섯 번 먹어도 되고, 중간에 밥을 감자나 식빵 등으로 대체해도 무방합니다. 이처럼 동일한 교환단위만 지키면 영양 성분은 거의 비슷하게 유지됩니다. 자유롭게 바꿔 먹을 수 있기 때문에 단조롭지 않고 식단의 다양성을 유지할 수 있다는 것이 큰 장점입니다.

또한 같은 교환단위 내에서 다른 음식으로 바꿔 먹어도 총 섭취 열량, 탄수화물, 단백질, 지방의 균형이 크게 어긋나지 않기 때문에 균형 잡힌 식단 유지와 다양한 식생활에 대한 만족도 모두를 높일 수 있습니다. 식품군별 주요 영양소 기준과 함께 각 식품군의 1교환단위에 해당하는 대표 식품들을 알아보겠습니다.

[자료 3-9] 각 식품군의 1교환단위에 해당하는 대표 식품들

식품군		1교환단위의 예	밥 1/3공기			열량 (kcal)
			당질	단백질	지방	
곡류군		밥 1/3공기, 감자(중) 1개, 식빵 1쪽, 삶은국수 1/2공기, 떡 3개	23	2		100
어육류군	저지방군	소, 돼지, 닭고기의 순살코기 40g (탁구공 크기), 흰살생선(소)1토막, 새우(중하) 3마리, 멸치(잔것) 1/4컵, 조갯살 1/3컵		8	2	50
	중지방군	계란(중) 1개, 두부 1/6모, 순두부 1컵, 햄 1쪽, 등푸른생선(소) 1토막		8	5	70
	고지방군	갈비 40g, 치즈 1.5장, 프랑크소시지 1과 1/3개		8	8	100
채소군		당근 70g(1/3토막), 시금치 70g(익혀서 1/3컵), 양송이버섯 60g, 오이 70g(1/3컵), 콩나물 70g(익혀서 2/5컵), 포기김치 70g, 무 70g, 김 2g(1장)	3	2		20
과일군		사과(중) 1/3개, 귤(중) 1개, 배(중) 1/4개, 바나나(중) 1/2개, 딸기(중) 10개	12			50

우유군	우유 200ml, 두유 200ml, 분유 5큰 술(25g)(맘마QT 한 스푼=2.6g)	11	6	6	125
지방군	땅콩 1큰술, 잣 1큰술, 마요네즈 1.5 작은술, 식용유/들기름/참기름 1작은술			5	45

곡류군의 개념

우선 곡류군은 주로 탄수화물을 공급하는 식품군으로, 1교환단위 당 약 15g 정도의 탄수화물이 들어 있습니다. 표에 정해진 분량대로 서로 자유롭게 교환해 섭취할 수 있습니다.

[자료 3-10] 곡류군 교환단위표

구분	1교환단위	에너지 / 영양소	예시 식품(1교환단위 분량)
곡류군	보통 탄수화물 15g 전후	대략 80~100kcal 탄수화물 15g, 단백질 2g 내외, 지방 0~1g	밥(백미): 1/3공기(약 50g) 현미밥: 1/3공기(약 55~60g) 식빵: 1/2장(약 25g) 감자(생, 껍질 제거 후): 100g (작은 것 1개) 고구마(생, 껍질 제거 후): 70~80g(중간 크기 1/2개) 국수(건면): 20~25g 옥수수(삶은 것, 알갱이만): 약 80g (옥수수 1/2개 분량)

어육류군의 개념

어육류군은 단백질 공급이 주 목적인 식품군으로, 지방 함량에 따라 저지방군, 중지방군, 고지방군으로 나뉩니다. 단백질 양은 대체로 일정하지만, 지방 함량에 따라 1교환단위의 열량이 50~80kcal로 차이가 납니다.

[자료 3-11] 어육류군 교환단위표

구분	1교환단위(g) (대략적인 중량)	에너지 / 주요 영양소	예시 식품(1교환단위 분량)
저지방 (1단위 30~ 40kcal)	조리 전 40~50g 내외 (생선·고기) (지방 함량 2g 이하 / 단백질 약 7g)	- 약 30~ 40kcal - 단백질 7g - 지방 1g 내외	- 흰살 생선(대구, 명태, 도미, 조기 등) 생것으로 40~50g - 오징어, 문어, 새우(살코기 부분) 40~50g - 닭가슴살(껍질 제거) 약 30g - 소고기 안심, 우둔살(껍질과 비계 제거) 약 25g - 두부(부침용) 약 50g(1/6모) - 계란 흰자 2개 정도(노른자 제외)
중지방 (1단위 50~ 60kcal)	조리 전 30~40g 내외 (생선·고기) (지방 함량 3g 내외 / 단백질 약 7g)	- 약 40~ 60kcal - 단백질 7g - 지방 3g 전후	- 달걀 1개(전체, 50~55g 내외) - 닭다리살(껍질 제거) 30~35g - 소고기 설도, 홍두깨 등 중간 정도 기름기 25~30g - 돼지고기 등심(기름 제거) 25~30g - 꽁치, 고등어, 갈치 같은 중지방 생선 약 30g

고지방
(1단위
70~
80kcal)
	조리 전
	20~30g 내외
	(생선·고기)
	(지방 함량 5g 내외
	/ 단백질 약 7g)
		약 60~
		80kcal
		단백질 7g
		지방 5g 전후
			- 삼겹살, 갈비, 닭껍질 포함 등
			  지방 많은 부위 20~25g
			- 장어, 곰장어 등 기름진 생선
			  20~25g
			- 베이컨, 햄(일부 고지방 가공육)
			  20~25g
			- 슬라이스 치즈 15~20g
			  (종류에 따라 차이 있음)

 채소군의 개념

채소군은 칼로리가 낮고, 혈당에 큰 부담을 주지 않는 식품군입니다. 따라서 하루 권장량(2~3교환단위) 이상을 섭취해도 무방합니다. 그러나 감자, 고구마, 옥수수 등 전분류 채소는 예외입니다. 전분류 채소는 탄수화물 함량이 높기 때문에, 곡류군에 포함되어 별도로 탄수화물 섭취량을 계산해야 합니다.

[자료 3-12] 채소군 교환단위표

구분	1교환단위	에너지 / 영양소	예시 식품 (1교환단위 분량)

채소군	주로 섬유질,
	비타민, 무기질
	공급
		- 약 20kcal
		- 탄수화물
		  3~5g
			- 잎채소(상추, 시금치 등): 생으로
			  70g 전후
			- 브로콜리, 양배추: 익힌 것 50g
			- 오이, 가지, 호박 등 부피 큰 채소
			  는 1회 분량이 비교적 많음

과일군의 개념

과일은 과당이 많아 혈당 상승에 영향을 줄 수 있으므로, 1교환단위를 50kcal로 맞추는 양 조절이 필요합니다. 특히 주스로 마실 경우 섬유질이 제거되고 당 흡수 속도는 빨라지기 때문에 혈당이 급격히 오를 수 있습니다. 가능하다면 과일은 가급적 통째로 섭취하는 것이 더 바람직합니다.

[자료 3-13] 과일군 교환단위표

구분	1교환단위	에너지/영양소	예시 식품(1교환단위 분량)
과일군	대략 탄수화물 12~15g	- 약 50kcal - 탄수화물 12~15g	- 사과: 1/4개(약 50~60g) - 배: 1/6개(약 60g) - 귤: 중간 크기 1개(약 100g) - 바나나: 1/2개(50~60g) - 포도: 10~12알(약 75g)

 우유군의 개념

우유군은 일반 우유인지, 저지방 우유인지에 따라 열량 차이가 큽니다. 이에 따라 지방 함량이 달라지기 때문에 같은 양을 마시더라도 칼로리 섭취량이 달라질 수 있습니다. 또 당뇨병환자는 가당 요거트나 가공 우유는 많이 섭취하지 않는 것이 좋습니다. 천연 유당 외에도 첨가당이 들어 있어 혈당을 빠르게 올릴 수 있기 때문입니다.

[자료 3-14] 우유군 교환단위표

구분	1교환단위	에너지/영양소	예시 식품(1교환단위 분량)
우유군	단백질 6~8g, 탄수화물 10~12g	약 90 ~125kcal (지방 함량에 따라 달라짐)	- 일반 우유(전지): 200ml(1컵) - 저지방·탈지 우유: 200ml - 플레인 요거트(일부 제품): 약 120~150g

지방군의 개념

마지막으로 지방군은 조리 시 사용되는 식물성 기름, 버터 등입니다. 지방은 1작은술(티스푼)만으로도 약 45kcal를 제공하므로, 소량만 사용해도 열량이 크게 올라갈 수 있습니다. 따라서 조리 시 사용량을 지나치게 늘리지 않도록 주의가 필요합니다.

이렇게 식품 교환단위의 개념과 활용법을 이해했다면, 이제는 실제로 하루 총 교환단위를 어떻게 배정할지 살펴봐야 합니다. 예를 들어 본인의 하루 총 필요 칼로리가 1700kcal라면, 곡류군 7~8단

[자료 3-15] 지방군 교환단위표

구분	1교환단위	에너지/영양소	예시 식품(1교환단위 분량)
지방군	지방 5g	약 45kcal	- 식용유(올리브유, 들기름, 카놀라유 등): 1작은술(약 5g) - 버터: 5g(얇게 슬라이스 1조각) - 마요네즈: 약 1/2큰술(7~8g)

위, 어육류군 5~8단위, 채소군 5단위, 과일군 2단위, 우유군 1단위, 지방군 3단위로 배분할 수 있습니다. 이때 체중 감량이 목적이라면 앞 질문에서 설명한 총 칼로리 계산법을 활용해 하루에 필요한 에너지 섭취량을 먼저 산정한 뒤, 그에 맞는 교환단위를 다시 배정하면 됩니다.

다만 여기서 주의할 점이 있습니다. 음식을 조리할 때 사용되는 기름, 설탕, 소금 등의 부재료로 인해서도 총 열량이 크게 달라질 수 있다는 것입니다. 특히 튀기거나 양념이 강한 음식은 예상보다 열량 증가가 크므로 가능하다면 본연의 음식 맛을 살리는 단순한 조리법을 사용하는 것이 바람직합니다.

식품 교환표와 교환단위 원칙을 잘 활용하면 당뇨병환자의 혈당, 체중 관리에 효과적이고, 일반인에게도 건강한 식생활을 계획하는 유용한 도구가 될 수 있습니다. 특히 다양한 식생활로 먹는 즐거움을 유지하면서도 체계적인 식습관 조절이 가능하므로 실제 식단 관리에 유용하게 사용해보면 좋을 것입니다.

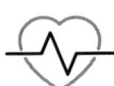

실제 1 교환단위를 활용한 한 끼 밥상 차리기

실제 교환단위를 활용해 한 끼 밥상을 차리는 것을 습관화해봅시다. 처음에는 좀 귀찮아도, 교환단위에 맞춰 식사를 차리는 것에 익숙해지면 어느새 조금씩 달라져 있는 나의 몸을 발견할 수 있을 것입니다.

당뇨병환자에게 식단 관리는 약물 치료 못지않게 중요합니다. 그중에서도 교환식사요법은 각 식품군을 일정한 '교환단위'로 구분해 균형 잡힌 식단을 구성하도록 돕는 체계적인 방법입니다. 처음에는 계산이 번거로워 보이지만, 한 번 익숙해지면 외식이나 가정식에서도 손쉽게 응용할 수 있습니다. 식품군별 에너지와 영양 비율을 이해하면, 혈당 조절뿐 아니라 체중 관리와 영양 불균형 예방에도 큰 도움이 됩니다. 나아가 이 방법은 식습관을 수치화하고 시각화함으로써 막연한 식단 조절을 구체적이고 실천 가능한 계획으로 바꾸어준다는 점에서도 큰 의미가 있습니다.

한 끼 식단의 기본 구성 원칙

당뇨병 교환식사요법에서 제시하는 1교환단위 표를 활용하면, 당뇨병환자들이 한 끼 식단을 다양하게 구성할 때 큰 도움이 됩니다. 물론 개인의 키, 체중, 활동량, 혈당 조절 상태 등에 따라 필요한 총 섭취 권장 열량이 달라지므로, 총 교환단위도 달라집니다. 때문에 앞서 설명했던 본인의 하루 총 권장 섭취 열량을 계산한 실제 예시를 보겠습니다.

하루 권장 섭취 열량이 1700kcal인 성인의 경우를 가정해보겠습니다. 한 끼는 550kcal 정도에 맞추는 것이 적절하며, 이 중에서 곡류군(탄수화물)은 2.5교환단위를 배정할 수 있습니다. 현미밥 2.5교환단위는 약 140g 정도이며 밥 4/5공기 정도입니다. 이때 같은 교환단위에 있는 식품들 중에서도 되도록 당 지수(GI)가 낮은 식품을 고르는 것이 좋습니다. 다만 당 지수(GI)가 낮은 음식이라고 맘껏 먹어도 되는 것은 아닙니다. 1교환단위 기준에 해당되는 용량을 정확히 지켜야 제한된 칼로리를 넘기지 않습니다.

식품군별 교환단위와 선택 기준

어육류군(단백질)은 2~3교환단위를 배정할 수 있습니다. 이때 고지방군인 삼겹살, 갈비, 장어 등보다 저지방군인 닭가슴살, 두부, 흰살 생선 등을 선택하는 것이 칼로리와 지방량을 줄이면서도, 식품의 양은 늘려서 포만감을 채워줄 수 있습니다. 그러므로 양질의 단백질인 익힌 닭가슴살 80~100g, 두부 150g, 흰살 생선 100~150g 중 하나를 고르면 됩니다. 또 조리할 때는 양념을 최소화하고, 식용유 1작은술 정도만 사용해 후라이팬이나 오븐에 굽는 것이 좋습니다. 기름에 튀기거나 진한 양념을 사용하는 조리는 열량이 급격히 올라갈 수 있으므로 피해야 합니다.

채소군은 2~3교환단위로 구성합니다. 일반적으로 잎채소나 수분 함량이 높은 채소는 약 150~200g 전후, 당 함량이 좀더 높은 뿌리 채소는 100~150g 정도입니다. 예를 들어 상추, 오이, 양배추 샐러드를 150~200g 정도 먹거나, 나물 반찬으로 100~150g 정도를 먹으면 됩니다.

이때 양념은 달콤한 드레싱보다는 간장, 식초, 아주 소량의 참기름 등을 활용해 간단하게 무쳐 먹어야 합니다. 채소는 혈당의 급격한 상승을 막아줄 뿐만 아니라 식이섬유도 풍부하게 공급하므로, 매 끼니마다 조금 넉넉히 섭취해도 무방합니다.

지방군은 1교환단위를 배정합니다. 대표적으로 포도씨유, 올리브유 등 식용유 1작은술(5g) 정도입니다. 지방군은 사실 어육류군의 재료인 고기, 생선에 포함된 지방층에도 들어 있고, 이를 요리하는 과정에서 사용된 양념과 기름만으로도 자연스럽게 채워집니다.

마지막으로 과일군도 1교환단위를 배정합니다. 대략 50kcal로, 사과 반 개, 배 1/3개, 귤 2개, 딸기 6~8개 중 하나를 선택해 섭취하

[자료 3-16] 한 끼 식사의 교환단위 예시

품군	예시 식품	교환단위	분량(예시)	비고(조리법/주의사항 등)
곡류군 (탄수화물)	현미밥	2.5 (250kcal)	약 140g (밥공기 4/5 정도)	- 흰쌀밥보다 잡곡밥(현미, 보리 등)을 권장 - 당 지수가 낮은 것들이 혈당 관리에 유리
어육류군 (단백질)	닭가슴살 구이	2~3 (150kcal)	약 80~150g	- 기름기 적은 부위를 선택 - 양념(소금, 간장 등)은 최소화
채소군	상추, 오이, 양배추 샐러드	2~3 (40kcal)	약 100~200g	- 잎채소, 수분 함량 높은 채소를 중심으로 충분히 섭취 - 드레싱 대신 간장, 식초, 약간의 참기름 등 활용
지방군	식용유 (올리브유 등)	1(45kcal)	1작은술 (약 5g)	- 기본 어육류군의 지방층에 포함 - 어육류군, 채소군의 조리 시 사용 - 조리 시 사용하지 않았다면, 견과류(아몬드, 호두 등) 한 줌 섭취 가능 (3~5알)
과일군	사과	1(50kcal)	약 100g (반 개 정도)	- 1회 섭취량을 1교환단위 (50kcal) 범위 내에서 조절 - 귤, 배, 딸기 등으로 대체 시에도 1교환단위 분량 준수
선택	국/찌개 (맑은 국 등)	-	소량 (건더기 위주)	- 나트륨, 기름기, 당 함량이 많은 국물은 피하고, 최대한 싱겁게 조리 - 선택적으로 섭취(필수 아님)
	합계	550kcal 내외		개인별 필요 열량에 따라 교환단위 증감 가능

면 됩니다. 과일은 천연 당분인 과당과 포도당이 포함된 탄수화물 식품입니다. 따라서 과다 섭취 시 혈당을 빠르게 올릴 수 있으므로 꼭 1교환단위 기준량을 지켜야 합니다. 특히 '과일은 건강하다'면서 마음껏 먹는 경우가 있는데, 과일 역시 모두 당분이기 때문에 당뇨병환자는 정해진 섭취량을 정확히 지켜야 합니다.

만약 국, 찌개를 꼭 곁들여야 한다면, 소금이나 기름을 거의 넣지 않고 끓인 맑은 국이나 채소 위주의 국이 적절합니다. 섭취 시에도 국물보다는 야채, 건더기 위주로 먹어야 불필요한 나트륨과 칼로리 섭취를 줄일 수 있습니다. 특히 '과일은 건강하다'면서 마음껏 먹는 경우가 있지만, 과일 역시 모두 당분이기 때문에 당뇨병환자는 정해진 섭취량을 정확히 지켜야 합니다.

지금까지 살펴본 이 식단은 총 550kcal의 한 끼 식사에 해당됩니다. 이것을 기준으로 잡고 본인의 한 끼 필요 열량이 더 많다면 곡류군, 어육류군, 채소군을 교환단위에 맞춰 추가하고, 반대로 필요 열량이 더 적은 경우에는 각 식품군에서 일부 교환단위를 줄이는 방식으로 조절해보면 됩니다.

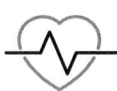

식품을 손질하거나 요리할 때 주의할 점은 무엇인가요?

식품을 고른 후에는 손질하고 조리해야 합니다. 당뇨병환자는 식품의 손질과 조리에도 상당히 주의를 기울여야 합니다. 식품의 조리법만 적절히 바꿔도, 나의 혈당에 큰 영향을 줄 수 있다는 것을 기억합시다.

당뇨병환자의 식사 관리를 위해서는 어떤 식품을 고르는지도 중요하지만, 그 못지않게 어떻게 손질하고 조리하는지 역시 매우 중요합니다. 재료는 신선 제품을 고르고, 재료 본연의 맛을 살리는 건강한 방법으로 조리해야 합니다. 특히 같은 재료라도 조리 방법에 따라 혈당 반응이 크게 달라질 수 있으므로, 일상적인 요리 습관을 점검하고 개선하는 것이 중요합니다.

매일 반복되는 식재료 손질과 요리 과정에서 혈당에 영향을 줄 수 있는 요소들이 많기 때문에 식품을 손질하거나 요리할 때 유의해야 할 점들을 자세히 정리해보겠습니다.

채소, 과일의 손질과 고기 손질법

첫째, 식품 손질 시 주의 사항입니다. 우선 기본적으로 신선한 야채, 과일, 생선을 고르고, 가능하다면 제철 식품을 우선적으로 활용하는 것이 가장 좋습니다. 반면 가공 햄, 소시지, 통조림 등은 나트륨과 각종 첨가물 함량이 높기 때문에 가급적이면 자제해야 합니다.

채소, 과일은 최대한 깨끗하게 세척해서 잔류 농약과 세균을 제거한 후 껍질째 섭취하는 것이 영양학적으로 좋습니다. 만약 과일을 갈아 주스로 만들면 과당 함량은 그대로지만 식이섬유는 파괴되어 장에서 훨씬 빠르게 흡수됩니다. 그만큼 혈당이 급격하게 상승하게 됩니다. 따라서 과일은 갈지 않고 통째로 먹는 것이 좋으며, 이왕이면 영양분과 식이섬유가 풍부한 껍질까지 먹는 것이 좋습니다. 물론 귤, 키위 등은 껍질을 같이 먹기 힘들지만, 사과, 감, 배 같은 과일은 껍질까지 같이 먹었을 때 생각보다 아삭아삭 씹는 맛도 있어 좋습니다. 또한 과일과 야채를 사과즙, 녹즙, 양배추즙, 배즙 같은 형태로 만들어 먹는 것도 권장되지 않습니다. 즙으로 만들면 식이섬유가 가득한 과육은 대부분 버려지고, 당분이 가득한 액체 부분만 먹는 것이기 때문입니다.

고기를 손질할 때는 눈에 띄는 지방과 비계는 최대한 제거하고 조리해야 합니다. 특히 기름기가 많다고 느껴질 때는, 키친타월로 겉면을 한번 눌러 기름을 닦아내고 조리하면 불필요한 지방 섭취를 줄일 수 있습니다.

야채와 고기의 올바른 조리법

둘째, 조리 시 주의사항입니다. 조리법은 생각보다 혈당과 건강에 큰 영향을 끼칩니다. 우선 야채를 조리할 때는 영양소 손실을 최소화하는 방법을 선택해야 합니다. 야채에 많이 포함된 수용성 비타민은 물에 쉽게 녹아 나옵니다. 그래서 시금치, 브로콜리 등을 오래 삶으면 비타민 C, B9(엽산), B6(피리독신) 등의 영양소가 상당 부분 손실될 수 있습니다. 따라서 야채는 살짝 데치거나 볶는 방식으로 조리하고, 조리 시간도 너무 길지 않도록 주의하는 것이 좋습니다.

어육류군이나 곡류군을 요리할 때는 기름을 많이 사용하는 튀김, 부침보다는 굽기, 찜, 삶기, 데치기, 수비드 같은 방식이 바람직합니다. 생선을 구울 때도 기름 사용을 최소화하고, 스팀 오븐이나 에어프라이어 등을 활용해 기름기를 줄이는 것이 좋습니다.

조리 온도도 중요합니다. 고온에서 튀기거나 직화 구이 등으로 지나치게 태우면 최종 당화 산물(AGEs)이 증가합니다. 최종 당화 산물은 혈관 내피를 손상시키고, 염증과 산화 스트레스를 유발해 혈관 건강을 악화시키는 주요 원인 중 하나입니다. 따라서 지나치게 갈색화되는 조리법은 피하고, 중간 온도에서 시간을 조절하는 방식이 가장 안전합니다. 이미 갈색화가 된 요리를 에어프라이어 등으로 한번 더 조리하는 것은 특히 삼가야 합니다. 예를 들어 치킨, 튀김 등을 기름기를 뺀다고 에어프라이어에 다시 넣으면, 오히려 최종 당화 산물이 크게 증가해 혈관 건강에 치명적일 수 있습니다.

기름과 양념의 선택

　기름을 선택할 때는 한 끼에 내가 쓸 수 있는 교환단위를 잘 살펴보고 양을 정해야 합니다. 보통 지방군은 한 끼 기준 1교환단위 이내이므로, 올리브유 1~2작은술(티스푼) 정도입니다. 이때 코코넛 오일, 버터 등 포화지방이 많은 기름보다는 올리브유, 아보카도유처럼 불포화지방이 풍부한 기름을 쓰는 것이 좋습니다.

　기름은 사용하는 방법에 따라서도 건강에 미치는 영향이 달라질 수 있습니다. 가정집에서 많이 사용하는 들기름, 참기름은 발연점이 낮습니다. 따라서 200도 이상으로 가열하면 트랜스지방으로 변할 수 있습니다. 그렇기 때문에 이런 기름은 되도록이면 샐러드나 무침 요리에 그대로 넣어 먹는 것이 좋습니다. 굽거나 튀기는 요리에는 발연점이 높은 포도씨유, 아보카도유 같은 기름을 사용하는 것이 적절합니다.

　우리가 흔하게 볼 수 있는 올리브 오일도 어떤 종류인지에 따라 용도가 나뉩니다. 엑스트라 버진 올리브 오일은 발연점이 낮아 샐러드 드레싱 용도로 적합하며, 퓨어 올리브 오일은 발연점이 상대적으로 높아 볶음 요리처럼 열을 가하는 요리에도 사용 가능합니다.

　양념 선택도 혈당과 혈압 조절에 중요한 영향을 미칩니다. 설탕, 물엿 등 당 함량이 높은 양념이나 소금, 일반 간장 등은 가능한 한 줄이거나 사용하지 않는 것이 좋습니다. 대신 저염 간장, 식초, 겨자, 마늘, 후추, 허브, 향신료 등을 활용해 맛을 내는 방식이 더 건강합니다. 물론 저염 간장이어도 많이 쓰면 염분이 많아지기 때문에, 적당량만 써야 합니다. 또 고추장, 된장, 쌈장 등의 전통 발효장도 당과 나트륨이 많이 들어 있으므로, 소량만 사용하는 것이 좋습니다. 조미료 선택에서 가장 중요한 것은 '덜 짜게, 덜 달게, 더 자연스럽게'라는 것을 기억해야 합니다.

이처럼 당뇨병환자는 식재료의 손질과 조리 방식에도 까다롭게 주의를 기울여야 합니다. 가장 중요한 것은 매 끼니 부지런히 직접 요리를 해 먹는 습관입니다. 시중에 파는 정형화된 음식들과 다르게, 본인이 직접 영양소와 칼로리 선택이 가능합니다. 또한 바로 조리해 영양소 파괴가 덜 된 신선한 음식을 먹을 수도 있습니다. 부지런하게 직접 재료를 사고 요리하는 것 자체가 일상생활 속 운동이 됩니다.

만약 매 끼니를 요리하기가 힘들다면, 하루 한 번이라도 내 식사를 스스로 챙겨 요리해보는 경험을 가져보기 바랍니다. 그 경험들이 스스로에게 딱 맞는 칼로리와 영양소의 균형이 어떤 것인지 직접 느낄 수 있게 도와줍니다. 이런 경험이 쌓이면 당뇨병 식단에 대한 이해도 깊어지고, 실천 또한 더 자연스러워질 수 있습니다.

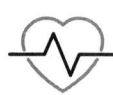
대체 감미료 사용은 당뇨환자에게 어떤 영향을 미치나요?

설탕이 아니면서도 단맛을 느끼게 해주니 당뇨병환자에게는 참으로 반가운 것이 대체 감미료입니다. 하지만 마냥 많이 먹어서는 안 됩니다. 단맛은 습관이 되므로 조금씩이라도 줄일 수 있도록 노력해야 합니다.

당뇨병환자가 혈당 관리를 위해 설탕을 줄이거나 대체하고자 할 때, 시중에서 판매하는 여러 종류의 대체 감미료를 선택할 수 있습니다. 대표적으로 인공 감미료, 천연 감미료, 당 알코올, 희소 당, 4가지 계열로 나눌 수 있습니다.

  중요한 점은 어떤 감미료도 무제한으로 마음껏 사용하면 안전하지 않다는 것입니다. 감미료에 따라 섭취 허용량이 정해져 있는 경우도 있고, 개인에 따라 소화 흡수, 혈당 반응, 위장 증상 등이 다를 수 있습니다. 따라서 자신의 상태에 맞는 감미료를 적절한 양만 사용하는 것이 원칙입니다.

합성 감미료의 개념

첫 번째로 합성 감미료에 대해 알아보겠습니다. 이는 열량이 거의 없거나 매우 적고, 설탕보다 수백 배 이상의 단맛을 냅니다. 따라서 아주 적은 양만으로도 충분히 단맛을 낼 수 있습니다. 종류는 아스파탐(Aspartame), 수크랄로스(Sucralose), 사카린(Saccharin), 아세설팜K(Acesulfame K) 등이 대표적입니다.

이 중 아스파탐은 단백질을 구성하는 아미노산인 페닐알라닌과 아스파르트산으로 이루어진 감미료로, 설탕의 200배 정도의 단맛이 납니다. 하지만 48℃ 이상의 고온에서는 단맛이 약해지므로, 고온 조리에는 적합하지 않습니다. 반면 수크랄로스는 설탕의 구조를 변형해 만든 감미료로, 설탕의 약 600배의 단맛을 내며, 열에도 강해 베이킹, 조리 등 다양한 용도에 사용 가능합니다. 사카린은 가장 오래된 감미료 중 하나로, 설탕보다 약 300~400배 단맛을 내며 특유의 쓴맛, 금속성 뒷맛이 다소 불쾌할 수 있습니다. 지금도 일부 저가형 다이어트 음료나 가공 식품에 사용되고 있습니다. 아세설팜K는 설탕의 약 200배 단맛을 내는 감미료로 열 안정성이 뛰어나며, 다른 감미료와 혼합 사용 시 뒷맛을 개선해주는 역할을 합니다.

이런 합성 감미료들은 혈당을 직접적으로 크게 올리지는 않지만, 과도하게 섭취 시 위장 장애, 두통, 알레르기 반응 등의 부작용이 생길 수 있습니다. 또한 같은 감미료라도 개인에 따라 혈당 반응이 다를 수 있기 때문에, 처음 사용할 때는 꼭 식후 혈당을 확인해야 합니다.

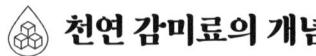 천연 감미료의 개념

둘째, 천연 감미료에 대해 살펴보겠습니다. 천연 감미료에는 스테비아(Stevia), 나한과(루오 한과, Monk Fruit) 추출물, 벌꿀, 메이플 시럽 등 자연에서 유래한 감미료들이 포함됩니다.

그중 스테비아는 남미 원산의 스테비아 식물 잎에서 추출한 성분으로, 스테비오사이드(Stevioside)라는 단맛 성분을 주성분으로 합니다. 설탕보다 약 200~300배 더 단맛을 내며, 칼로리는 거의 없고 혈당에도 직접적인 영향을 주지 않는 것으로 알려져 있습니다. 그래서 당뇨병환자들에게 비교적 안전한 감미료로 자주 사용되고 있습니다.

다음으로는 나한과 추출물(Monk Fruit extract)입니다. 중국 남부 지역에서 나는 나한과(루오한과) 열매에서 추출한 모그로사이드(Mogroside)라는 성분으로 만든 감미료입니다. 단맛은 설탕보다 200~300배 이상 강하지만 역시 혈당에는 큰 영향을 주지 않는 것으로 알려져 있습니다. 다만 가격대가 상대적으로 비싼 편입니다.

반면 벌꿀, 메이플 시럽 같은 천연 감미료는 자연 유래 성분이지만 탄수화물(당분) 함량이 높아 혈당을 많이 올릴 수 있습니다. 따라서 '천연이니까 괜찮겠지'라는 생각으로 과도하게 사용하는 것은 금물입니다.

[자료 3-17] 합성 감미료의 종류와 특징

감미료	설탕 대비 단맛	주요 특징	주의사항
아스파탐 (Aspartame)	약 200배	- 아미노산(페닐알라닌, 아스파르트산) 결합 - 칼로리가 사실상 매우 낮으며, 뒷맛이 비교적 부드러움 - 고온에서 단맛이 약해짐 - 열에 약함 (베이킹에 부적합)	- 페닐케톤뇨증 환자 주의 - 고온 조리 시 단맛 소실 가능 - ADI*(일일 섭취 허용량) (WHO/JECFA): 40mg/kg bw*/day
수크랄로스 (Sucralose)	약 600배	- 설탕 구조를 변형해 만든 감미료 - 설탕과 맛이 유사하고, 쓴맛, 금속성 뒷맛이 비교적 적음 - 칼로리가 거의 없음 - 열 안정성 높음 (베이킹 가능)	- 과량 섭취 시 드물게 쓴맛, 위장 장애 가능 - 일반적 사용량 내에서는 안전하다고 평가됨 - ADI: 0~15mg/kg bw/day
사카린 (Saccharin)	약 300~ 400배	- 가장 오래된 합성 감미료 중 하나 - 열량 없고, 매우 적은 양으로 단맛 가능 - 금속성 뒷맛, 쓴맛이 있을 수 있음 - 열 안정성 높음	- 과거 발암 논란 있었으나, 일상적 사용 범위 내에서는 안전 의견 우세 - 특유의 뒷맛 때문에 다른 감미료와 혼합 사용하기도 함 - ADI: 0~5mg/kg bw/day
아세설팜K (Acesulfame-K)	약 200배	- 열량 거의 없음 - 다른 감미료와 섞어 사용 시 단맛 시너지 효과 (뒷맛 보완) - 약간의 쓴맛이 있어 단독으로 많이 쓰지 않는 편 - 열 안정성 좋음	- 과량 섭취 시 위장 장애, 쓴맛 가능 - 제품 라벨에 'Acesulfame K' 혹은 'Ace-K'로 표기 - ADI: 0~15mg/kg bw/day

*kg bw(body weight): 몸무게 1kg당
*ADI: Acceptable Daily Intake의 약자로, 한 사람이 평생 매일 섭취하더라도 건강에 해가 없다고 판단되는 1일 섭취량

🔸 당 알코올의 개념

셋째, 당 알코올(Sugar Alcohols)에 대해 살펴보겠습니다. 당 알코올은 설탕보다 칼로리가 낮거나 거의 없고, 혈당 상승 폭이 비교적 적은 편입니다. 그래서 현재 많은 식품 업체에서 활용하고 있고, 당뇨병 환자들 사이에서도 많이 알려져 있습니다. 다만 대량 섭취 시 장내 가스, 복부팽만, 설사를 유발할 수 있으니 처음부터 많은 양을 사용하거나 무분별하게 섭취해서는 안 됩니다.

대표적인 당 알코올에는 에리스리톨(Erythritol), 솔비톨(Sorbitol), 말티톨(Maltitol), 자일리톨(Xylitol) 등이 있습니다. 이 중 에리스리톨은 당 알코올 중에서도 가장 칼로리가 낮습니다. 1g당 0.2kcal 정도로 사실상 제로 칼로리에 가깝습니다. 당 지수(GI)도 0에 가까워, 혈당에 거의 영향을 주지 않습니다. 단맛은 설탕의 약 70~80% 정도여서 다소 덜 달게 느껴질 수 있습니다.

최근 일부 연구에서는 혈관 질환 위험과의 연관 가능성이 제기되었으나, 아직 인과 관계가 명확히 규명된 것은 아니므로 신중하게 적정량만 섭취하면 됩니다. 솔비톨, 자일리톨은 설탕보다 칼로리가 낮긴 하지만 0kcal는 아닙니다. 마지막으로 말티톨은 다른 당 알코올보다 혈당을 더 높일 가능성이 있으므로, 당뇨병환자라면 적절한 양만 섭취해야 합니다.

[자료 3-18] 천연 감미료의 종류와 특징

감미료	설탕 대비 단맛	주요 특징	주의사항
스테비아 (Stevia): 스테비올배 당체	약 200 ~300배	- 스테비아 식물의 잎에서 추출한 스테비올배당체(주성분 스테비오사이드, 레바우디오사이드A 등) - 칼로리 거의 없고, 혈당 상승에 직접 영향 적음 - 쌉싸름한 뒷맛 있을 수 있음 - 비교적 열 안정성 양호	- 과량 섭취 시 쓴맛이 도드라질 수 있음 - 페닐케톤뇨증과는 무관하나, 다른 대사질환 있으면 전문의와 상담 권장 - ADI(일일 섭취 허용량) (WHO/JECFA): 0~4 mg/kg bw/day(스테비올로 환산)
나한과 (루오한과, Monk Fruit)	약 200 ~300배 (모그로사이드 함량에 따라 다양)	- 나한과(루오한과)에서 추출한 천연 감미료 - 열량 거의 없고, 혈당 영향이 매우 적다고 알려짐 - 특유의 맛, 향이 있어 제품별 차이 큼 - 열 안정성 양호	- 시중 제품 많지 않고, 상대적으로 가격대 높음 - FDA에서 GRAS(안전) 인정, 그러나 공식적 ADI 미설정 - ADI 미설정 (GRAS*로 분류, 별도 수치 없음)
벌꿀· 메이플 시럽 등	설탕과 비슷하거나 다소 낮을 수 있음	- 자연 유래지만 당 함량이 높아 혈당 부담 가능 - 비타민, 미네랄 등 미량 영양소 조금 포함 - 단맛은 설탕과 유사 - 일반적으로 열 안정성 높음	- 당뇨병환자에게는 설탕과 유사하게 혈당을 올릴 수 있음 - ADI 개념 적용 불가(기본적으로 '당류' 취급)

*GRAS(Generally Recognized As Safe): 안전성에 대한 과학적 근거가 충분히 확립되어 있고, 전문가 집단의 합의가 이루어진 식품 성분에 대해서는 별도의 추가 승인을 받지 않고도 사용할 수 있도록 인정하는 것

희소 당의 개념

넷째, 희소 당(Rare Sugar) 계열입니다. 이는 자연계에 존재하지만 양이 매우 적어 쉽게 추출하기 어려운 희귀한 당류입니다. 최근 들어 일부만 상업화되어 대체 감미료로 사용중입니다.

대표적으로는 알룰로스(Allulose, D-psicose), 타가토스(Tagatose)가 이에 속합니다. 이 중 알룰로스는 설탕 대비 70% 정도의 단맛을 가지고 있으며 칼로리가 매우 낮고, 혈당을 크게 올리지 않는 것으로 알려져 있습니다. 실제로 혈당 지수(GI)가 거의 0에 가까운 수준이라, 비교적 안전한 감미료로 평가받고 있습니다. 현재 일부 저당 제품에 첨가되어 시판중이지만, 아직 가격이 비싸고 대량 생산이 어려워 활용 범위가 제한적인 상태입니다. 이 또한 다량 섭취 시 소화 장애를 일으킬 수 있으므로 적정량을 지키는 것이 중요합니다.

인공 감미료 선택 시 조심할 점

그렇다면 이렇게 많은 인공 감미료 중에 하나를 선택할 때 조심할 점은 무엇인지 알아보겠습니다. 대부분의 감미료는 일일 섭취 허용량(ADI, Acceptable Daily Intake)이라는 기준이 있습니다. 일반적으로 하루에 이 정도까지 먹어도 건강에 큰 문제가 없다고 과학적으로 설정된 안전 섭취량입니다. 그러므로 대체 감미료는 ADI 내에서 사용하

[자료 3-19] 당 알코올의 종류와 특징

감미료	설탕 대비 단맛	주요 특징	주의사항
에리스리톨 (Erythritol)	약 70~80%	- 칼로리가 거의 0에 가까움(1g당 0.2kcal 내외) - 혈당지수(GI) 0에 가까워 혈당 영향 적음 - 단맛이 설탕보다 덜 강함 - 비교적 열 안정성 좋음	- 과다 섭취 시 장내 가스, 복부 팽만 유발 - 일부 연구에서 심혈관 질환 관련성 의문, 불확실
자일리톨 (Xylitol)	설탕과 유사 (100%)	- 주로 자작나무 등에서 추출 - 1g당 약 2.4kcal(설탕 4kcal)로 약간 낮음 - 시원한 단맛 특징 - 열 안정성은 보통	- 과다 섭취 시 설사, 복통 가능 - 반려견(개)에게 매우 독성으로 위험 - 당뇨병환자는 양 조절 필요
말티톨 (Maltitol)	약 75~90%	- 1g당 약 2.1kcal(설탕보다 낮지만 완전 0은 아님) - 혈당 상승 적지만 완전히 배제할 순 없음 - 열 안정성 양호	- 과량 섭취 시 위장 장애 (복부 팽만, 설사 등) - 제과, 제빵, 초콜릿 등 다이어트/슈가프리 제품에 많이 사용
소르비톨 (Sorbitol)	약 50~60%	- 과일(사과, 배, 자두 등)에도 미량 존재 - 1g당 약 2.6kcal - 대량 사용 시 삼투성 설사 유발 가능 - 열 안정성 보통	- 과량 섭취 시 설사 등 소화장애 - 당뇨병환자는 '탄수화물 총량' 고려 필요

※ 참고: 당 알코올류는 국제식품첨가물전문가위원회에서 대체로 일반적인 사용 수준에서는 허용 1일 섭취량을 별도의 수치로 설정하지 않아도 된다고 판단했으며, 대량 섭취 시에서 위장장애가 가장 큰 단점입니다.

[자료 3-20] 희소 당의 종류와 특징

감미료	설탕 대비 단맛	주요 특징	주의사항
알룰로스 (Allulose)	약 70%	- D-프시코스(D-psicose) 계열 희소당 - 설탕 대비 칼로리 매우 낮음(1g당 0.2~0.4kcal), 혈당 상승 적음 - 열 안정성 비교적 좋음	- 과다 섭취 시 장내 가스, 복부 팽만 가능 - 시판 제품 적고 가격대가 상대적으로 높음
타가토스 (Tagatose)	약 90%	- 유당(락토스)에서 유래되는 희소 당 - 혈당 지수(GI)가 매우 낮고, 장내 미생물에도 긍정적 영향 가능성 - 단맛이 설탕과 유사하지만 생산 비용이 높아 보급 적음 - 열 안정성 무난	- 과량 섭취 시 위장 장애 (가스, 설사) - 제품 구하기 어려우며, 다른 감미료와 블렌딩해 쓰기도 함

면 큰 문제는 없습니다. 다만 사람에 따라 다른 반응이 나올 수도 있으므로 새로운 감미료를 쓸 때는 식후 혈당을 확인해 본인에게 맞는지 확인하는 것이 좋습니다.

인공 감미료가 습관이 되면 안 되는 이유

또 하나 놓쳐서는 안 되는 것이 있습니다. 인공 감미료를 사용한 '가짜 단맛'을 추구하는 습관이 너무 장기간 계속되면, 뇌가 이를 실제 단맛으로 착각해 소량의 인슐린 반응을 일으킬 수 있습니다. 그러면 혈당이 떨어져서 공복감을 느끼게 되어, 다른 탄수화물의 섭취를 유도하게 됩니다. 실제로 수크랄로스, 아스파탐, 사카린 등은 직접적으로 혈당을 올리지는 않지만, 혀에서 느낀 가짜 단맛이 뇌를 자극해 소량의 인슐린 분비를 유발했다는 결과들이 있었습니다. 게다가 인슐린 분비가 안 된다고 해도, '단맛' 자체가 중독을 일으킵니다.

외래 당뇨병환자 중에 한 분이 어느 날부터 제로 칼로리 음료수를 마시기 시작했습니다. 처음에는 한두 캔 먹던 것이, 자꾸 단맛이 입에 당겨서 하루에 5캔 정도로 양이 늘었다고 합니다. 그리고 그것이 습관이 되니 단맛 자체에 중독이 되어 제로 음료수가 없는 환경에서는 일반 음료수까지 마시게 되었다고 합니다.

또 음료수가 없는 곳에서는 단맛을 대신 할 수 있는 빵, 과자 등을 계속 찾게 되고, 그렇게 대략 6개월 사이 몸무게가 10kg가 늘어난 상태로 내원했습니다. 당연히 당뇨 약제의 필요량도 늘어서 거의 2배 되는 용량을 쓰게 되었습니다. 결국 큰 결심을 하고, 원래 먹던 제로 칼로리 음료수를 포함한 단맛 식품을 아예 싹 끊었습니다. 이후 1년여의 시간 동안 천천히 원래 몸무게로 회복했는데, 자꾸 단맛이 그리워서 너무 힘들다고 했습니다. 이 사례에서 볼 수 있듯이 '단맛' 자체가 중독성이 있기 때문에, 제로 칼로리라고 안심하지 말고 처음부터 소량만 섭취하는 것이 좋습니다.

마지막으로 앞서 말한 것처럼 인공 감미료는 사람마다 복부 팽만, 설사, 알레르기 반응, 혈당 변화 등이 개인마다 다르게 나타날 수 있으로 처음에는 반드시 소량부터 시도하는 것이 바람직합니다. 여러 감미료 중에서 맛이 괜찮고 혈당에도 문제가 없으며, 부작용 없이 잘 맞는 감미료를 골라 적정량을 사용하는 습관을 가져보기 바랍니다. 혈당 관리에 있어 실질적인 도움이 될 것입니다.

식사하기 대원칙: 식사의 질을 결정하는 원칙은?

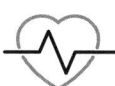

당뇨병환자가 식품을 잘 고르고 조리했다면, 식사하는 데 있어서 꼭 명심해야 하는 대원칙들이 있습니다. 기억할 것이 많아 힘들어도, 원칙들을 지켜야 당뇨병환자에게 맞는 양질의 식사를 할 수 있습니다.

당뇨병환자의 식사에서 가장 중요한 것은 식사의 질입니다. 지금까지는 장을 보는 방법과 그렇게 고른 식품으로 어떻게 조리하는지 살펴보았다면, 이번에는 식사를 위해 꼭 명심해야 할 원칙을 알아보겠습니다.

식사할 때 지켜야 할 원칙은 탄수화물 종류와 양 조절하기, 첨가당류 섭취 제한하기, 식이섬유 늘리기, 영양소 균형 맞추기, 나트륨 줄이기, 수분 섭취 늘리기를 꼽을 수 있습니다. 특히 이 원칙들은 단순한 식사 지침이 아니라, 혈당 조절의 안정성과 장기적인 합병증 예방을 좌우하는 핵심 기준입니다. 꾸준히 실천한다면 약물 치료의 효과를 높이고, 일상 속 피로감과 혈당 변동 폭도 눈에 띄게 줄일 수 있습니다. 지금부터 이 내용을 자세하게 알아보겠습니다.

탄수화물의 종류와 양 조절하기

　첫째, 탄수화물의 종류와 양을 조절해야 합니다. 당뇨병 관리에서 가장 기본이 되는 원칙입니다. 정제 탄수화물은 멀리하고 복합 탄수화물 위주로 섭취해야 합니다. 기본적으로 당뇨병은 뭔가를 '더' 먹어야 하는 병이 아닙니다. 오히려 뭔가를 '덜' 먹어야 하는 병입니다. 다시 말해 주식인 쌀밥, 국수 같은 정제 탄수화물 양을 줄이고, 현미나 잡곡밥 같은 복합 탄수화물을 늘려야 합니다.

　백미는 쌀의 가공 과정에서 가장 마지막에 껍질을 모두 제거한 형태의 곡류로, 소화와 흡수가 빨라서 혈당을 빠르게 상승시킵니다. 실제로 백미의 당 지수(GI)는 80 정도로 상당히 높은 편입니다. 반면에 껍질이 남아 있는 형태인 현미는 당 지수(GI)가 50 정도로 백미보다 훨씬 낮습니다. 물론 현미, 잡곡밥도 빠른 속도로 많이 먹으면 당이 오를 수밖에 없습니다. 그렇지만 같은 양과 속도로 먹는다면, 백미보다 현미, 잡곡을 먹는 것이 훨씬 좋습니다.

　그리고 빵, 떡, 면도 조심해야 합니다. 3가지 모두 열량이 높고 빠르게 흡수되는 정제 탄수화물로, 당 지수(GI)가 80~90에 달할 정도로 혈당을 빠르게 올립니다. 문제는 그만큼 혈당이 빨리 올라서 인슐린도 급격히 분비된다는 점입니다. 이 과정이 반복되면 인슐린이 과도하게 소모되고, 체내 조직의 인슐린 저항성이 더 나빠지는 악순환이 일어납니다. 그러므로 당 지수(GI)가 높은 빵, 떡, 면류는 되도록 식단에서 줄이거나 아예 끊는 것을 목표로 하고, 먹게 된다면 최대한 천천히 씹어 먹어서 혈당 상승을 조금이라도 늦추는 것이 좋습니다.

첨가당류 섭취 제한하기

둘째, 첨가당류 섭취를 제한해야 합니다. 설탕, 과당이 다량 함유된 탄산 음료, 과일 주스, 과자, 초콜릿, 믹스 커피 등은 혈당을 급격히 상승시키는 대표적인 식품입니다. 가공 식품에 들어 있는 당류는 대부분 정제된 단순당 형태로, 소화와 흡수가 매우 빠르기 때문에 섭취 직후 급격한 혈당 상승을 유발합니다.

우리가 평소 가볍게 생각하고 먹었던 간식들이 사실 전혀 가볍지 않은 건강상 문제를 일으키고 있었던 것입니다. 특히 음료 형태의 당류는 포만감을 주지 않으면서도 혈당을 빠르게 올리기 때문에 더욱 주의가 필요합니다. 따라서 음료는 가급적 물이나 칼로리가 낮은 차를 마시고, 과일 주스보다는 과일을 껍질째 섭취하는 편이 혈당 관리에 더 유리합니다. 또한 과자나 케이크 대신, 견과류 한 줌이나 소량의 제철 과일, 삶은 계란 1~2개처럼 혈당을 천천히 올리면서도 영양이 풍부한 간식을 선택하는 것이 더 좋습니다.

식이섬유는 충분히 늘리기

셋째, 식이섬유 섭취를 충분히 늘려야 합니다. 식사할 때 식이섬유 함량이 높은 채소, 버섯, 해조류 등을 충분히 섭취하면 포만감이 생겨 탄수화물 과다 섭취를 자연스럽게 줄일 수 있습니다. 또한 식이섬유는 위에서 음식이 천천히 내려가도록 도와주어, 식후 혈당이 급격히 오르는 것을 막아주는 역할도 합니다. 그러므로 간식으로 식이섬유가 풍부한 오이 스틱, 당근 스틱 같은 생채소나 견과류를 선택해볼 수 있습니다. 이런 식품들은 식이섬유뿐만 아니라 비타민, 미네랄 등 다양한 미량 영양소도 함께 충족시켜줍니다.

단백질과 지방은 균형 있게 섭취하기

넷째, 단백질과 지방을 균형 있게 섭취해야 합니다. 생선, 살코기, 두부, 콩류, 달걀 등과 같은 바람직한 양질의 단백질 공급원을 꼭 챙겨야 합니다. 이는 근육 유지에 도움을 주고, 식후 혈당 상승까지 완만하게 만들어줍니다. 특히 탄수화물 중심의 식사에 단백질이 함께 포함되면, 포만감이 오래가고 혈당이 천천히 오르는 식사 패턴을 만들 수 있습니다.

반면에 튀긴 음식, 마가린, 포화지방 및 트랜스지방과 같은 지방은 혈관 건강에 해로울 수 있으므로 가능하면 피해야 합니다. 대신 연어, 고등어 같은 등푸른 생선과 호두, 아몬드 같은 견과류, 그리고 올리브유, 아보카도유 등 불포화지방이 풍부한 식품을 적절히 섭취하는 것이 좋습니다. 이러한 좋은 지방들은 혈중 콜레스테롤 개선과 혈관 건강 유지에 도움이 되며, 당뇨병환자의 심혈관 질환까지 예방해줍니다.

나트륨 줄이기

다섯째, 나트륨(소금) 섭취를 줄여야 합니다. 짜게 먹는 식습관은 단순히 입맛의 문제가 아닙니다. 고혈압, 콩팥 질환, 심혈관계 질환 위험을 높일 수 있어 당뇨병과 함께 복합적인 질환 부담을 증가시킬 수 있습니다. 실제로 당뇨병환자의 경우 고혈압이 동반되는 경우가 많습니다. 따라서 음식 조리 시 가급적 소금 사용을 줄이고, 향신료나 천연 식재료의 맛을 살려 요리하는 것이 바람직합니다.

또한 햄, 소시지, 라면 같은 가공 식품은 나트륨 함량이 높으므로, 섭취량을 조절하거나 저염 제품으로 선택하는 것이 좋습니다. 된장, 고추장, 간장, 각종 소스, 드레싱에도 나트륨이 많이 들어 있을 수 있으므로 모든 식재료의 식품 성분표를 확인하고 사용량을 조절하는 것이 좋습니다.

수분 섭취 늘리기

마지막 여섯째, 수분 섭취를 늘려야 합니다. 물은 생명 유지에 필수적인 요소지만, 갈증을 느꼈을 때만 마시는 습관으로는 부족합니다. 의식적으로 틈틈이 수분을 섭취하는 습관을 들이는 것이 중요합니다. 충분한 수분은 혈액순환을 돕고, 콩팥 기능을 보호하며, 전반적인 대사 작용과 체내 노폐물 배출을 돕는 역할을 합니다. 특히 당뇨병환자의 경우 탈수로 인해 혈당이 더 농축되어 오를 수 있기 때문에 수분 섭취는 더욱 신경 써야 할 부분입니다. 다만 달콤한 음료나 과일 주스 등은 혈당을 상승시킬 수 있으니 피해야 합니다. 특별한 상황이 아니라면 당분이 포함되지 않은 물이나 보리차, 현미차 같은 무카페인 차를 선택하는 것이 가장 안전합니다.

요약하면, 당뇨병환자가 양질의 식사를 하려면, 탄수화물과 식이섬유 위주로 선택하고, 정제 탄수화물 식품을 줄이며, 싱겁게 먹고, 단백질과 지방의 분배를 적절히 하면서 수분 섭취에 신경 써야 한다는 결론에 이릅니다. 이 6가지 원칙은 단순히 혈당을 조절하는 데만 국한되지 않습니다. 심혈관 질환, 고혈압, 신장 질환 등 당뇨병과 관련된 다양한 합병증을 예방하는 데에도 매우 중요한 기본 수칙이 됩니다. 당뇨병 관리에 대해 너무 복잡하게 생각하지 말고, 이러한 기본 원칙을 생활 속에서 하나씩 실천해보면 좋겠습니다.

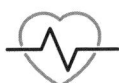

식사하기 대원칙: 식사하는 방식은?

당뇨병에 걸린 이상, 식사하는 방식에 대해서도 새롭게 익혀야 합니다. 지금까지 수십 년 동안 이어온 식사 방식은 모두 버리도록 노력해야 합니다. 안전한 혈당을 유지하기 위한 길은 결코 쉽지 않습니다.

당뇨병은 식사, 식품의 종류를 조심해야 할 뿐만 아니라, 식사 습관 자체에도 특별히 주의를 기울여야 하는 질환입니다. 식사 시 꼭 지켜야 하는 4가지 원칙이 있습니다. 그것은 바로 '아침 식사를 거르지 않기, 평상시보다 조금만 덜 먹기, 음식을 천천히 먹기, 식사 순서를 조절하기'입니다. 이 4가지는 혈당 스파이크를 줄이고 포만감을 오래 유지하며 약물 치료의 효과와 체중 관리까지 돕는, 가장 간단하지만 가장 강력한 습관입니다. 쉬워 보이지만 이것을 실천하지 않는 당뇨병환자들이 꽤 많습니다. 지금부터 이 4가지 원칙을 지켜야 하는 이유를 자세히 알아보겠습니다.

삼시 세끼를 거르면 안 되는 이유

첫째, 삼시 세끼를 일정한 시간에 규칙적으로 섭취하고, 아침 식사를 거르지 않아야 합니다. 특히 공복이 장시간 이어질 때는 간단한 간식이라도 섭취해 혈당이 안정적으로 유지되도록 해야 합니다. 이는 소량씩 자주 먹는 원칙과도 일맥상통합니다.

일부 당뇨병환자 중에는 혈당을 낮추기 위해 극단적인 절식을 하거나 금식을 하는 경우가 있습니다. 이는 매우 위험한 방법입니다. 심하게 칼로리를 제한하거나 굶다가 한꺼번에 많은 양의 식사를 하면, 혈당 변동성이 심해져 췌장을 지치게 하고, 저혈당의 위험까지 높일 수 있습니다.

당뇨병이 없는 사람은 금식을 해도 인슐린과 길항 호르몬의 상호작용으로 혈당이 일정하게 유지됩니다. 그러나 당뇨병환자들은 인슐린 저항성 때문에 높은 혈당이 잘 내려가지도 않고, 낮아진 혈당이 제대로 회복되지도 않습니다. 그래서 한번 저혈당 상태에 빠지면 심각한 위험을 초래할 수 있습니다. 당뇨병은 단순히 혈당이 높은 것만이 문제가 아니라 혈당 조절 능력이 떨어지는 질환이라는 점을 반드시 이해해야 합니다. 그래서 당뇨병 관리의 가장 기본은 규칙적인 식사, 즉 일정한 간격으로 삼시 세끼를 챙겨 먹는 것입니다.

만일 직장 생활이나 개인 사정으로 어쩔 수 없이 식사 간격이 불규칙해지는 경우라면 중간에 간단한 간식을 챙겨 먹어야 합니다. 공복이 6~8시간 이상 지속되면 저혈당 위험이 높아지기 때문입니다.

위험한 상황이 발생한 이후에 사탕, 주스 등을 먹어서 혈당을 회복시키기보다는 중간에 미리 삶은 계란, 견과류 등의 간단한 간식을 챙겨 먹는 것이 훨씬 안전합니다. 가능하다면 간식 먹는 시간을 미리 정해놓고 소량씩 규칙적으로 먹는 것이 좋습니다. 다만 간식을 추가로 섭취할 경우에는 그만큼을 식사량에서 덜어내고 조정해야 총 열량이 과도하게 늘어나지 않습니다.

평상시보다 조금씩만 덜 먹기

둘째, 평상시보다 조금만 덜 먹기입니다. 당뇨병은 평생 식욕과 싸우는 질병이라고 이해해야 합니다. 따라서 단기간에 무리한 식단을 설정하기보다는 일상생활에서 실천 가능한 수준 정도로만 식사량과 칼로리를 조금씩 줄여나가야 합니다. 만약 너무 지나치게 칼로리를 제한하면, 어느 순간 참지 못하고 폭식으로 이어질 가능성이 높아집니다. 물론 예외적으로 BMI 30 이상의 고도 비만 환자는 하루 총 800kcal 이하로 제한하는 극심한 칼로리 제한 다이어트를 단기간 (1~3개월) 시행하는 것도 치료 방법 중 하나로 제시되고 있습니다. 이렇게 단기간에 체중을 줄이면 혈압, 혈당, 콜레스테롤이 빠르게 개선되고, 폐 기능과 운동 능력이 향상되는 효과가 있기 때문입니다.

그러나 현실적으로 위 절제술, 위 풍선 삽입 등의 의학적 시술 없이 극단적으로 칼로리를 제한하는 것은 거의 불가능합니다. 그 이유는 우리 몸에는 항상성(homeostasis)이라는 생리적 메커니즘이 존재하기 때문입니다. 항상성은 몸이 외부 변화나 스트레스에도 원래 상태를 유지하려는 복원력을 의미합니다. 급격한 칼로리 제한은 항상성에 강한 자극을 줄 수밖에 없습니다. 칼로리를 제한했던 우리 몸 안에서는 강력한 식욕 증가 호르몬들이 폭발적으로 분비되고 어떻게든 칼로리를 섭취하도록 유도합니다. 이러한 반응은 단순한 의지나 인내력만으로는 극복하기 어렵습니다. 결국 참다 참다 폭식을 하는 상황이 오게 됩니다.

더 큰 문제는 이런 폭식이 일어난 이후에 일어납니다. 극심한 칼로리 제한으로 항상성이 파괴되면 몸은 '생존에 위협이 왔다'고 인식해, 들어오는 칼로리를 최대한 지방으로 저장하려고 합니다. 즉 이전보다 더 쉽게 살이 찌고, 어렵게 지방이 빠지는 몸이 되어버립니다. 따라서 우리는 극단적인 칼로리 제한이 아닌, 장기적으로 실천 가능한 범위에서 식사량을 조금씩 줄여나가야 합니다. 그래야 몸의 항상성을 해치지 않으면서도 식욕 폭발과 폭식의 악순환을 예방하고 혈당 관리에 성공할 수 있습니다.

음식은 천천히 먹기

셋째, 음식을 천천히 먹어야 합니다. 음식을 먹는 속도는 당뇨병환자에게 생각보다 훨씬 큰 영향을 미칩니다. 우리가 흔히 '백 번 씹고

삼켜라'라고 말하는데, 실제로도 음식 한 입을 30~50번 이상 꼭꼭 씹어 삼키고, 식사 전체를 적어도 20~40분에 걸쳐서 먹는 것이 바람직합니다. 같은 양의 음식을 먹더라도, 식사 속도에 따라 혈당 변화는 크게 달라질 수 있습니다.

음식을 빠른 속도로 섭취하면 혈당이 당연히 가파르게 상승하게 되고 그에 따라 인슐린도 빠르게 분비됩니다. 그리고 이 과정이 반복되면 췌장이 과도한 부담을 받게 되어 기능 저하로 이어질 수 있습니다. 반면에 음식을 천천히 먹으면 혈당이 천천히 오르고, 인슐린 분비도 완만하게 이루어지기 때문에 췌장에 가해지는 스트레스가 줄어듭니다. 또한 포만감이 형성되어 과식을 방지하는 데도 도움이 됩니다. 결국 천천히 먹는 습관은 혈당 조절과 췌장 보호, 식사량 조절에 모두 도움이 되는 중요한 식사 원칙입니다.

식사 순서를 잘 배치해야 하는 이유

넷째, 식사 순서를 잘 조절해야 합니다. 같은 음식을 먹더라도 어떤 순서로 먹는지에 따라 식후 혈당 상승 폭이 달라질 수 있습니다. 식사할 때 채소군, 단백질군을 먼저 먹고 마지막에 탄수화물군을 먹었더니, 식후 혈당이 이전보다 15~40%까지 낮아졌다는 연구 결과가 있습니다. 처음부터 식사량을 줄이기 어렵다면, 우선 먹는 순서를 바꾸는 것만으로도 혈당 조절에 도움이 될 수 있습니다.

우선 가장 먼저 섬유질이 풍부한 야채군을 섭취하는 것이 좋습니다. 그리고 이어서 단백질군, 지방군을 차례로 섭취하고, 마지막에 탄수화물군을 섭취해야 합니다.

야채군은 수분이 많이 포함되어 있고 부피가 크기 때문에 포만감을 느끼게 해서 전체적인 식사량을 자연스럽게 줄여주는 효과가 있습니다. 소화 기관에 가장 먼저 섬유질이 도달함으로써, 이후에 들어오는 탄수화물과 지방의 소화, 흡수를 늦춰서 혈당 상승을 완만하게 만들어주는 효과가 있습니다.

또한 식이섬유는 대장에서 장내 유익균의 먹이가 되어 그 수를 증가시켜 장내 환경을 개선시키고, 체내 독소 배출에도 도움이 됩니다. 그리고 장 운동을 활성화시켜서 변비도 예방합니다. 이렇게 섬유질이 풍부한 야채군을 천천히 충분히 섭취한 후, 단백질군을 섭취하면 됩니다.

단백질은 3대 영양소 중 동일한 열량 기준으로, 포만감을 가장 오래 유지시켜주는 영양소입니다. 또한 고기 속에 다량 포함되어 있는 단백질과 지방성분으로 인해 GLP-1이라는 장 호르몬의 분비가 촉진됩니다. 이 호르몬은 포만감을 느끼게 해주어 식욕을 억제하고, 체내 열량 소비 증가에 효과가 있어 혈당을 낮추는 데 중요한 역할을 합니다. 그러므로 순서대로 야채군, 단백질군을 다 섭취한 후에 소량의 밥이나 빵, 고구마 등의 탄수화물을 섭취하면, 전체 혈당 반응을 완만하게 만들 수 있습니다.

식사 순서 배치의 실제 예시

지금까지 설명한 방법을 예로 들자면 싱싱한 샐러드 한 접시에 담백한 발사믹 드레싱 소량을 넣어서 천천히 먹은 뒤, 삶은 고기나 구운 고기를 100g 정도 먹고, 이후에 남은 호밀빵 등을 먹으면 됩니다. 만약 한식 한상 차림이라면, 나물 무침이나 야채 볶음 등의 채소 반찬을 두 젓가락 먼저 천천히 꼭꼭 씹어 먹고, 그 이후 계란말이, 소불고기 등 단백질 반찬을 먹고, 마지막에 밥을 한 숟가락 먹으면 됩니다. 이렇게 식사 순서를 바꾸는 것만으로도 혈당을 더 효과적으로 조절할 수 있으며, 포만감을 높이고 식사량을 줄이는 데도 자연스럽게 도움이 됩니다. 처음부터 식사량을 줄이는 것이 너무 힘들다면, 식사 순서라도 바꿔보도록 합시다.

지금까지 당뇨병환자가 제대로 식사하는 방식에 대해 살펴보았습니다. 삼시 세끼를 규칙적으로 챙기고, 아침을 거르지 않는 것이 기본입니다. 식사량은 평상시보다 조금씩 줄이고, 음식을 먹을 때는 야채군, 단백질-지방군, 탄수화물군 순서로 최대한 천천히 먹으면 됩니다. 이러한 원칙들을 처음부터 완벽하게 지키기는 쉽지 않습니다. 하지만 계속해서 연습하다 보면, 어느 순간 무의식적으로 실천하고 있는 자신을 발견하게 될 것입니다. 결국 이 모든 과정은 몸에 익숙해질 새로운 습관을 만들어가는 여정입니다. 크게 어렵지 않은 방법들이니 한 가지씩 꼭 실천해보기 바랍니다.

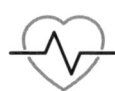
간식, 과일, 음료수의 선택은 어떻게 해야 하나요?

간식 금지가 처음에는 가능할 수도 있습니다. 그렇지만 중간중간 간식이 생각나는 것은 어쩔 수 없는 노릇입니다. 당뇨병환자라고 해서 간식을 무조건 피할 것이 아니라, 건강한 간식을 잘 선택해보도록 합시다.

당뇨병환자에게 가장 중요한 것은 삼시 세끼를 규칙적으로 잘 챙겨먹는 것이라고 앞서 이야기했습니다. 그런데 이를 지키지 못해 식사 사이 간격이 길어지면 저혈당에 빠질 수 있으므로, 꼭 중간 간식을 잘 활용해야 합니다. 예를 들어 아침 식사를 새벽 6시에 하고, 점심 식사를 오후 2시에 한다면, 아침 10시경에 간식을 섭취해야 합니다. 또 점심 식사를 낮 12시에 하고 저녁 식사를 저녁 6시쯤 한다면, 낮 3시쯤에는 간식을 한 번 먹는 것이 바람직합니다.

 식사 사이 혈당이 떨어질 시간대를 예측해 간식을 잘 챙겨먹으면, 저혈당을 예방하는 데 큰 도움이 됩니다. 또한 적절한 포만감으로 다음 끼니의 과식을 막고, 에너지를 재충전하는 데도 좋습니다. 특히 활동량이 유난히 많거나 식사량이 너무 적은 날에는 추가 간식을 통해 에너지를 보충해야 합니다.

다만 주의할 점도 있습니다. 간식을 식사 직후에 바로 먹는 것은 피해야 합니다. 이미 오른 혈당이 더 상승하면서 혈당 스파이크가 발생할 수 있기 때문입니다. 또한 밤 늦은 시간의 간식은 새벽 혈당에 어떤 영향을 줄지 예측하기 어렵기 때문에 되도록이면 삼가야 합니다. 결론적으로 간식은 식사와 식사 사이, 혈당이 가장 낮아질 시점을 고려해 너무 늦지 않은 알맞은 시간대에 섭취해야 합니다.

'건강한 간식'의 기준

당뇨병환자에게는 무엇을 어떻게 먹는지, 그 종류와 양이 매우 중요합니다. 잘못된 간식들은 고혈당을 악화시키고, 권장 열량을 초과해 비만과 이상지질혈증을 유발할 수 있기 때문입니다. 따라서 '건강한 간식'을 잘 선택해서 적정량만 먹어야 합니다.

혈당 관리에 도움이 되는 간식은 당 지수(GI)가 낮고, 식이섬유나 단백질이 풍부한 종류입니다. 예를 들어 아몬드, 호두, 땅콩 같은 견과류는 불포화지방산과 식이섬유가 풍부해 혈당을 안정적으로 유지시켜줍니다. 하루 한 줌, 15~20g 이내로 섭취하면 좋습니다. 또 당근, 오이, 샐러리류를 얇게 잘라서 살짝 말린 채소 스틱의 경우 열량은 낮고 포만감은 높아 혈당의 급격한 변동을 막는 데 도움이 됩니다. 삶은 달걀이나 닭가슴살 육포 같은 단백질 위주의 간식을 선택하는 것도 효과적입니다. 다만 나트륨 함량이 낮은 제품을 고르고 튀긴 형태는 피해야 합니다. 그리고 무가당 요거트나 두유도 좋은 대안이 됩니다. 이때 식품 성분표를 확인해 첨가당이 가급적이면 5g/100mL 이하이거나 무가당인 제품으로 골라야 합니다.

그렇지만 항상 건강한 간식만 먹다 보면, 달콤한 간식을 먹고 싶은 순간이 올 수 있습니다. 이럴 때는 스테비아나 알룰로오스 같은 대체당을 활용한 과자, 과일, 음료수 등을 구입하거나 만들어 먹을 수 있습니다. 그중 스테비아 토마토는 시중에서 쉽게 구할 수 있으며, 단맛은 충분하면서도 혈당을 크게 올리지 않아 당뇨병환자에게 부담 없는 간식이 될 수 있습니다.

현명하게 과일 고르기

그런데 사실 스테비아 토마토처럼 인공 감미료를 사용하지 않아도, 그 자체만으로도 아주 달고 맛있는 과일들이 많습니다. 이런 과일은 과연 당뇨병환자에게 적절한 간식이 될 수 있을까요?

스테비아 토마토의 효능과 부작용

과일은 분명 건강한 식품입니다. 비타민, 미네랄, 식이섬유가 풍부해 면역력과 대사 건강에도 긍정적인 영향을 줍니다. 그러나 동시에 천연당(과당, 포도당)이 포함되어 있어 많이 먹으면 혈당을 급격히 올릴 수 있습니다. 그래서 과일 종류는 당 지수(GI)가 낮은 사과, 베리류 등으로 고르는 것이 좋습니다.

그런데 과일 종류보다 더 중요한 것은 섭취량과 그 시점입니다. 식사와 식사 사이에 간식으로 소량 섭취하는 것이 가장 좋고, 식사 후에 먹는다면 전체 탄수화물의 양을 고려해 조절해야 합니다. 그리고 과일을 착즙, 주스 형태로 섭취하면 식이섬유가 줄고 당 흡수가 빨라져서 혈당이 급격히 오를 수 있습니다. 따라서 가급적이면 껍질까지 천천히 씹어 먹는 것이 바람직합니다.

당뇨병환자에게 적절한 과일 섭취량에 대해 여러 연구가 있었습니다. 이 중에서 하루에 200g 정도의 과일을 섭취했을 때 2형 당뇨병환자들의 합병증 예방 효과가 가장 좋았다는 연구 결과가 있습니다. 1회 분량으로는 50kcal, 당 질량 12g 정도이며, 이것을 하루 1~2회 섭취하는 것이 적정량입니다.

당뇨병환자가 먹어도 괜찮은 과일과 섭취법

양을 가늠하기 힘들다면 한번에 본인 손 한 주먹에 들어가는 양을 기준으로 생각하면 됩니다. 예를 들어 귤은 작은 것 2개, 사과는 1/3개, 바나나 1/2개, 포도는 10알, 방울토마토는 10~15알 정도, 수박 손바닥 크기 한 쪽이 1회 분량입니다. 이렇게 간식으로 과일을 적정량, 적절한 시점에 섭취하면, 허기를 달래고 적당한 포만감을 유지해주며 혈당의 급격한 변동을 막는 데도 도움이 될 수 있습니다.

[자료 3-21] 과일 1회 섭취 권장분량(*하루 총 1~2회 섭취 가능)

종류	1회 분량
귤	작은 것 2개
사과	1/3개
바나나	1/2개
포도	10알
방울 토마토	15~20알
수박	손바닥 크기 1쪽

당뇨병환자의 음료수 선택법

당뇨병환자에게 음료수의 선택은 결코 가볍게 넘길 문제가 아닙니다. 우리 주변에는 탄산 음료, 과일 주스, 달콤한 차, 믹스 커피처럼 당이 가득한 음료들이 너무 많습니다. 달콤한 음료에는 단 만큼 설탕, 시럽, 액상 과당 등이 많이 들어 있어 혈당을 급격히 높이므로 피해야 합니다.

당뇨병환자에게 추천하는 가장 좋은 선택은 물입니다. 생수, 탄산수 둘 다 갈증을 해소하고 칼로리가 없어서 혈당 상승에 영향을 주지 않기 때문에 가장 안전한 선택입니다. 물을 마시기 힘들다면 무가당 차류를 선택해볼 수 있습니다. 녹차, 보리차, 루이보스차, 홍차, 블랙 커피 등을 첨가물 없이 먹는다면 혈당에 큰 영향을 주지 않습니다. 조금 단맛이 필요하다면 스테비아나 알룰로오스 같은 대체당을 소량 활용해도 괜찮습니다. 그리고 무가당, 저당인 두유나 우유도 간식으로 활용할 수 있습니다. 다만 두유, 우유에는 일정량의 탄수화물과 지방이 포함되어 있어 다량 섭취하면 혈당과 칼로리 관리에 부담이 될 수 있습니다. 따라서 1일 권장 섭취량인 200ml 이내로 먹는 것이 좋습니다.

　지금까지 당뇨병환자의 간식, 과일, 음료 선택 방법에 대해 알아보았습니다. 요약하면, 간식은 견과류, 채소 스틱, 단백질 식품 중심으로 선택합니다. 과일을 선택한다면, 하루 한두 번, 한 줌씩 먹을 수 있습니다. 음료는 물이나 무가당 차, 블랙 커피 등 혈당에 영향을 거의 미치지 않는 것을 고르는 것이 바람직합니다. 달콤한 음료가 먹고 싶을 때는 대체당을 활용하면 됩니다. 바른 간식거리를 올바르게 선택하면 혈당을 급격히 높이지 않으면서도 영양을 균형 있게 섭취할 수 있습니다. 이런 작은 습관들이 모여 당뇨병 관리를 보다 효과적으로 만들어줄 수 있습니다.

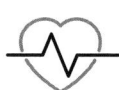

특정 식단 및 식이요법(1):
저탄수화물 고지방(케토제닉) 식단

케토제닉 식단은 흔히 '저탄고지'라고 알려져 있습니다. 이러한 극단적인 식단들은 당뇨병환자의 체중 감량에는 어느 정도 도움이 될 순 있지만, 장기적으로 유지해서는 안 된다는 것을 기억해야 합니다.

케토제닉 식단(Ketogenic diet)이란 탄수화물을 극도로 줄이고, 대신 지방을 주된 에너지원으로 섭취하도록 구성된 식단을 말합니다. 일반적으로 탄수화물 섭취량을 하루 20~50g 이하로 크게 낮춰서, 몸이 탄수화물 대신 지방을 주된 연료로 쓰도록 유도합니다. 이때 탄수화물이 줄어들면, 간에서 지방을 분해해 케톤체를 생성하게 됩니다. 케톤체(ketone bodies)는 뇌와 몸의 에너지원으로 사용되며, 혈중 케톤체 농도가 높아진 상태(케토시스, ketosis)에 도달하는 것이 특징입니다.

이 식단은 곡류, 빵, 면류, 설탕, 과일, 감자, 고구마 등 탄수화물 함량이 높은 식품을 크게 제한합니다. 대신 기름기가 많은 육류, 연어,

고등어 등 지방이 풍부한 생선, 달걀, 치즈, 버터, 올리브유, 아보카도, 견과류 등 지방 함량이 높은 식품을 주로 섭취합니다. 주의할 점은 단백질 섭취량입니다. 단백질을 일반 권장량보다 지나치게 늘리면 그 일부가 간에서 포도당으로 전환되는 당생성(gluconeogenesis) 과정이 과도하게 활성화될 수 있습니다. 이 과정은 필요 이상의 포도당 생성을 유도해 혈당을 다시 높일 수 있습니다. 따라서 케토제닉 식단에서는 탄수화물을 제한하며 단백질을 과하지 않게 유지하고, 지방을 중심으로 식단을 구성하는 것이 중요합니다.

케토제닉 식단의 본래 목적과 부작용

이 케토제닉 식단은 본래 소아 간질 발작을 줄이기 위한 치료 목적으로 개발되었습니다. 그런데 최근에는 체중 감량, 인슐린 저항성 개선, 2형 당뇨병 조절, 대사 증후군 관리 등을 목적으로 일반 성인에게도 적용하는 경우가 늘고 있습니다. 이 식단은 포만감이 비교적 높고, 인슐린 분비량을 줄이며, 지방 축적이 억제된다는 점에서 체중 감량에 유리합니다. 그러나 탄수화물 제한이 엄격하고 일상에서 실천하기 쉽지 않아 장기적으로 지속하기 어렵다는 단점도 존재합니다. 따라서 시작 전에 본인 상황을 정확하게 파악하고, 전문가의 조언을 받는 것이 권장됩니다.

이 식단의 초기 부작용을 '케토 플루(keto flu)'라고 부릅니다. 탄수화물의 섭취를 급격히 줄이는 과정에서 두통, 어지러움, 피로감, 근육 경련 등의 증상이 나타날 수 있습니다. 이는 몸이 케톤 에너지 시스템에 적응하는 과정에서 생기는 일시적인 반응입니다. 이럴 때는 충분한 물, 나트륨, 칼륨, 마그네슘 등의 전해질을 보충하면 증상이 완화될 수 있습니다.

진짜 문제는 장기적으로 발생할 수 있는 부작용입니다. 케토제닉 식단은 곡류, 과일, 채소 섭취를 제한하기 때문에 식이섬유, 비타민, 미네랄 섭취가 부족해질 수 있습니다. 이러한 영양 불균형은 장기적으로 건강에 악영향을 줄 수 있습니다. 특히 어떤 지방을 주로 섭취하느냐가 매우 중요합니다. 버터, 베이컨 같은 포화지방 위주의 식단은 체중이 증가하고, 이상지질혈증, 동맥경화 등의 위험을 높일 수 있습니다. 따라서 불포화지방의 섭취 비율을 높게 유지해야 심혈관 건강 측면에서도 보다 안전한 선택이 될 수 있습니다.

케토제닉 식단이 당뇨병환자에게 미치는 영향

그렇다면 케토제닉 식단은 당뇨병환자들에게 어떤 영향을 미칠까요? 당뇨병환자들을 대상으로 한 1년간의 비교 연구[Effectiveness and Safety of a Novel Care Model for the Management of Type 2 Diabetes at 1 Year(Diabetes Therapy, 2018)]가 있습니다. 케토제닉 식단을 적용한 그룹과 일반 식단을 유지한 대조군을 1년간 비교했습니다. 그 결과, 저탄수화물 식단

그룹의 당화혈색소가 유의미하게 감소했습니다. 인슐린을 포함한 당뇨병 약물 사용량도 크게 줄어들었으며, 체중 감량 및 지질 대사 개선 효과도 관찰되었습니다. 그리고 참가자들을 2년 동안 추적 관찰한 결과, 당화혈색소 개선 효과와 약물 감량 효과가 상당 부분 유지되었습니다. 심지어 일부 환자에게서는 당뇨병의 부분 혹은 완전 관해(remission) 상태가 확인되기도 했습니다.

비슷한 결론은 다른 연구들의 메타분석에서도 나타났습니다. 2형 당뇨병환자를 대상으로 진행된 여러 개의 저탄수화물 식단 연구를 종합해 분석한 메타 연구가 있었습니다. [Efficacy of low carbohydrate diet for type 2 diabetes mellitus management: a systematic review and meta-analysis of randomized controlled trials(Diabetes Research and Clinical Practice, 2017)] 그 결과 저탄수화물 식단이 일반 식단에 비해 당화혈색소와 공복 혈당 개선 효과가 크며, 체중 감소에도 유리한 것으로 나타났습니다.

결론적으로 케토제닉 식단은 혈당 관리와 체중 감량에 일정 부분 도움이 될 수 있습니다. 다만 섭취하는 지방의 종류와 비율에 대해서는 신경을 써야 합니다. 지나치게 포화지방 위주로 구성되면 오히려 혈관 건강을 해칠 수 있기 때문입니다. 따라서 불포화지방 비율을 높이는 방향으로 식단을 구성해야 합니다. 또한 이 식단은 탄수화물, 식이섬유, 일부 비타민, 미네랄이 부족할 수 있어 영양소 불균형에 따른 장기 부작용의 위험도 존재합니다. 그러므로 케토제닉 식단은 단기간 체중 조절과 혈당 관리를 목적으로 한시적으로 활용하는 것이 바람직합니다.

특정 식단 및 식이요법(2): 고혈압 식단 DASH

DASH 식단은 그 자체만으로 정말 건강한 식단인데, 여기서 탄수화물만 조금 줄인다면 당뇨병환자에게도 여러모로 유용한 식단이 됩니다. 지루한 식단 때문에 고민인 당뇨병환자라면, 한 번쯤 시도해봐도 좋습니다.

고혈압 환자를 위해 개발된 대표적인 식이요법으로 DASH(Dietary Approaches to Stop Hypertension) 식단이 있습니다. 이 식단은 혈압 조절뿐 아니라 당뇨병환자의 혈당 안정과 체중 관리에도 도움이 되는 과학적 근거를 가진 식사법으로 평가받고 있습니다.

DASH 식단의 핵심은 나트륨(염분)을 줄이고 칼슘, 마그네슘, 칼륨과 같은 이로운 무기질의 섭취는 늘리는 것입니다. 이를 실천하기 위해서는 과일, 채소, 통곡물, 저지방 유제품, 살코기 등을 충분히 섭취합니다. 반대로 나트륨(소금), 포화지방, 정제 탄수화물 같은 당류는 줄여야 합니다.

DASH가 당뇨병환자에게 미치는 영향

DASH 식단은 단순히 혈압 관리에만 좋은 것이 아닙니다. 여러 연구에서 당뇨병환자에게도 전반적인 심혈관 위험 감소, 혈압 관리, 영양 균형 측면에서 긍정적인 효과가 있음이 입증되었습니다. 다만 이 식단은 탄수화물을 절대적으로 제한하지는 않습니다. 그래서 당뇨병환자는 DASH 식단에서 탄수화물의 종류와 양을 세심하게 조절하고, 자신의 혈당 반응 패턴에 맞게 적용하는 것이 중요합니다.

DASH 식단에 관한 또 다른 연구도 있습니다. 이란에서는 대사증후군을 가진 성인을 대상으로 DASH 식단과 일반 식단을 비교한 6주간의 무작위 교차시험[Beneficial effects of a Dietary Approaches to Stop Hypertension eating plan on features of the metabolic syndrome(Diabetes care, 2005)]이 있었습니다. DASH 식단을 섭취한 집단에서 공복 혈당, 인슐린 저항성, 지질 수치(총콜레스테롤, LDL), 혈압 등이 유의미하게 개선된 결과가 보고되었습니다. 즉 DASH 식단이 전반적인 대사증후군 위험 요소를 감소시킬 수 있다는 결론을 얻을 수 있습니다. 또한 여러 코호트 연구를 종합적으로 메타분석해, DASH 식단이 제2형 당뇨병 발병 위험과 대사 지표에 미치는 영향을 평가한 논문[Dietary Patterns and Type 2 Diabetes: A Systematic Literature Review and Meta-Analysis of Prospective Studies(Journal of Nutrition, 2017)]도 있었습니다. 전반적으로 DASH 식단을 잘 따른 집단이 그렇지 않은 집단에 비해 2형 당뇨병 발생 위험이 낮은 것으로 나타났습니다. 체중과 혈압 조절, 지질 대사의 개선 등 여러 대사 지표에서 유익한 변화가 보고되기도 했습니다. 따라서 DASH 식단은 고혈압 관리, 심혈관 건강뿐만 아니라 당뇨병의 예방 및 관리에도 유익한 식이요법이라고 할 수 있습니다.

실제 DASH 식단을 구성하는 법

이제 실제 DASH 식단 구성을 살펴보겠습니다. [자료 3-22]에서 왼쪽은 기초대사량이 2000kcal인 성인을 기준으로 미국 국립보건원(NIH)에서 제안하고 있는 식단이고, 오른쪽은 한국인의 식습관에 맞게 변형된 보건복지부의 가이드라인입니다.

여기서 가장 주의 깊게 볼 부분은 바로 '합계' 항목입니다. '서빙 수'에 '주' 단위로 표기되어 있는 항목 (예: 주 4~5회)을 제외하면, 나머지는 모두 1일 기준 섭취 권장량입니다. 예를 들어 '곡물류'를 보면, '합계'가

당뇨와 고혈압에 효과적인 DASH 식단

1일 기준 섭취 권장량이며, 세부 항목으로 '빵 6~8쪽' '밥 3~4공기' '삶은 국수 3~4그릇' 등이 나열되어 있습니다. 이때 이 3가지를 모두 다 먹는 것이 아니라, 이 중에서 한 가지만 선택해 먹으면 됩니다.

1일 총 섭취 권장량을 정리하면 다음과 같습니다. 밥 3~4공기, 익힌 채소 2~2.5컵, 과일 주스 2~2.5컵, 저지방 우유 2~3컵, 익힌 고기 180g 이하, 기름 2~3작은술입니다. 이 DASH 표는 항목이 많고 수치도 다양하다 보니, 처음 접하는 분들에게는 다소 혼란스러울

[자료 3-22] 고혈압 환자의 식단

	미국 국립보건원			한국 보건복지부		
	1서빙	서빙 수	합계	1서빙	서빙 수	합계
곡물류	슬라이스빵 1개 마른 시리얼 28g 밥, 파스타, 시리얼 반그릇	6-8	슬라이스빵 6~8개 마른 시리얼 170~227g 밥, 파스타, 시리얼 3~4그릇	빵 1쪽 밥 반공기 삶은 국수 반그릇	6-8	빵 6~8쪽 밥 3~4공기 삶은 국수 3~4그릇
채소류	생채소 1컵 자른/요리한 채소 반컵 야채 주스 반컵	4-5	생채소 4~5컵 자른/요리한 채소 2~2.5컵 야채 주스 2~2.5컵	잎채소 생것 1컵 익힌 채소 반컵	4-5	잎채소 생것 4~5컵 익힌 채소 2~2.5컵
과일류	중간 크기 과일 1개 말린 과일 1/4컵 생/냉동/캔 과일 반컵 과일 주스 반컵	4-5	중간 크기 과일 4~5개 말린 과일 1컵 생/냉동/캔 과일 2~2.5컵 과일 주스 2~2.5컵	야구공 크기 과일 1개 과일 주스 반컵	4-5	야구공 크기 과일 4~5개 과일 주스 2~2.5컵
유제품	우유/요거트 1컵 치즈 42.5g	2-3	우유/요거트 2~3컵 치즈 85~128g (슬라이스 4~6장)	저지방 우유 1컵 무가당 요구르트 1컵	2-3	저지방 우유 2~3컵 무가당 요구르트 2~3컵
어육류	육류/가금류/생선 28g 달걀 1개	6 이하	육류/가금류/생선 170g 이하 달걀 6개 이하	익힌 고기 30g 생선 작은 것 1토막 달걀 1개	6 이하	익힌 고기 180g 이하 생선 작은 것 6토막 이하 달걀 6개 이하
견과류	땅콩 1/3컵 or 42.5g 땅콩버터 2큰술 씨앗류 2큰술/14g 익힌 콩 (말린 콩/완두콩) 반컵	주 4~5	땅콩 1.5컵 or 170~213g 땅콩버터 8~10큰술 씨앗류 8~10큰술 /57~71g 익힌 콩(말린 콩/완두콩) 2.5컵 씨앗류 2큰술/14g 익힌 콩(말린 콩 2~2.5/ 완두콩) 2~2.5	익힌 콩 반컵 견과류 1/3컵	주 4~5	익힌 콩 2~2.5컵 견과류 1.5컵
지방류	마가린 1작은술 식용유 1작은술 마요네즈 1큰술 샐러드드레싱 2큰술	2-3	마가린 2~3작은술 식용유 2~3큰술 마요네즈 2~3큰술 샐러드드레싱 4~6큰술	기름 1작은술 마요네즈 1큰술	2-3	기름 2~3작은술 마요네즈 2~3큰술
당류	설탕/젤리/잼 1큰술 샤베트/젤라틴 반컵 레몬에이드 1컵	주 5 이하	설탕/젤리/잼 5큰술 이하 샤베트/젤라틴 2.5컵 이하 레몬에이드 5컵 이하	설탕 1큰술 잼 1큰술	주 5 이하	설탕 5큰술 이하 잼 5큰술 이하
나트륨			하루 2300mg 이하			

수 있습니다. 이때는 한 끼 권장량으로 간단히 정리한 요약표 [자료 3-23]을 참고해볼 수 있습니다.

[자료 3-23] DASH 식단 한 끼 권장량

분류	순서	종류	1회량	하루 총 횟수
곡물류	A	빵	2~2.5쪽	3
	B	밥	1공기	
	C	삶은 국수	1그릇	
채소류	A	잎채소 생것	1.5컵	3
	B	익힌 채소	0.7컵	
과일류	A	야구공 크기 과일	1.5개	3
	B	과일 주스	0.7컵	
유제품	A	저지방 우유	1컵	3
	B	무가당 요구르트	1컵	
어육류	A	익힌 고기	60g 이하	3
	B	생선 작은 것	2토막 이하	
	C	달걀	2개 이하	
견과류	A	익힌 콩	0.1컵(3~5알)	3
	B	견과류(아몬드)	0.1컵(3~5알)	
지방류	A	기름	0.7작은술	3
	B	마요네즈	0.7큰술	
당류	A	설탕	0.2큰술 이하	3
	B	잼	0.2큰술 이하	

※ 나트륨은 1일 총량 2300mg 이하로 제한함

표를 보면, 각 분류별로 제시된 항목 중(A, B, C)에서 한 가지를 골라서 총 3회를 채우는 방식으로 식단을 구성하면 됩니다. 예를 들어 한 끼에 곡물류 B(밥 1공기), 채소류 A(잎채소 생것 1.5컵), 과일류 A(과일 1.5개), 유제품 A(저지방 우유 1컵), 어육류 B(생선 작은 것 2토막 이하), 견과류 A(익힌 콩 3~5알), 지방류 A(기름 0.7작은술), 당류 A(설탕 0.2큰술 이하)를 사용해 요리를 만들어 먹으면 됩니다.

앞서 제시한 양은 기초대사량 2000kcal인 성인을 기준으로 합니다. 따라서 아래 공식에 따라 본인의 기초대사량을 계산한 후 각자 필요한 양을 다시 조정해야 합니다. 혹은 2장에서 자세히 알아보았던 기초대사량 계산법을 참조해 본인의 기준치를 산정해보는 것도 좋은 방법입니다.

해리스-베네딕트(Harris-Benedict) 공식

남자: 66.47+(13.75×체중)+(5×키)-(6.76×나이)
여자: 665.1+(9.56×체중)+(1.85×키)-(4.68×나이)

DASH 식단의 핵심은 염분을 줄이는 것이며, 염분을 줄여야 혈압이 호전됩니다. 당뇨병환자는 시간이 지나면서 고혈압이 동반될 가능성이 매우 높습니다. 따라서 염분을 조절하는 DASH 식단은 당뇨병환자에게도 효과적인 식사법이 될 수 있습니다.

물론 일반적인 당뇨병 식단과 비교했을 때 차이가 좀 있습니다. DASH 식단은 과일의 총량이 좀더 많고, 기본 탄수화물 식사인 밥,

빵, 국수 등의 양도 상대적으로 많은 편입니다. 하지만 동시에 어육류, 콩류 같은 단백질 식품이 충분히 포함되어 있고 다른 첨가물이 줄어든 구성이므로, 당뇨병환자에게도 유용하게 활용 가능합니다. 다만 혈당 조절을 위해서 탄수화물 총량을 조금 줄여주면 더 좋습니다. 예를 들어 매끼 밥 세 숟갈이나 빵 한 쪽 정도를 덜고, 고기나 생선은 한 입 정도 더 늘리는 방식으로 조정할 수 있습니다.

이처럼 탄수화물만 살짝 조절한 DASH 식단은, 혈당 조절과 혈압 관리를 동시에 도울 수 있는 실용적인 방법이 될 수 있습니다.

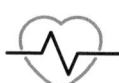

특정 식단 및 식이요법(3): 채식

당뇨병환자에게 채식은 쉽지 않은 선택입니다. 동물성 단백질을 포기한 식단은 선택지가 너무 협소해지기 때문입니다. 그렇지만 단기간 체중 감량을 위한 활용은 가능하므로, 채식에 대해 자세히 알아보겠습니다.

채식에는 여러 가지 유형이 있습니다. 기본적으로 채식을 지향하되 필요에 따라 일부 동물성 식품을 섭취하는 데는 여러 방식이 존재합니다. 플렉시테리언(Flexitarian)은 주로 채식을 하되, 상황에 따라 소량의 육류나 생선을 간헐적으로 섭취합니다.

한편 생선, 해산물은 섭취하되, 다른 육류(소, 돼지, 닭 등)는 제한하는 페스코 채식(Pescatarian)이 있습니다. 계란(ovo), 유제품(lacto)은 섭취하지만, 육류, 생선, 해산물을 배제하는 락토-오보 채식(Lacto-ovo vegetarian)도 있습니다. 그리고 유제품만 섭취하고, 계란, 육류, 생선, 해산물은 배제하는 락토 채식(Lacto vegetarian)도 있습니다. 가장 엄격한 형태로 모든 동물성 식품(육류, 생선, 유제품, 계란, 꿀 등)을 일절 섭취하지 않는 채식을 비건(Vegan)이라고 합니다.

당뇨병환자가 채식 식단을 고려할 때는, 동물성 식품을 어느 정도로 허용하는지에 따라 단백질, 무기질, 비타민의 섭취 상황이 크게 달라질 수 있습니다. 따라서 채식의 목적과 실천 수준에 따라 영양소 균형을 세심하게 고려해야 합니다.

[자료 3-24] 채식주의 유형별 구분과 식품 섭취 기준

채식주의 유형	허용 식품	제한(배제) 식품	특징/설명
비건 (Vegan)	- 모든 식물성 식품 (곡류, 채소, 과일, 콩류, 견과류, 씨앗류 등) - 일부 비건들은 비건 전용 가공품(두유, 식물성 치즈, 식물성 버터 등)도 섭취	모든 동물성 식품 (육류, 생선, 해산물, 가금류, 달걀, 유제품, 꿀 등)	- 동물성 식품을 일절 섭취하지 않음 - 동물성 원료가 들어간 의류, 화장품도 지양하는 경우가 많음
락토(Lacto) 채식	- 식물성 식품 전반 - 유제품(우유, 치즈, 요거트 등)	- 육류, 생선, 가금류, 해산물, 달걀 등 동물성 단백질 - 일부는 유제품 내 첨가물(동물성 유래 성분)도 피함	유제품을 허용하고, 그 외 동물성 식품은 섭취하지 않음
오보(Ovo) 채식	- 식물성 식품 전반 - 달걀(계란)	- 육류, 생선, 가금류, 해산물, 유제품 등 - 꿀 섭취 여부는 개인에 따라 다름	- 달걀은 허용, 나머지 동물성 식품(유제품 포함)은 섭취하지 않음

구분	허용 식품	제한 식품	특징
락토-오보 (Lacto-ovo) 채식	- 식물성 식품 전반 - 유제품 　(우유, 치즈 등) - 달걀(계란)	- 육류, 생선, 가금류, 해산물 등 - 꿀 섭취 여부는 개인에 따라 다름	- 가장 흔히 알려진 전통적인 채식주의 형태 - 유제품, 달걀은 허용
페스코 (Pescatarian) 채식	- 식물성 식품 전반 - 생선, 해산물 (어류, 조개류 등) - 유제품, 달걀 섭취 여부는 개인차 있음	붉은 고기, 가금류 (소, 돼지, 닭, 오리 등)	- 생선, 해산물은 먹지만, 붉은 고기나 가금류는 피함 - 건강, 환경, 종교적 이유 등 다양한 이유로 선택
폴로(Pollo) 채식	- 식물성 식품 전반 - 가금류(닭, 오리 등) 허용 - 유제품, 달걀 섭취 여부는 개인차 있음	붉은 고기(소, 돼지, 양 등), 생선, 해산물 여부는 개인에 따라 다를 수 있음	- 붉은 고기를 배제하지만, 가금류는 허용 - 페스코와는 달리 생선은 제한하기도 함
플렉시테리언 (Flexitarian)	채식을 기본으로 하되, 경우에 따라 소량의 육류, 생선, 달걀, 유제품 등을 제한적으로 허용	엄격한 제한 식품은 없으나, 개인적으로 동물성 식품 섭취를 최소화하려는 경향	- 가장 유연한 형태의 채식 - 건강이나 윤리적 이유로 동물성 섭취를 크게 줄이되, 완전히 배제하지는 않음
로 푸드 비건 (Raw Vegan)	가열하지 않은(또는 저온 가열) 식물성 식품만 섭취(생과일, 채소, 생견과류, 씨앗류, 발아 곡물 등)	- 모든 동물성 식품 - 40~48℃ 이상 조리한 모든 식품	- 비건 중에서도 생식만 허용 - 음식의 영양소 파괴를 최소화한다는 주장, 안전성과 실천 난이도는 개인차 있음

채식의 긍정적인 영향

채식 식단은 당뇨병 관리와 대사 건강에 긍정적인 영향을 줄 수 있습니다. 통곡물, 콩류, 채소, 견과류 같은 식물성 식품에는 식이섬유가 풍부해, 섭취 시 식후 혈당 스파이크가 완화될 수 있습니다. 동시에 장내 미생물 환경을 개선해 인슐린 감수성 향상에도 도움을 줍니다. 일반적으로 채식은 열량 밀도가 낮고, 포만감을 주기 때문에 과도한 칼로리 섭취를 억제하는 데에도 도움이 됩니다. 게다가 육류와 유제품 등을 제한함으로써 포화지방과 콜레스테롤 섭취는 줄어들고, 견과류, 씨앗류, 올리브유 등에서 얻는 불포화지방은 늘어납니다. 채소, 과일에서 얻는 항산화 물질 섭취도 늘어납니다. 결과적으로 나쁜 콜레스테롤(LDL 콜레스테롤) 감소, 혈압 개선 등 심혈관계 위험 감소 및 대사증후군 개선 효과를 기대할 수 있습니다.

 채식의 치명적인 단점

하지만 채식에 긍정적인 면만 존재하는 것은 아닙니다. 비건(Vegan)에 가까워질수록 동물성 단백질의 공급이 부족해지기 쉽습니다. 그 결과 비타민 D, 비타민 B12, 철분, 칼슘, 아연 등 일부 영양소가 결핍되는 위험이 발생할 수 있습니다. 이러한 경우에는 영양제를 통해 별도로 보충해줄 필요가 있습니다. 또한 콩류(대두, 병아리콩 등),

견과류, 씨앗류(치아씨, 아마씨 등)로 단백질을 보충해야 합니다.

물론 콩을 이용한 콩 고기, 두부 등의 식물성 단백질 식품도 많이 있습니다. 하지만 그 종류가 비교적 제한적이기 때문에 다양한 식단을 구성하는 것이 어려울 수 있습니다. 채식 식단에서 단백질의 섭취가 부족해지면 그 빈 자리를 탄수화물, 지방이 채우게 됩니다. 이처럼 영양 구성이 망가지면, 혈당이 상승하고 체중이 증가하는 부작용이 나타날 수 있습니다.

게다가 기본적으로 채식에는 곡류나 당류 섭취에 특별한 제한을 두지 않습니다. 그래서 부족한 단백질을 보충하려다가 정제 탄수화물을 과다 섭취하게 되어 식후 혈당이 더 악화될 수 있습니다. 채식 식단에는 섬유질이 풍부해 과민성 대장 증후군이 심한 일부 사람들에게는 장내 가스 증가, 복부 팽만감, 설사 등의 소화기 증상이 나타날 수도 있습니다. 그리고 육류 대신 튀긴 두부, 식물성 기름, 견과류만 섭취하면 총 칼로리 과잉이나 포화지방 편중이 생길 수 있습니다. 따라서 올리브유, 들기름, 아보카도유, 등푸른 생선 같은 불포화지방을 의식적으로 선택하는 것이 바람직합니다.

채식이 당뇨병환자에게 미치는 영향

채식이 당뇨병에 미치는 영향을 연구한 논문들도 있습니다. 2009년에 2형 당뇨병환자를 대상으로 저지방 비건 식단과 기존 당뇨 식단(ADA 지침)을 비교한 연구[A low-fat vegan diet and a conventional diabetes diet in the treatment of type 2 diabetes(Am J Clin Nutrition, 2009)]가 있었습니다. 이 연구에서 비건 식단 그룹의 당화혈색소가 더 유의미하게 감소했고, 체중 감량과 LDL 콜레스테롤 수치 개선 효과도 더 컸습니다. 또한 대규모 코호트 연구[Vegetarian diets and incidence of diabetes in the Adventist Health Study-2(Nutrition Metabolism Cardiovascular Diseases, 2013)]에서 채식 유형(락토오보, 페스코, 비건 등)과 당뇨병 유병률을 비교 분석한 결과도 있습니다. 연구 결과는 채식 그룹이 일반식 그룹보다 당뇨병 발생 위험이 낮은 것으로 나타났습니다. 이러한 결과들을 종합하면 채식 위주 식단이 체중 감소, 혈당 조절, 혈중 지질 개선 등 여러 면에서 일반 식단보다 통계적으로 유의미한 효과를 보일 수 있음이 입증된 셈입니다.

채식을 해보고 싶은 당뇨병환자라면

채식을 해보고 싶은 당뇨병환자라면 다음과 같은 원칙을 고려해 식단을 구성해야 합니다. 우선 일일 필요 칼로리에서 단백질을 최소 20% 정도로 충분히 확보합니다. 식물성 단백질이 풍부한 두부 요리, 콩 고기, 콩 볶음, 메밀 요리 등을 매 끼니 적극 활용해야 합니다. 그리고 판매하고 있는 채식 식품들(비건 빵, 비건 식품)의 영양 성분표와 원재료를 꼭 확인해서 밀가루, 당 함량이 낮은 제품을 선택해야 합니다. 지방 선택도 중요합니다. 포화지방보다는 올리브유, 들기름, 아보카도유와 같이 불포화지방을 더 많이 사용하는 식단 구성이 바람직합니다. 아울러 채식 식단에서 결핍될 수 있는 칼슘, 철분, 단백질, 비타민 B12 등의 영양소는 보충제를 통해 보완합니다.

결과적으로 채식은 단백질 총량 확보와 균형 잡힌 영양 관리가 필요하기 때문에 당뇨병환자에게 쉽지만은 않은 선택입니다. 하지만 단기간 체중 감량이나 혈당 조절을 목표로 한다면, 적절한 계획하에 충분히 시도해볼 수 있는 식단입니다.

특정 식단 및 식이요법(4):
간헐적 단식(IF, Intermittent Fasting)

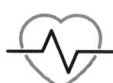

유용한 다이어트 방법인 간헐적 단식은 과연 당뇨병환자에게는 어떻게 작용할까요? 무작정 "간헐적 단식을 하지 말라"는 말보다는 장단점을 정확히 이해하고, 안전하게 적용할 수 있는 점은 활용해보기 바랍니다.

간헐적 단식(IF, Intermittent Fasting)은 말 그대로 '간헐적으로 단식 상태를 유지하는 식습관'을 말합니다. 대부분의 사람은 일상적으로 하루에 세끼를 먹어왔습니다. 이와 달리 간헐적 단식은 단식(금식) 시간과 식사 시간을 명확하게 구분하는 것이 가장 큰 특징입니다.

여러 가지 방법이 있지만, 기본적인 개념은 같습니다. 일정 시간 공복을 유지하고, 식사 시간에는 과도한 폭식을 피하고 영양소가 고르게 포함된 식사를 하는 것이 핵심입니다. 이 방식은 체중 감량뿐만 아니라 인슐린 감수성 개선과 대사 건강 회복에도 도움이 된다는 연구 결과가 보고되고 있습니다.

간헐적 단식의 여러 가지 방법

가장 널리 알려진 방법은 16 : 8 방식입니다. 하루 24시간 중 16시간은 단식하고, 나머지 8시간 동안 식사를 하는 것입니다. 예를 들어 오후 8시에 저녁 식사를 마친 후 다음 날 낮 12시에 첫 끼를 먹는 식으로 공복 시간을 확보할 수 있습니다. 5 : 2 방식도 있는데, 일주일 동안 5일은 평소처럼 식사하고, 2일은 하루 500~600kcal 정도로 칼로리를 극도로 제한하는 방법입니다.

1일 1식(OMAD, One Meal A Day) 방식도 있습니다. 하루에 한 끼만 먹어 필요한 열량과 영양소를 한번에 섭취하는 방법입니다. 이 방식은 공복 시간이 길어 난이도가 높고, 영양 불균형에 특히 주의해야 합니다. 격일 단식(Alternate Day Fasting)도 있습니다. 말 그대로 하루는 단식하고, 하루는 정상적인 식사를 번갈아가며 반복하는 방식입니다. 단식일에는 칼로리를 거의 섭취하지 않거나(약 500kcal 이하) 물이나 칼로리가 없는 음료만 마시는 경우가 많습니다.

간헐적 단식의 긍정적 효과 및 주의사항

그렇다면 간헐적 단식이 우리 몸에 어떤 영향을 줄까요? 간헐적 단식을 하면 혈당이 낮은 상태가 지속되면서 혈중 인슐린 농도도 낮게 유지됩니다. 이로 인해 체지방 연소가 활발해지고 체중 감량에 도움이 될 수 있습니다. 동시에 인슐린 민감성이 향상되고, 식후 혈당 스파이크가 줄어듭니다. 그래서 2형 당뇨병이나 대사 증후군 개선에 긍정적인 효과를 보인다는 연구 결과도 있습니다.

또한 일정 시간 이상 단식이 지속되면, 세포가 오래된 단백질이나 노폐물을 처리하고 재활용하는 오토파지(Autophagy) 과정이 활성화될 수 있다는 연구 결과도 있었습니다. 오토파지가 촉진되면 세포 재생에 도움이 되고 노화가 지연되는 효과가 있습니다. 이렇게 간헐적 단식은 여러모로 긍정적인 효과를 기대할 수 있습니다.

하지만 당뇨병환자는 주의해야 할 점이 매우 많습니다. 우선 당뇨병환자의 다이어트는 체중 감량보다 내장 지방의 감량에 초점을 맞춰야 합니다. 운동 없이 식이 요법만으로 감량을 시도한다면 오히려 근육 손실과 대사 기능 저하를 일으킬 수 있습니다. 차라리 식이 요법을 완벽하게 지키지 못하더라도, 꾸준한 운동을 통해 근력을 유지하고 늘리는 것이 훨씬 더 낫습니다.

또한 당뇨약을 먹거나 인슐린을 투약하는 환자에게 간헐적 단식과 같은 절식이나 금식은 저혈당을 유발할 수 있습니다. 저혈당이 발생하면 현기증, 피로, 두근거림, 심할 경우에는 의식 저하로 이어질 수 있습니다.

게다가 간헐적 단식의 식사 시간에는 '오래 굶었으니 괜찮다'라는 보상 심리로 많은 양의 음식을 한꺼번에 섭취하게 됩니다. 이때 과식이나 폭식을 하게 되면 급격한 혈당 상승과 과도한 인슐린 분비가 나타나 췌장 기능 악화로 이어질 위험이 있습니다. 그러므로 췌장의 건강을 위해서라도, 당뇨병환자의 간헐적 단식은 신중히 검토해서 결정해야 할 문제입니다.

간헐적 단식에 대한 학회의 입장

2022년, 대한 당뇨병학회에서는 간헐적 단식(IF), 주기적 단식, 격일 단식 등과 관련된 다양한 메타분석 결과를 내놨습니다. 이런 식사법을 시행한 환자군에서, 체중, 허리둘레, 체지방량, 혈압뿐만 아니라, 당화혈색소, 공복혈당, 중성 지방, 콜레스테롤 등의 수치에서 대조군과 비교했을 때 유의미한 차이가 없었다고 발표했습니다. 특히 간헐적 단식은 비만, 고혈압 환자군에서 이득에 대한 근거 부족으로 공식적인 권고가 보류되었습니다.

무엇보다 당뇨병환자는 저혈당, 케톤산증과 같은 심각한 부작용 가능성이 크고, 이에 대한 연구 자료 자체가 아직은 부족하다는 이유였습니다. 따라서 현재까지도 대한 당뇨병학회에서는 '2형 당뇨병 성인은 간헐적 단식을 시행하지 않도록 하십시오'라는 입장을 고수하고 있습니다.

간헐적 단식은 본질적으로 '언제 먹고, 언제 먹지 않을지'를 조절해 신체 대사 리듬을 변화시키는 식습관입니다. 적절히 적용하면 체중 감량과 대사 건강 개선에 도움이 될 수 있습니다. 하지만 당뇨병환자에게는 저혈당 발생 위험, 영양소 결핍 가능성, 췌장 기능 악화

가능성 등이 존재합니다.

 이런 위험 요소들을 고려할 때, 간헐적 단식을 장기간 시행하는 것은 권장되지 않습니다. 그럼에도 불구하고 단기간 체중 감량이 목표인 상황에서는, 개인의 건강 상태를 면밀히 살피면서 조절한다면 단기 전략으로 활용할 수는 있습니다. 따라서 자신의 건강 상태와 목표를 고려해 신중하게 고민한 후 선택하기 바랍니다.

당뇨환자에게 술은 어떤 영향을 미치나요?

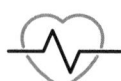

당뇨병환자가 술을 아예 끊을 수 있으면 얼마나 좋을까요? 그렇지만 말처럼 쉽지는 않은 일입니다. 당뇨병환자는 음주가 당뇨병에 얼마나 안 좋은지를 자세히 알고, 조금씩이라도 줄여볼 수 있도록 노력해야 합니다.

당뇨병환자에게 술(알코올)은 복합적인 영향을 미칩니다. 비당뇨인을 대상으로 한 일부 역학 연구에서는 '적당한 음주가 2형 당뇨병(T2DM)의 발생 위험을 약간 낮출 수 있다'는 결과도 있습니다. 하지만 이미 당뇨병이 있는 환자에게는 위험합니다. 저혈당 위험, 중성지방 증가, 간 손상 위험, 잉여 칼로리로 인한 체중 증가 등의 다양한 문제를 야기할 수 있습니다. 특히 인슐린이나 경구 혈당 강하제를 사용하는 환자는 음주 시 혈당 조절이 예측 불가능해지므로, 반드시 주의가 필요합니다. 음주 시에 나타날 수 있는 문제점들을 자세히 살펴보겠습니다.

술을 마시면 저혈당 위험이 올라가는 이유

첫째로 음주는 저혈당 위험을 증가시킵니다. 술을 마시면 간에서 포도당을 새로 만드는 작용(당 신생)이 억제됩니다. 즉 우리 몸이 필요할 때 혈당을 올릴 수 있는 기능이 약해지는 것입니다. 그런데

음주 후 공복 혈당이 낮아지는 이유

여기에 인슐린이나 설포닐우레아 계열 약물(예: 글리메피리드, 글리클라자이드 등)을 함께 사용하는 경우, 혈당을 떨어뜨리는 약과 술의 작용이 겹치게 되어 저혈당 위험이 더 커질 수 있습니다. 또한 음주 중 식사 섭취가 불규칙하거나, 탄수화물 섭취가 부족하면 저혈당 위험이 더욱 높아집니다. 그래서 미국 당뇨병협회(ADA)에서는 '당뇨병환자가 술을 마실 경우, 반드시 탄수화물을 함께 섭취할 것'을 권고하고 있습니다(ADA Standards of Medical Care in Diabetes, 2023).

술 마시기 전, 마시는 중, 마신 후에도 혈당을 주기적으로 확인하는 습관이 중요합니다. 특히 음주 후에 저혈당이 늦게 나타나는 경우도 있으므로, 자기 전에 추가로 혈당을 확인하면 도움이 됩니다.

술을 마시면 고혈당 위험이 올라가는 이유

둘째, 음주 시 고혈당도 큰 문제가 됩니다. 술의 종류에 따라 당 함량이 매우 높을 수 있습니다. 맥주, 달콤한 칵테일, 과실주, 막걸리

등은 당(탄수화물) 함량이 높아 혈당을 빠르게 올릴 수 있습니다.

따라서 가능하면 당 함량이 적거나 없는 드라이 와인, 위스키, 보드카, 진, 소주 등을 선택하는 것이 그나마 낫습니다. 또한 술을 탄산음료나 과일 주스 등 단 음료와 함께 섞는 것도 피해야 합니다. 공복에 술을 마시면 저혈당 위험이 높아지지만, 그렇다고 아무 음식이나 안주로 마음껏 먹으면 오히려 고혈당이 발생할 수 있습니다. 고탄수화물, 고지방, 고칼로리 안주는 피하고, 채소나 단백질 위주의 안주를 적당량 곁들이는 것이 바람직합니다.

셋째, 술은 열량이 매우 높습니다. 에탄올은 1g당 약 7kcal로, 단백질(4kcal), 탄수화물(4kcal)보다 훨씬 높은 고칼로리 성분입니다. 게다가 술과 함께 먹는 안주는 대부분 고지방, 고탄수화물 식품이 많습니다. 술과 안주를 같이 먹다 보면 체중이 증가하고, 체중이 늘면 인슐린 저항성이 더욱 악화되며, 이는 다시 혈당 조절을 어렵게 만드는 악순환이 반복될 수 있습니다.

지질 대사와 간에 악영향을 주는 음주

넷째, 알코올은 중성 지방 합성을 촉진하고 지방간을 유발하거나 악화시킬 수 있습니다. 당뇨병환자들은 이미 이상지질혈증, 고혈압, 복부 비만 같은 대사증후군이 동반된 경우가 많습니다. 술을 마시면 지질 대사에 악영향을 주어 건강 상태가 더 악화될 수 있습니다.

다섯째, 알코올은 간의 해독 기능에 부담을 줍니다. 당뇨병이 있으면 간에도 인슐린 저항성이 존재하고 만성 염증 상태가 지속됩니다. 그런데 과도한 음주는 이 염증 반응을 가속화해 간 손상을 심화시킬 수 있습니다. 이 과정이 진행되면 단순 지방간 상태에서 알코올성 간염을 거쳐, 결국에는 간경변까지 빠르게 악화될 위험도 있습니다.

술을 마시면 당뇨병이 덜 생긴다?

사실 일반 인구 집단을 대상으로 한 관찰 연구에서는 다소 흥미로운 결과도 있습니다. 대표적인 연구는 2005년에 있었던 메타분석 연구입니다[Moderate alcohol consumption lowers the risk of type 2 diabetes: a meta-analysis of prospective observational studies(Diabetes Care, 2005)]. 이 연구에서는 소주 1~2잔, 맥주 반 캔에서 한 캔 정도에 해당하는 매우 적은 양(10~20g/일)의 음주는 오히려 제2형 당뇨병의 발생 위험을 약간 낮출 수 있다고 보고된 바 있습니다. 이를 'J 커브 현상'이라고 부릅니다. 음주량이 전혀 없는 집단보다, 소량 마시는 집단에서 오히려 질병 위험이 더 낮게 나타나고, 음주량이 많아질수록 다시 위험이 높아지는 형태를 의미합니다.

그러나 이미 당뇨병이 있는 환자에게 이 효과가 동일하게 적용된다는 언급은 없었습니다. 또한 치료 목적으로 음주를 권고할 수 있는 확실한 근거도 부족합니다.

미국과 우리나라의 당뇨병환자 권고 음주량

미국 당뇨병학회(ADA)에서는 당뇨병환자가 음주를 할 경우, 여성은 하루 1잔, 남성은 하루 2잔(1잔 = 약 14g 알코올, 예: 맥주 350ml, 소주 100ml 정도(2잔)) 이하로 제한을 권고합니다. 그리고 저혈당 예방을 위해 반드시 탄수화물을 함께 섭취할 것을 권장합니다. 대한 당뇨병학회에서도 ADA와 유사한 입장을 취하고 있습니다. 음주는 최대한 자제하되 부득이한 경우에는 하루 1~2잔 이하로 제한하도록 권고합니다. 특히 당뇨병성 콩팥병증, 간 질환 등 합병증의 유무, 그리고 복용중인 당뇨약의 종류와 복용 상황을 반드시 고려해 음주 여부와 허용량을 개별적으로 조정해야 합니다.

최근 삼성 서울병원에서는 당뇨병환자들을 대상으로 술과 암에 관한 연구를 진행했습니다. 이 연구에서는 당뇨병환자가 지속적으로 맥주(1잔 = 250ml)나 소주(1잔 = 50ml)를 평균 2~3잔 정도 마시면 담도계 암의 발생 위험이 증가한다는 결과가 나타났습니다. 물론 하루 딱 한 잔 이하의 극소량 음주는 공복 혈당을 일부 호전시키고, 관상동맥질환의 위험을 낮춘다는 결과도 나타났습니다. 하지만 이 역시 당뇨병환자 중에서도 합병증이 없고, 간질환 등 다른 질환이 동반되지 않으며, 평상시 혈당 조절이 잘 되는 일부 환자에게만 국한된 결과였습니다. 그러므로 암 발생의 측면에서 보면, 당뇨병환자는 건강한 성인의 음주 적정량(남성 하루 2잔 이하, 여성 하루 1잔 이하)보다 조금 더 엄격하게 음주량을 제한해야 합니다.

[자료 3-25] 주종별 표준음주량 비교

1표준잔 (알코올 14g)	
맥주(약 5% 알코올)	1캔(355ml)
와인(약 12% 알코올)	1잔(150ml)
증류주(약 40% 알코올) (위스키, 진, 보드카, 소주 등)	소주잔 1잔(50ml)

[자료 3-26] 일반 성인 일일 음주 권장량(WHO)

성인 남성	하루 최대 2표준잔(알코올 약 28g 이하)
성인 여성	하루 최대 1표준잔(알코올 약 14g 이하)
예시: 남성 기준 하루에 맥주 500ml 정도(알코올 5% 기준)는 보통 2표준잔에 근접	

결론적으로 당뇨병환자의 경우, 무조건 술을 완전히 끊어야 하는지는 환자의 상태에 따라 달라질 수 있습니다. 그렇다 하더라도 일반적으로는 음주에 매우 신중해야 하며, 가급적이면 피하는 것이 가장 안전한 선택입니다. 부득이하게 음주를 해야 하는 상황이라면 적은 양으로, 식사와 함께, 당이 적게 포함된 술 종류를 선택하는 것이 바람직합니다. 또한 음주 전후로 혈당을 철저히 확인하는 습관을 가져 저혈당이나 혈당 급변동의 위험을 줄여보기 바랍니다.

당뇨환자에게 담배는 어떤 영향을 미치나요?

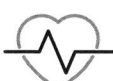

당뇨병환자에게 술보다 더 나쁜 것이 담배입니다. 당뇨병도 담배도, 혈관에 악영향을 미치기 때문입니다. 줄담배를 피우는 당뇨병환자는 심근경색, 뇌경색을 향한 급행열차를 탄 것이나 다름없습니다.

당뇨병환자에게 담배는 특히 더 큰 위험 요인이 됩니다. 이미 당뇨병 자체로 인해 혈관 손상이 잘되는데, 흡연이 추가적인 혈관 손상과 대사 교란을 일으키기 때문입니다.

외래 당뇨병환자 한 분이 당뇨병성 신경병증이 너무 심해, 손과 발끝이 저려서 잠을 못 이룰 정도였습니다. 혈액순환이 안 되다 보니 한여름에도 손발이 차가웠습니다. 환자분과 딱 3개월만 금연해 보기로 약속했고, 처음에는 별 다른 호전이 없었습니다. 그렇지만 3개월이 지날 무렵에는 거짓말처럼 손발의 저림이 나아졌습니다. 이렇게 흡연이 당뇨병환자에게 미치는 악영향은 정말 다양합니다.

담배 속 니코틴 등과 인슐린 저항성의 관계

첫째, 담배 속 니코틴(nicotine)을 비롯한 여러 화학 물질이 다양한 기전을 통해 우리 몸에서 인슐린 저항성을 높이고 혈당 조절을 악화시킵니다.

니코틴은 뇌와 부신 수질에 작용해 아드레날린(adrenalin), 노르에피네프린(norepinephrine) 같은 카테콜아민(catecholamine) 호르몬의 분비를 증가시켜 교감 신경계가 활성화됩니다. 이 호르몬은 간에 저장된 글리코겐을 포도당으로 전환해 혈액으로 방출하게 만들고, 이로 인해 혈당이 상승합니다. 동시에 지방 조직에서는 지방을 분해해 유리 지방산(FFA, Free Fatty Acid) 농도를 증가시킵니다. 혈중 유리 지방산이 많아지면 간과 근육 등 말초 조직에서 인슐린 수용체의 작용이 방해를 받습니다. 이로 인해 인슐린 민감성이 떨어져 인슐린 저항성이 높아집니다. 결론적으로 담배는 교감 신경계를 활성화시켜 혈당을 높이고, 인슐린 저항성을 높여 당뇨병을 악화시킵니다.

만성 염증과 산화 스트레스를 유발하는 흡연

둘째, 담배는 만성 염증과 산화 스트레스를 유발합니다. 이 2가지는 대사 조절에 중요한 역할을 하는 간, 근육, 지방 조직에서 인슐린이 제대로 작동하지 못하게 만드는 주요 원인입니다. 니코틴이 우리 몸의 면역 반응을 자극하면 TNF-α, IL-6 등의 염증성 사이토카인의 분비가 늘어납니다. 이러한 염증성 물질들은 인슐린 수용체의 작용을 방해하고 인슐린 신호 전달 경로를 저해합니다.

또한 담배 연기 속 일산화탄소(CO), 활성 산소(Free radicals)와 같은 여러 유해 물질들이 체내 항산화 기전을 방해하고, 세포 손상을 일으킵니다. 결국 산화 스트레스가 과도하게 발생해, 인슐린의 작용을 방해하고 혈관 내피 세포에 손상을 일으킵니다.

혈관을 손상시켜 각종 합병증을 유발하는 흡연

셋째, 흡연은 당뇨병환자의 혈관에 심각한 손상을 일으켜 미세 혈관 및 대혈관 합병증의 발생 위험을 크게 높입니다. 당뇨병 자체가 만성 염증을 일으키는 질환입니다. 혈당이 높아지면 당 산화 물질과 염증 물질이 계속 만들어져 혈관을 서서히 망가뜨립니다. 그런데 여기에 담배 속 독성 유해 물질까지 더해지면, 혈관의 내피 세포 손상이 가속화되고 염증 세포의 작용이 빠르게 촉진됩니다. 그 결과 혈관 벽에 각종 찌꺼기가 더 많이 쌓이고 굳어지게 됩니다.

이 손상들은 처음에는 눈, 콩팥, 발끝 같은 작은 혈관(미세 혈관)부터 영향을 받습니다. 그래서 당뇨병성 콩팥병증, 망막병증, 신경병증 같은 미세 혈관 합병증이 먼저 나타나게 됩니다. 우리나라 당뇨병환자 2만 6천여 명을 대상으로 한 흡연과 당뇨 합병증에 관한 성균관

대학교의 연구가 있습니다. 이에 따르면 2009년에 미세혈관 합병증 발생 위험을 비교했을 때 2003년 이후 지속적으로 흡연을 한 당뇨병환자가 비흡연자보다 24% 더 높았습니다.

하지만 문제는 여기서 끝나지 않습니다. 미세 혈관 손상이 누적되면 결국엔 심장과 뇌 같은 대혈관까지 영향을 미칩니다. 그 결과 뇌경색, 심근경색 등의 치명적인 심뇌혈관 질환 합병증으로 이어질 수 있습니다. 이와 관련해 삼성서울병원에서 34만 명의 당뇨병환자를 대상으로 분석한 연구가 있습니다. 이 연구에서는 흡연하는 환자가 금연한 환자에 비해 심근경색과 뇌경색 발생률이 20%나 더 높다는 결과가 나왔습니다. 당뇨병환자에게 흡연은, 합병증을 앞당기고 생명을 위협할 수 있는 치명적인 위험 요소인 것입니다.

지질 대사에도 악영향을 주는 담배 속 니코틴

넷째, 담배 속 니코틴은 혈중 지질에도 악영향을 줍니다. 담배 중 특히 니코틴 성분은 나쁜 콜레스테롤(LDL 콜레스테롤) 상승, 좋은 콜레스테롤(HDL 콜레스테롤) 감소, 중성 지방 증가를 야기합니다. 이런 변화는 대사증후군 위험을 더욱 키우고, 인슐린 저항성을 고착화시킵니다. 안 그래도 혈관에 악영향을 끼치는 담배와 당뇨병의 조합에, 이상지질혈증까지 동반되면 혈관 건강은 급속도로 악화될 수밖에 없습니다. 실제로 [Active Smoking and the Risk of Type 2 Diabetes (JAMA, 2007)]

[Relation of Smoking with Total Mortality and Cardiovascular Events Among Patients with Diabetes Mellitus(Circulation, 2015)] 등의 대규모 메타분석 연구들은, 흡연이 당뇨병 발생 위험을 높일 뿐 아니라 이미 당뇨병이 있는 사람에게 심혈관 질환 및 사망률을 유의미하게 증가시킨다고 결론짓고 있습니다.

당뇨병환자에게 금연은 선택이 아닌 필수

하지만 희망적인 결과도 있습니다. 흡연을 중단하면 1~2년 이내에 심혈관 질환 발생 위험이 눈에 띄게 줄어들고, 5년 이상 금연을 유지하면 비흡연자 수준까지 회복된다는 연구[Relation of Smoking with Total Mortality and Cardiovascular Events among Patients with Diabetes Mellitus(Circulation, 2015)] 결과가 있습니다. 이러한 이유로 미국 당뇨병학회(ADA)와 대한 당뇨병학회의 가이드라인에서는 당뇨병환자에게 '금연은 선택이 아닌 필수'라고 강조합니다. 이는 단순히 혈당 조절의 문제를 넘어서, 혈관 건강과 생존율에 직결된 사안이기 때문입니다.

물론 금연은 단기적으로 체중 증가나 금단 증상이 나타날 수 있습니다. 하지만 심혈관 질환 예방, 합병증 감소, 사망률 감소 등의 중장기적 이점이 훨씬 큽니다. 따라서 당뇨병환자들은 반드시 금연을 실천해나가야 합니다.

당뇨환자는 외식을 어떻게 해야 할까요?

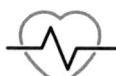

하루 세끼 중 한 끼라도 '밖에서' 먹는다는 것은 혈당 관리의 예측이 깨지는 순간임을 의미합니다. 외식을 완전히 피하기는 어렵습니다. 핵심은 '외식을 현명하게 즐기는 것'에 있습니다.

당뇨병환자라고 해서 외식을 완전히 피하는 것은 현실적으로 쉽지 않습니다. 다만 혈당 조절과 합병증 예방을 위해서는 외식을 할 때도 음식의 종류, 양, 조리법 등에 신경을 써야 합니다. 특히 외식은 소금, 설탕, 기름이 과하게 사용되는 경우가 많아, 무심코 먹다 보면 혈당과 체중이 빠르게 올라갈 수 있습니다. 또한 메뉴 선택이나 식사 순서, 먹는 속도에 따라서도 혈당 상승 폭이 달라질 수 있습니다.

따라서 외식을 하더라도 몇 가지 원칙을 알고 실천한다면, 일상 속에서 보다 안전하고 현명하게 식사를 즐길 수 있습니다. 당뇨병환자가 외식 시에 주의해야 할 점에 대해 순서대로 살펴보겠습니다.

외식 전 준비 사항

외식 전에는 식사 계획을 미리 세우고 혈당을 확인해야 합니다. 미리 어떤 음식을 먹을지 대략적으로 계획해두면 충동적으로 고칼로리, 고탄수화물 식단을 선택할 가능성이 줄어듭니다. 무엇을 먹을지 미리 생각하고, 외식 나가기 직전에 혈당을 확인해봅니다. 현재의 혈당 수치를 알고 있어야 식사량이나 당뇨약, 인슐린의 용량을 조절할 수 있습니다. 혈당 수치에 민감한 당뇨병환자분들은 식전 혈당이 150을 넘으면, '외식 때 과식하지 말아야겠다'는 생각 때문에 미리부터 입맛이 없어진다고 말하기도 합니다.

만약 식후 혈당에 직접 작용하는 속효성 인슐린을 투약하는 경우라면, 외식 시간, 식사량, 메뉴 선택에 따라 약을 복용하는 시간과 용량 조절이 필요할 수 있습니다. 예를 들어 평상시 집에서 보통의 식사를 할 때 속효성 인슐린을 6IU씩 맞던 환자라면, 외식 시에는 8~12IU까지 늘려볼 수 있습니다.

음식점을 고르는 방법

이제 음식점별로 조심할 점을 세세히 살펴보겠습니다. 먼저, 한식입니다. 한식은 반찬 종류가 다양하고 채소 반찬을 쉽게 선택할 수 있다는 장점이 있습니다. 하지만 대부분 밥을 흰쌀밥으로 제공하는 경우가 많으므로 밥 양의 조절이 필수입니다. 국, 찌개류는 국물에 나트륨이 많기 때문에, 국물보다는 건더기를 중심으로 먹어야 합니다. 또한 반찬 중 젓갈, 장아찌, 신 김치 등 짠 반찬은 최소화해야 나트륨 과다 섭취를 피할 수 있습니다.

다음은 양식을 살펴보겠습니다. 양식은 스테이크, 파스타, 피자 등 메뉴가 다양합니다. 스테이크를 먹을 때는 단순한 구이 방식(그릴)으로 조리한 것이 좋습니다. 파스타는 버터, 크림 소스보다는 토마토 베이스처럼 비교적 담백한 소스가 낫습니다. 그리고 파스타면은 정제 탄수화물이므로 면 양을 줄이거나, 현미, 통밀 파스타를 선택하는 것이 바람직합니다. 피자는 도우와 치즈의 조합으로 만들어져, 탄수화물과 지방이 모두 많이 들어간 메뉴입니다. 되도록이면 도우가 얇은 피자를 선택하고, 토핑에 채소, 해산물, 단백질이 많은 종류를 선택하면 그나마 낫습니다. 섭취량은 한두 조각 정도로 제한하고, 채소나 샐러드를 함께 곁들여 섭취 속도를 늦추는 것이 좋습니다.

중식(짜장면, 짬뽕, 탕수육 등)은 기본적으로 국물, 면류, 튀김류가 많아 혈당과 콜레스테롤 관리에 좋지 않습니다. 부득이하게 먹어야 한다면, 면 양을 줄이고, 면보다는 채소나 해산물 같은 건더기 중심으로 먹는 것이 좋습니다. 그리고 짜장 소스, 짬뽕 국물은 염분이 매우 높으므로 최소한으로만 먹어야 합니다. 또 탕수육은 튀김에 당분이 가득한 소스를 곁들여 먹는 방식이므로 피하는 것이 좋고, 가능하다면 팔보채, 양장피, 유산슬처럼 채소와 고기가 어우러진 요리를 소량 맛보는 정도로 제한해야 합니다.

다음은 일식입니다. 일식(초밥, 회, 우동 등)은 비교적 담백해 보일 수 있지만, 몇 가지 주의할 점이 있습니다. 우선 초밥은 밥 양이 많고 단 촛물이 들어가 있으므로, 생각보다 혈당을 올릴 수 있습니다. 따라서 밥 양을 줄이거나 사시미(회) 중심으로 먹어야 합니다. 간장, 와사비, 장국 등도 나트륨 함량이 높기 때문에 적당량만 섭취해야 합니다. 덮밥류(가츠동, 규동 등)는 양념에 설탕, 간장, 미림 등이 많이 들어가서, 당류와 나트륨 함량이 높습니다. 양념을 적게 하고 밥은 반 공기 정도로 줄이는 것이 좋습니다. 또 튀김(가라아게, 텐푸라 등)은 되도록이면 피하고, 꼭 먹어야만 한다면 반드시 소량만 곁들여야 합니다.

마지막으로 패스트푸드(버거, 치킨 등)를 살펴보겠습니다. 햄버거의 빵(번)은 정제 탄수화물, 감자 튀김은 고지방과 고탄수화물, 치킨은 고지방 식품이기 때문에 혈당과 지질 관리에 매우 불리합니다. 대부분 튀긴 고지방 음식으로 구성되어 있어 트랜스지방 함량도 높습니다. 따라서 가능하다면 먹지 않는 것이 가장 좋습니다.

부득이하게 먹어야 한다면 다음과 같은 방식으로 조절할 수 있습니다. 햄버거는 빵을 한쪽만 먹거나 양념을 덜어낸 속 재료만 먹도록 합니다. 메뉴 구성 시에는 드레싱 없이 샐러드만 추가하고, 탄산음료 대신 물이나 제로 음료를 선택해야 합니다. 튀김 메뉴의 경우는 구이나 오븐 베이크(오븐 조리) 등 기름 사용이 적은 것으로 대체하는 것이 좋습니다. 최근에는 구운 치킨을 판매하는 매장이 늘어나고 있으므로 가능하면 기름기가 적은 메뉴를 선택해보기 바랍니다.

메뉴를 선택할 때 주의할 점

　이렇게 미리 준비를 마치고 음식점에 도착한 후에는, 메뉴를 현명하게 선택하는 것이 중요합니다. 이때 핵심은 혈당 스파이크를 미연에 방지하는 것입니다. 외식 메뉴에서 흰쌀밥, 라면, 식빵 등 정제 탄수화물이 많이 포함된 음식은 양을 줄이는 것이 좋습니다. 가능하다면 현미밥, 메밀면, 호밀빵이 들어간 메뉴로 고르거나, 대체 가능한지 문의해보는 것도 좋은 방법입니다. 육류나 생선, 두부 등은 당뇨병환자에게 유익한 단백질 공급원이 될 수 있습니다. 다만 마요네즈, 크림이 많이 들어간 고지방 소스는 혈중 지질에 좋지 않으므로, 소스를 뿌리지 말고 따로 담아 달라고 요청하는 것이 바람직합니다. 그리고 재료를 기름에 구우면 포화지방 함량이 증가하므로, 구운 것보다는 삶거나 찐 것이 상대적으로 낫습니다.

　식이섬유 섭취도 중요합니다. 샐러드, 쌈 채소, 채소 볶음, 채소 구이 등을 메뉴에 충분히 포함시켜 식이섬유 섭취를 늘려야 합니다. 이렇게 하면 포만감이 증가하고 혈당 상승이 완화되면서, 탄수화물 섭취량도 자연스럽게 줄일 수 있습니다. 이때 샐러드 드레싱 또한 설탕, 시럽, 마요네즈가 많이 들어간 것은 피하고, 따로 담아 달라고 요청해 양을 조절하는 것이 좋습니다. 드레싱을 뿌려 먹는 것보다는, 소량씩 찍어 먹는 것이 낫습니다. 샐러드 드레싱뿐만 아니라 대부분의 외식 음식은 맛을 내기 위해 나트륨(소금) 함량을 높이고, 양념을 과하게 사용하곤 합니다. 가능하면 담백한 양념을 선택하고,

소스를 항상 따로 요청해 직접 양을 조절해서 먹는 습관을 길러야 합니다.

외식 시 식사와 함께 탄산 음료, 과일 주스 등을 마시게 되는 경우가 있습니다. 이런 음료에는 설탕, 과당과 같은 단당류가 많이 들어 있어서 혈당을 급격히 높입니다. 그러므로 가급적이면 물, 무가당차, 제로 음료 등으로 대체하는 것이 바람직합니다.

또한 디저트를 선택할 때는, 당류와 지방이 많은 빵, 케이크, 아이스크림 등은 가능하면 피해야 합니다. 과일로 대체하거나, 너무 먹고 싶다면 소량만 맛보는 정도로 제한해야 합니다. 그리고 과일도 과당을 포함하고 있기 때문에 한 번에 100~150g 정도로 적당량만 먹는 것이 좋습니다.

🔹 식사량과 식사 순서 지키기

이제 메뉴 선택이 끝났다면, 식사량과 식사 순서를 잘 지켜야 합니다. 외식을 할 때는 여러 가지 음식을 함께 시켜서 나눠 먹는 경우가 많습니다. 그런데 이렇게 먹으면 내가 얼마나 먹었는지 정확히 알 수가 없고, 눈 앞에 음식이 많다 보니 무의식적으로 계속 젓가락이 가게 됩니다. 가능하면 1인분씩 나누어져 있는 음식을 시키는 것이 좋고, 부득이하게 여러 가지 음식을 시켜서 나눠 먹어야 한다면 개인 접시에 먹을 양을 미리 덜어놓은 후 먹어야 합니다.

그리고 식사를 할 때 항상 채소 → 단백질 → 탄수화물 순서를 지켜야 합니다. 또한 한 입 한 입을 천천히, 꼭꼭 여러 번 씹는 것도 중요합니다. 음식물이 잘게 부서져야 소화도 잘 되고, 혈당 상승도 완만해집니다. 이렇게 식사 시간을 20~40분 이상으로 길게 잡고 천천히 대화를 나누며 식사하는 습관을 들여봅시다.

외식을 마친 후 혈당 확인은 필수

외식을 마친 후에는 혈당을 꼭 확인해야 합니다. 식전, 식후 1시간, 식후 2시간의 혈당을 비교해보면 음식의 선택과 양이 적절했는지 확인할 수 있습니다. 만약 특정 음식을 먹은 후 혈당이 급격히 올랐다면, 문제 요소들을 되짚어보고 재발하지 않도록 하는 것이 중요합니다. 또한 외식 후 배부르다고 바로 눕는 것은 금물입니다. 평상시보다 조금 더 신경을 써서, 식후 10~15분부터 30분 이상 가벼운 산책, 스트레칭을 실천해보면 혈당 조절에 도움이 됩니다.

결론적으로 당뇨병환자라고 외식을 무조건 피할 필요는 없습니다. 다만 식사 계획, 메뉴 선택, 양 조절 등을 통해 혈당 스파이크와 과잉 칼로리 섭취를 최소화하는 식사 습관이 중요합니다. 중요한 원칙들을 지킨다면 충분히 건강하게 외식을 즐길 수 있습니다. 고섬유질, 저당, 저나트륨 식사를 목표로 삼고, 튀김, 크림, 설탕이 많은 음식을 피해야 합니다.

또한 채소와 단백질 중심으로 골고루 먹는 습관을 유지해야 합니다. 외식 전후에는 혈당을 꼭 확인하고, 식후 혈당 패턴이나 체중 변화를 꾸준히 체크하면서 자신에게 맞는 외식 스타일을 만들어가는 것이 중요합니다. 당뇨병환자라고 무조건 외식을 피하지 말고, 약간의 준비와 주의를 더한다면 건강한 외식생활을 충분히 즐길 수 있습니다.

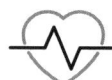
당뇨환자는 명절을 어떻게 보내야 할까요?

명절 음식은 가족이 함께 모여 즐기는 특별하고 상징적인 의미가 있지만 당뇨병환자에게는 부담이 될 수 있습니다. 그렇다고 '맛없는 명절'을 보낼 필요는 없습니다. 명절 음식들도 당뇨병환자용으로 잘 만들 수 있습니다.

당뇨병환자라고 명절 음식을 무조건 피할 필요는 없습니다. 명절 음식 특유의 맛과 분위기를 살리면서도, 당뇨병환자가 혈당 관리를 더 수월하게 할 수 있도록 조리법이나 재료를 조금씩 바꿔서 대체할 수 있습니다.

설날 음식 덜 찌게 먹는 법

대표적인 명절 음식을 예로 들어 좀더 건강하게 만들어 먹을 수 있는 방법을 살펴보겠습니다. 명절은 가족이 함께 모여 식사를 하는 특별한 시간인 만큼, 무리한 절식보다는 균형 잡힌 선택이 중요합니다. 기름에 튀기거나 양념이 강한 음식을 그대로 섭취하기보다, 굽거나 찌는 방식으로 조리법을 바꾸는 것만으로도 혈당 상승을 크게 줄일 수 있습니다. 또한 식사 전후에 혈당을 체크해 자신에게 맞는 섭취량을 조절하면, 명절에도 부담 없이 즐겁게 식사할 수 있습니다.

부침개와 튀김류를 만들 때의 주의사항

첫째, 부침개(전), 튀김류입니다. 이 음식들은 보통 흰 밀가루나 튀김가루로 반죽해 기름에 부치기 때문에 혈당도 쉽게 오르고 지방 섭취도 많아지기 쉽습니다. 이때 흰 밀가루 대신 통밀가루(전립분)나 콩가루를 섞어 사용하면, 식이섬유와 단백질 함량이 높아져 혈당의 급상승을 완화하는 데 도움이 됩니다. 시중에 판매되는 통밀 부침가루, 콩 부침가루 등을 활용해보는 것도 좋겠습니다. 그리고 부침 재료도 바꿔야 합니다. 해물, 고기만 넣지 말고, 애호박, 버섯, 양파, 당근, 부추 같은 채소나 두부를 듬뿍 넣어야 합니다. 이렇게 하면 탄수화물, 지방 함량이 줄어들고 식이섬유의 양이 늘어나 혈당 안정에 도움이 됩니다.

조리 방법도 바꿔야 합니다. 전이나 튀김을 만들 때 프라이팬 대신, 에어프라이어나 오븐을 활용할 수 있습니다. 기름을 사용한다면 요리 붓을 이용해 기름을 살짝만 발라 구워도 충분히 고소한 풍미를 낼 수 있습니다. 이때 일반 식용유 대신 올리브유처럼 불포화지방이 많은 기름을 사용하면 혈관 건강에 이롭습니다.

떡국을 만들 때의 주의사항

둘째, 떡국입니다. 떡국은 당을 많이 올리기로 유명한 음식 중 하나입니다. 주 재료인 흰 가래떡이 정제 탄수화물이므로 혈당을 쉽게 높이기 때문입니다. 흰떡 대신 현미, 검은콩, 귀리 등을 섞어 만든 잡곡떡을 쓰면, 식이섬유 함량이 늘어나 혈당 급상승을 완화시켜줍니다. 떡의 양은 절반 정도로 줄이고, 채소, 버섯, 고기(살코기), 계란 지단 등을 충분히 넣어 양을 보충하는 것이 좋습니다. 포만감은 유지하면서 혈당 부담을 줄일 수 있기 때문입니다.

떡국에 들어가는 만두를 만들 때는, 만두피가 없는 굴림 만두나 얇은 만두피를 선택하는 것이 좋습니다. 그리고 만두소도 당면이나 기름진 비계 고기 비중을 줄이고 채소, 버섯, 두부, 살코기 비중을 높여야 합니다. 이렇게 구성하면 열량은 낮추면서도 영양가는 충분히 확보할 수 있습니다. 또 국물 간을 할 때는 간장과 소금 사용을 줄여 살짝 싱겁게 먹도록 하고, 단맛이 필요할 경우에는 설탕, 꿀 대신 스테비아, 알룰로스 등의 대체 감미료를 활용해보는 것이 바람직합니다.

잡채를 만들 때의 주의사항

셋째, 잡채입니다. 잡채도 명절 상차림에 빠지지 않는 인기 메뉴인데, 주재료인 당면은 고구마 전분으로 만들어져 탄수화물 함량이 매우 높습니다. 당면 대신 곤약면(실 곤약)이나 콩으로 만든 저탄수화물 면을 사용하면 탄수화물 함량과 칼로리를 동시에 줄일 수 있습니다. 그리고 면의 양을 줄이고, 부재료인 채소와 고기, 해산물의 비율을 늘리는 것이 좋습니다.

양념을 하는 방법도 중요한데, 전통 잡채에는 간장, 설탕, 물엿 등이 많이 들어갑니다. 대신 당근, 양파, 파프리카 같은 단맛을 내는 채소를 충분히 활용해 감칠맛을 내면 설탕의 사용을 줄일 수 있습니다. 또 추가적인 단맛이 필요하다면 설탕 대신 알룰로스, 스테비아 등의 대체 감미료를 소량만 사용하는 방법을 추천합니다.

갈비찜과 산적을 만들 때의 주의사항

넷째, 갈비찜과 산적 같은 고기 요리입니다. 명절에 많은 분들이 즐기는 음식이지만, 의외로 개선할 점이 많습니다. 우선 고기를 고를 때 기름진 부위보다는 사태, 안심, 우둔살처럼 기름이 적은 부위를 선택해야 합니다. 그리고 한번 삶아서 기름을 걷어내거나, 키친타월로 기름을 제거해 지방 섭취량을 줄여주는 것이 좋습니다. 또 고기와 함께 넣는 무, 버섯, 당근, 양파 등의 양을 늘려서 채소 섭취량이 증가하면, 식이섬유가 증가해 혈당 상승도 완화될 수 있습니다. 산적 꼬치에서도 고기의 양을 줄이고, 여러 채소의 비중을 늘리면 훨씬 건강한 구성이 됩니다.

양념을 할 때 설탕, 조청 등을 최소화하고, 첨가물이 들어 있지 않은 배즙, 사과즙 등을 소량 사용하면 자연스러운 단맛을 낼 수 있습니다. 아예 배나 사과를 같이 넣어서 조리하는 방법도 있습니다. 그리고 소금, 간장보다 마늘, 생강, 후추, 허브 등의 천연 향신료를 적극적으로 활용해 풍미를 살려주면, 나트륨과 당류 섭취를 줄이면서도 충분히 맛을 낼 수 있습니다.

송편과 식혜를 만들 때의 주의사항

다섯째, 송편, 절편 등의 떡과 전통 간식, 그리고 음료입니다. 떡류는 대부분 맵쌀, 찹쌀 같은 정제 탄수화물로 만들어져 있어 혈당을 높이기 쉽습니다. 대체하기보다는 양을 소량만 먹는 것이 현실적인 방법이며, 가능하면 잡곡 떡, 현미 떡을 선택하는 것이 좋습니다. 그리고 송편 속에는 깨와 설탕을 넣는 대신 깨와 스테비아 소량, 혹은 견과류 등으로 바꿔 당 함량을 줄여볼 수 있습니다.

전통 음료인 식혜와 수정과에도 설탕이 많이 들어 있습니다. 설탕은 최소량만 사용하고 대체 감미료를 혼합해 단맛을 보충해야 합니다. 막걸리, 동동주 등의 전통주는 탄수화물과 알코올 함량이 모두 높습니다. 따라서 술은 가급적이면 피하고, 보리차, 결명자차, 옥수수 수염차 같은 무가당 차나 제로 칼로리 음료를 선택하는 것이 좋습니다.

명절 음식은 흔히 고칼로리, 고탄수화물, 고지방이라는 편견이 있지만, 재료와 조리법을 조금만 바꾸면 당뇨병환자도 전통 명절 분위기를 건강하게 즐길 수 있습니다. 밀가루를 통밀가루나 콩가루로, 당면을 곤약면으로 대체하고, 설탕 대신 대체 감미료를 사용하며, 튀김 대신 구이(에어프라이어 활용)를 활용해보기 바랍니다. 이런 식의 작은 실천으로 맛과 건강, 두 마리 토끼를 다 잡는 명절이 될 수 있을 것입니다.

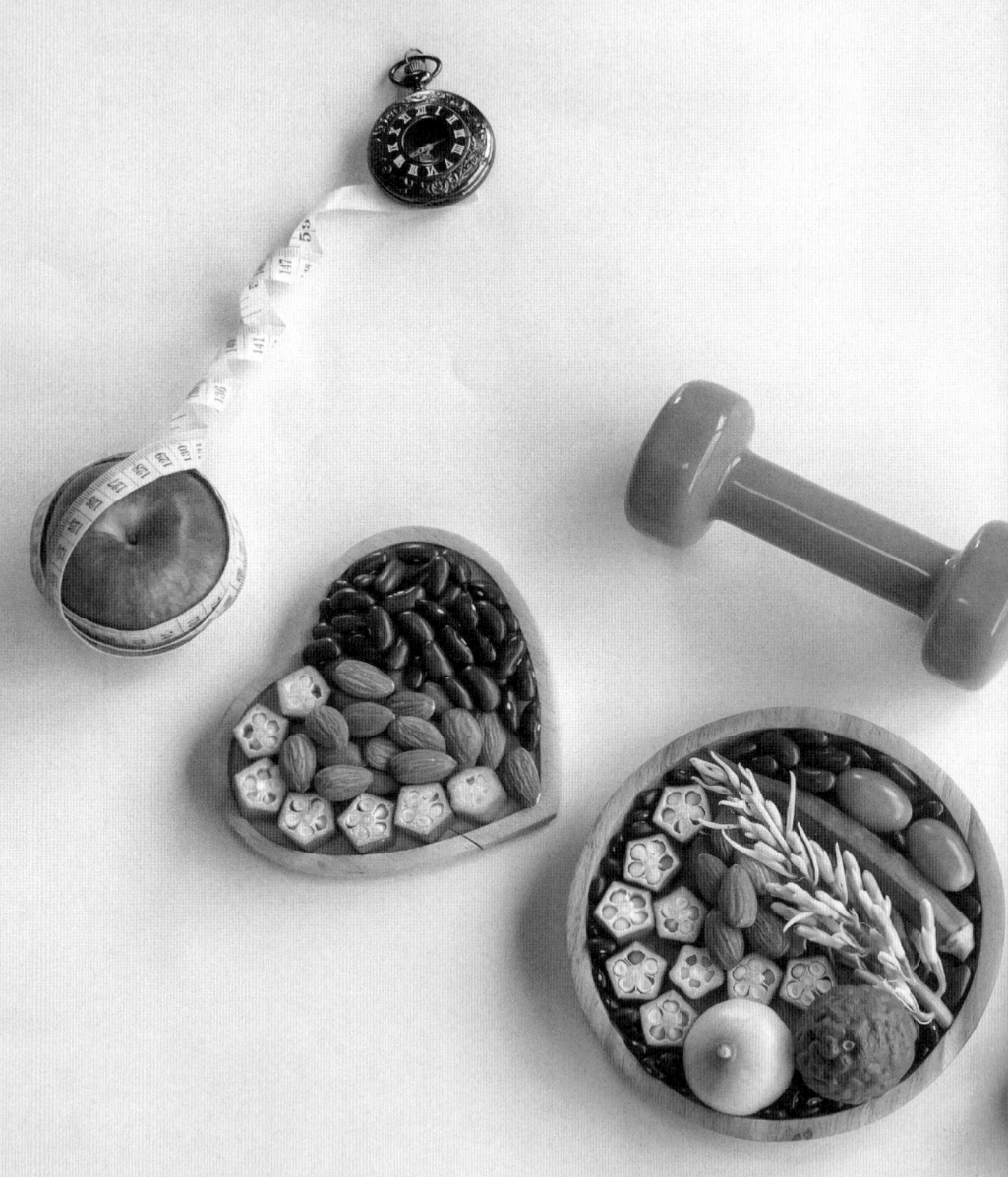

CHAPTER 4

당뇨환자는
어떻게 운동해야 할까요?

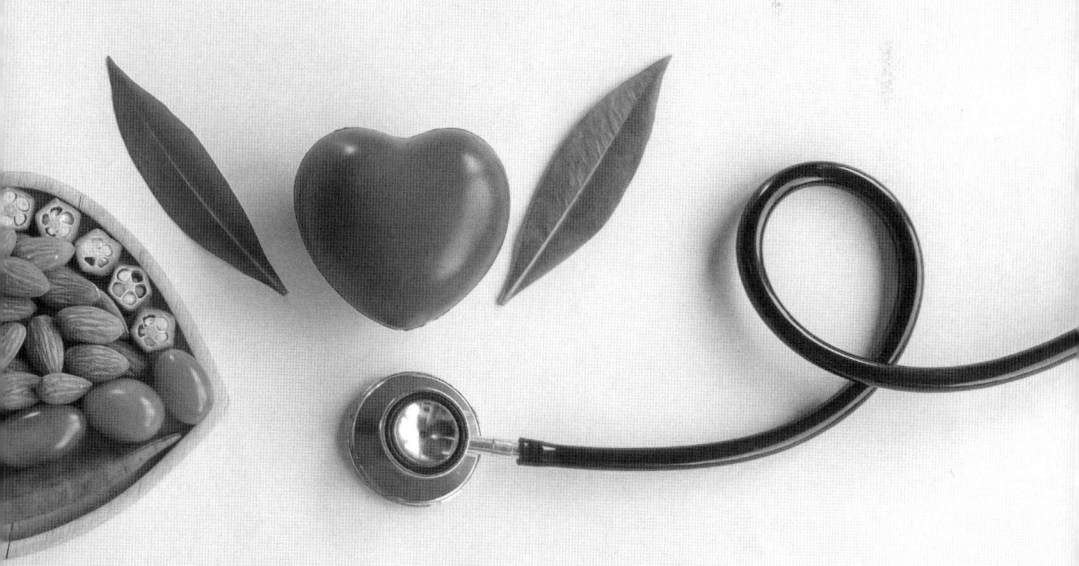

운동은 혈당을 낮추는 가장 자연스러운 인슐린 강화제입니다. 이 장에서는 어떤 운동이 당뇨에 좋은지, 그리고 운동을 얼마나 해야 효과적인지를 알아봅니다. 무리한 운동보다는 꾸준한 유산소와 근력 운동의 병행이 혈당 조절에 탁월합니다. 식후 30분간의 가벼운 걷기부터 근육을 키우는 기본 루틴까지 단계별로 안내합니다. 운동을 '해야 하는 일'이 아니라 '몸이 원하는 일'로 바꾸는 접근법도 함께 다룹니다. 꾸준한 움직임이 몸의 대사 리듬을 회복시키고, 혈당을 스스로 조절하는 힘을 길러줍니다. 이 장은 당뇨 관리의 두 번째 축인 '움직임의 과학'을 완성합니다.

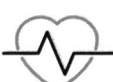
유산소와 무산소를 어떻게 배분해야 하나요?

혈당을 낮춰야 하니 유산소만 해야 하는지, 근육이 중요하다고 하니 근력 운동 위주로 해야 하는 것인지 헷갈립니다. 2가지 모두 꼭 병행해야 한다는 것을 기억하고, 각자의 몸 상태에 맞춰 조금씩 늘려나가야 합니다.

당뇨병환자에게 유산소 운동(aerobic exercise)과 무산소 운동(저항성 운동, 근력 운동, anaerobic exercise)은 혈당 조절, 심혈관 건강, 체력 증진을 위해 필수적입니다. 이 2가지 운동을 함께 병행하는 것이 가장 이상적이지만, 언제나 가장 중요한 것은 개인의 몸 상태에 맞는 운동을 하는 것입니다.

운동은 단순히 혈당만 낮추는 수단이 아니라 인슐린의 감수성을 높이고 전신 대사 기능을 개선하는 중요한 치료의 한 축이 됩니다. 따라서 운동의 강도와 빈도를 조절하면서 꾸준히 실천하는 것이 장기적인 혈당 관리의 핵심입니다. 지금부터는 유산소 운동과 무산소 운동의 특징을 살펴보고, 나아가 나에게 어떤 조합이 가장 적절한지를 알아보겠습니다.

🔱 당뇨병환자가 유산소 운동을 하는 법

먼저 유산소 운동입니다. 유산소 운동은 주로 전신을 사용해 움직이는 운동입니다. 걷기, 자전거, 등산, 수영, 빠르게 걷기, 계단 오르기 등도 모두 유산소 운동에 해당합니다. 당뇨병환자는 하루 30~60분씩, 1주일에 최소 3회, 주당 총 150분 이상의 운동을 하도록 권장하고 있습니다. 일주일에 한 번 길게 운동을 하는 것보다, 매일 조금씩 나눠서 하는 것이 좋습니다. 약간 숨이 차지만 대화는 가능한 정도인 중강도 운동으로 시행하는 것이 적절합니다. 빠른 걷기, 가벼운 조깅, 실내 자전거 같은 운동이 대표적입니다. 이는 최대 심박수(MHR)의 50~70% 정도에 해당됩니다. 이렇게 운동을 하면 심폐 기능이 향상되어 운동 시간과 강도를 점점 늘릴 수 있습니다.

처음에는 운동 시간만 점차 늘리다가, 익숙해지면 중강도와 고강도(최대 심박수의 70~85%)의 운동을 교대로 실시하는 인터벌 훈련을 고려해볼 수 있습니다. 예를 들어 처음에는 빠른 걷기 15분으로 시작해서, 점점 시간을 20분으로 늘려봅니다. 이후에는 빠른 걷기 8분, 달리기 2분, 이후 다시 빠른 걷기 8분, 달리기 2분, 이렇게 교대로 운동을 해보는 것입니다.

당뇨병환자가 근력 운동을 하는 법

무산소 운동(근력 운동, 저항성 운동) 역시 당뇨병환자에게 매우 중요합니다. 특별한 금기사항이 없는 한 일주일에 적어도 2~3회 이상 하도록 권장됩니다. 근력 운동은 매일 하는 것보다는, 근육의 충분한 회복을 위해 하루는 거른 뒤에 하는 것이 적절합니다. 운동 강도는 1회 최대 반복 무게(1RM)의 50~75%, 즉 약간 힘들어도 10~15회 반복이 가능한 무게로 2~3세트씩 실시하는 것이 기본입니다. 상체(가슴, 등, 어깨), 하체(허벅지, 엉덩이, 종아리), 코어(복근, 허리 등) 등 전신을 고루 포함해 구성해야 합니다.

아령, 머신 운동 같은 기구 운동뿐 아니라, 스쿼트, 런지, 팔굽혀펴기, 윗몸 일으키기 같은 맨몸 운동도 무산소 운동에 해당합니다. 운동을 처음 하는 사람이라면, 맨몸으로도 충분히 무산소 운동이 가능합니다. 스쿼트를 10회씩 3세트 시행하고, 팔굽혀펴기를 10회씩 3세트 실시한 후에, 윗몸 일으키기를 10회씩 3세트 실시하면 됩니다. 이후 맨몸 스쿼트에 익숙해지면 1kg 아령을 양손에 잡고 스쿼트를 해봅니다. 팔굽혀펴기도 처음에는 무릎을 바닥에 대고 시행하다가, 익숙해지면 무릎을 서서히 바닥에서 떼고 해봅니다.

근력 운동은 근육에 일정한 과부하를 주는 운동으로, 자신의 현재 근력보다 조금씩 더 무거운 무게로 운동을 해야 효과가 있습니다. 근육에 일정한 과부하를 주는 운동을 지속하면 근육이 사용하는 전체 포도당 양이 많아져 혈당 조절에 도움이 됩니다. 또한 근력 운동을 장기간 이어나가면 총 근육량이 늘어나서 기초대사량이 증가해, 같은 유산소 운동이나 일상 활동을 하더라도 자연스럽게 더 많은 열량을 소비할 수 있는 몸으로 변화하게 됩니다.

유산소와 근력 모두 놓치지 말아야 하는 이유

중요한 것은 유산소든 근력이든, 어떤 운동을 하든지 혈당은 감소하고 인슐린 감수성은 증가한다는 점입니다. 유산소 운동은 지방 분해에 효과적이고, 근력 운동은 근력의 생성, 기초대사량 증가, 열량 소비량 증가에 큰 도움을 줍니다. 대한 당뇨병학회 연구에 따르면 주당 150분씩 유산소 운동을 최소 8주간 지속했을 때 당화혈색소와 공복 혈당 모두 호전되었다는 결과가 있습니다. 또한 주당 90분 이상, 최소 6주간 근력 운동을 실시했을 때도 공복 혈당, 당화혈색소 수치가 모두 유의미하게 호전되었습니다. 그리고 가장 뚜렷한 개선 효과는 2가지 운동을 병행했을 때 나타났습니다. 이때 공복 혈당, 식후 혈당, 콜레스테롤, 중성 지방, 체중 모두에서 훨씬 더 큰 개선 효과가 나타났습니다.

그렇다면 유산소와 근력 운동, 2가지를 어떻게 병행해야 할까요? 보통 주 3회 유산소 운동을 하고, 주 2회 근력 운동을 하는 방식이 현실적입니다. 예를 들어 월, 수, 금요일에는 유산소 운동, 화, 목요일에는 근력 운동을 실시하면 됩니다. 물론 하루에 2가지 운동을 함께

하는 것도 가능하지만, 중간에 충분한 휴식 시간을 갖고 운동 강도를 조절해야 합니다. 근력 운동과 유산소 운동 중 무엇을 먼저 하든 그 순서에 따른 큰 차이는 없지만, 보통 근력 운동이 에너지 소모가 크고 근육이 더 많이 지치므로, 근력 운동을 먼저 실시한 후 유산소 운동을 하는 것이 권장됩니다.

중요한 것은 개인별 맞춤 운동

개인의 상태에 따라 운동 방식은 달라질 수 있습니다. 예를 들어 비만인 당뇨병환자는 체중 때문에 운동 시 무릎에 통증이 동반되는 경우가 많습니다. 이럴 때는 무릎에 무리가 가지 않는 가벼운 걷기, 자전거, 수영과 같은 유산소 운동부터 해야 합니다. 그러다 체중이 조금씩 줄고, 무릎 통증이 어느 정도 완화되면 근력 운동을 추가하는 것이 좋습니다.

반대로 마른 당뇨병환자는 유산소 운동보다 근력 운동을 우선적으로 고려해볼 수 있습니다. 하지만 운동을 전혀 하지 않던 사람이 곧바로 근력 운동을 시작하면 심폐 기능에 부담이 가거나, 관절, 인대 부상이 나타날 수 있습니다. 따라서 처음에는 충분한 전신 스트레칭으로 관절의 가동성을 유연하게 만들고, 빠르게 걷기 같은 간단한 유산소 운동을 10~15분 정도 해서 심폐 기능을 천천히 활성화시켜야 합니다. 이후에 가벼운 아령을 이용하거나 맨몸 근력 운동부터 시작하면 됩니다. 운동은 현재의 몸 상태에 맞춰 지속할 수 있는 방식으로 하는 것이 가장 중요합니다.

당뇨병환자가 유산소 운동과 근력 운동을 함께 병행하면 혈당 조절, 체력 개선, 근육량 유지 및 증진에 큰 도움이 됩니다. 다만 운동 강도와 빈도는 개인의 건강 상태와 합병증 여부에 따라 달라질 수 있습니다. 운동을 무리하게 시작하기보다는 충분한 정보를 숙지한 뒤 점진적으로 실천해나가는 것이 중요합니다. 운동 원리와 주의 사항을 정확히 이해한 뒤, 자신의 몸에 맞는 운동 방법을 차근차근 적용해보기 바랍니다. 꾸준함이 결국 가장 강력한 약이 되어줄 것입니다.

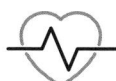

당뇨환자를 위한
유산소 운동 가이드라인

유산소 운동은 약물치료만으로는 다스리기 어려운 혈당 조절, 체중 관리, 혈관 건강 개선에 직접적인 도움을 줍니다. 문제는 많은 환자들이 유산소 운동을 해야 하는 건 알지만, 어떻게 해야 하는지 모른다는 데 있습니다.

유산소 운동은 혈당을 직접적으로 조절해주기 때문에 당뇨병환자에게는 필수입니다. 하지만 당뇨병환자가 유산소 운동을 무리하게 시작하면 저혈당 위험이 있고, 반대로 지나치게 조심하다 보면 운동의 효과를 얻기 어렵습니다.

이번에는 당뇨병환자를 위한 유산소 운동의 올바른 방법과 강도, 주의점을 구체적으로 살펴보겠습니다. 원칙만 잘 지키면, 유산소 운동은 혈당을 안정시키는 가장 안전하고 꾸준히 실천가능한 치료법이 될 수 있습니다. 특히 유산소 운동을 지속할수록 인슐린 감수성이 향상되고, 장기적으로 약물 의존도를 줄이는 데도 도움이 됩니다.

유산소 운동의 긍정적인 효과

유산소 운동은 혈당을 직접적으로 조절해줍니다. 근육이 포도당을 에너지로 사용하게 해 인슐린이 없이도 혈당을 낮춰줍니다. 운동을 꾸준히 하면, 전신 근육의 인슐린 감수성이 향상되어 인슐린 저항성이 호전됩니다. 그리고 당뇨병은 기본적으로 혈관에 부담을 주는 질환이다 보니, 심혈관 질환의 위험이 높아질 수밖에 없습니다. 이런 점에서 유산소 운동은 심장과 혈관 기능을 개선하고, 동맥경화를 완화하는 데 중요한 역할을 합니다. 또 꾸준한 운동은 체중을 조절하고 복부 비만을 줄이는 데 효과적입니다. 이렇게 열심히 운동을 해 건강을 관리하면, 일상생활에서의 스트레스가 완화되면서 전체적인 삶의 질이 개선됩니다.

유산소 운동을 하는 올바른 방식

운동 빈도(Frequency)는 주 3~5회 이상 규칙적으로 실시하고, 하루 걸러 하루는 꼭 시행하도록 해야 합니다. 미국 당뇨병학회(ADA) 권장안에 따르면, 주당 최소 150분 이상의 중등도 유산소 운동을 권장합니다(예: 30분씩 5일).

운동 강도(Intensity)는 중등도(Moderate)로 권장하며 이는 '약간 숨이 차지만 대화가 가능할 정도의 강도'를 의미합니다. 당뇨병환자에게는 일반적으로 운동 자각 지수(RPE, Rating of Perceived Exertion) 11~13 수준 또는 최대 심박수의 50~70% 범위의 운동을 권합니다(자료 4-1 참조). 다만 RPE 수치는 주관적으로 느끼는 운동 강도를 수치화한 것이므로, 개인별로 달라질 수 있습니다.

운동을 거의 해보지 않았거나 체력이 너무 약하다면, 7~10 정도의 낮은 RPE로 시작해서 꾸준히 강도를 높이는 것이 안전합니다. 무리하지 않고 꾸준히 이어갈 수 있는 강도로 운동하는 것이 중요합니다.

운동 시간(Time)은 1회 운동 시 20~60분 정도가 적당합니다. 처음에는 10~15분 정도로 시작해, 점차 5분 단위로 늘리는 방식으로 접근하는 것이 좋습니다.

운동 유형(Type)은 체중 부하가 너무 크지 않으면서 전신을 고르게 사용하는 운동이 좋습니다. 예를 들어 빠르게 걷기(파워 워킹), 가벼운 조깅, 자전거 타기(실내 사이클 포함), 수영, 저강도 에어로빅 등이 좋습니다. 당뇨병성 말초신경병증으로 발 저림 등의 증상이 있다면, 발에 부담이 적은 실내 사이클이나 수영을 고려하는 것이 좋습니다.

안전한 유산소 운동 원칙

유산소 운동은 칼로리 소모가 크기 때문에 저혈당에 특별히 더 신경 써야 합니다. 공복 상태에서 운동은 되도록 피하고, 식후 30분 정도 지난 후에 시작하는 것이 안전합니다. 그리고 유산소 운동을 하

[자료 4-1] 유산소 운동 자각 지수(RPE, Rating of Perceived Exertion) 표

Borg RPE	자각도 (한글 표현)	주관적 느낌/호흡 상태	활동 예시
6	전혀 힘들지 않음	전혀 부담 없이 편안함, 일상 호흡	가벼운 스트레칭, 앉아서 TV 시청, 가벼운 집안일
7	매우 매우 가벼움	거의 힘들지 않고 호흡에 전혀 부담이 없음	느린 속도로 짧게 걷기, 간단한 체조, 차분한 요가 동작
8	매우 가벼움	조금 움직여도 아직 쉽게 대화 가능, 호흡 약간 상승	가벼운 산책(시속 3~4km 정도), 아주 느린 페이스의 실내 사이클
9	꽤 가벼움(매우 가벼움과 가벼움 사이)	호흡이 조금 올라오지만 여전히 편안하게 대화 가능	중간 속도 걷기, 가벼운 일상 활동(서서 정리정돈, 간단한 요리 등)
10	가벼움(Light)	호흡은 조금 빨라졌으나 무리 없음	가벼운 댄스(왈츠, 라인댄스 초급 동작), 저강도 에어로빅
11	비교적 가벼움 (가벼움과 다소 힘듦 사이) (Fairly light)	숨이 살짝 찰 정도, 대화 가능	파워 워킹(시속 5~6km), 가벼운 실내 자전거 30분, 쉬운 요가 플로우
12	다소 힘듦 (가벼움에서 약간 힘듦 사이)	땀이 조금씩 나고, 대화 시 숨이 약간 찰 수 있음	조금 빠른 파워 워킹, 저강도 인터벌 걷기, 쉬운 수준의 수영(자유형)
13	힘듦 (Somewhat hard)	숨이 꽤 차며, 대화 시 문장보다 짧은 단위로 가능	가벼운 조깅(시속 7~8km), 중강도 댄스(줌바 초중급), 중간 저항으로 실내 사이클 30분
14	비교적 힘듦 (약간 힘듦과 힘듦 사이)	전신에 운동감을 느끼며, 계속 움직이기엔 집중 필요	중등도 조깅, 중강도 수영, 중급 난이도의 에어로빅
15	힘듦(Hard)	호흡이 크게 증가, 땀 분비 많아짐, 대화 어려움	중강도 인터벌 트레이닝(조깅+빠른 달리기 혼합), 고강도 사이클(언덕 저항), 빠른 속도의 수영

16	꽤 힘듦(힘듦과 매우 힘듦 사이)	근육에 피로감이 증가, 강한 집중력 요구	짧은 거리 빠른 달리기, 높은 강도의 그룹 에어로빅, 마라톤 레이스 페이스
17	매우 힘듦 (Very hard)	호흡이 매우 가빠지고, 말하기 쉽지 않음	400~800m 전력 인터벌 달리기, 높은 강도의 사이클 스프린트, 고강도 서킷 트레이닝
18	매우 매우 힘듦 (매우 힘듦과 극도로 힘듦 사이)	전신에 피로가 크게 누적, 숨이 차고 말하기 거의 불가	고강도 달리기 혹은 사이클 후반부, 인터벌 트레이닝 막바지 구간
19	극도로 힘듦 (Extremely hard)	극도로 힘들어 버티기 어렵고 숨이 차서 대화 불가	단거리 전력질주(100~200m), 철인 3종 경기 스프린트 구간, 최대 속도 스피닝
20	최대 노력 (Maximal exertion)	한계치까지 도달, 더 이상 힘을 낼 수 없음	완전 전력질주, 최대 무게 들기(1RM), 전신 전력 인터벌 막바지

면 나타나는, 심장이 빨리 뛰고 땀이 나는 증상은 저혈당 증상과 구별하기 어려울 수 있어서 조심해야 합니다. 유산소 운동은 심폐 지구력을 향상시키는 데 효과적이지만, 갑작스럽게 운동 강도를 높이면 오히려 심혈관계에 부담을 줄 수 있습니다. 따라서 운동 시작 전에 5~10분 정도 스트레칭이나 가벼운 동작을 실시한 후 본 운동을 시작해야 합니다.

유산소 운동은 발을 많이 사용하게 되므로 편안하고 지지력이 좋은 운동화를 착용해야 합니다. 운동 전후로 발 상태를 꼼꼼히 확인해 상처나 물집 등이 생기지 않았는지 점검하는 습관을 가지는 것이 좋습니다.

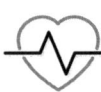 유산소 운동의 종류와 칼로리 소모량, 상세한 운동 계획은?

유산소 운동의 효과를 잘 이해했다면, 이제는 실제로 몸을 움직이는 구체적인 계획이 필요합니다. 체력과 체중, 생활 리듬에 맞게 운동의 종류와 강도를 조절하면, 누구나 안전하게 혈당을 관리할 수 있습니다.

걷기, 자전거 타기, 수영, 조깅, 등산 등은 모두 대표적인 유산소 운동으로, 꾸준히 실천하면 혈당뿐 아니라 체중과 혈압 조절에도 도움이 됩니다. 특히 식사 후 30분 이내에 가벼운 산책이나 저강도 운동을 하면, 식후 혈당 상승을 효과적으로 완화할 수 있습니다. 운동 시간은 하루 30분 이상, 주 5회 정도가 권장되지만 처음에는 10~15분부터 시작해 점차 늘리는 것이 안전합니다.

이번에는 유산소 운동의 종류와 칼로리 소모량, 상세한 운동 계획을 구체적으로 알아보겠습니다. 각 운동의 칼로리 소모량은 체중이 60~70kg인 일반 성인을 기준으로 한 대략적인 평균치입니다. 사람마다 기초대사량, 운동 강도, 숙련도, 체중 등에 따라 차이가 있으니 참고용으로 보면 됩니다.

유산소 운동의 종류

첫 번째 운동은 '빠르게 걷기(파워 워킹)'입니다. 시속 5~6km 정도로, 약간 숨이 찰 정도의 속도로 걷는 운동입니다. 30분 걸었을 때 소모되는 칼로리는 약 120~180kcal입니다. 가벼운 복장과 운동화를 착용하고, 일상에서 쉽게 실천 가능합니다. 게다가 관절 부담이 비교적 적어 초보자, 체중이 많이 나가는 경우, 무릎이 약한 경우에도 가능합니다.

두 번째 운동은 '가벼운 조깅 또는 천천히 달리기'입니다. 시속 7~8km 정도의 속도로, 편안히 조깅하는 페이스입니다. 30분 조깅 시 소모 칼로리는 약 200~300kcal입니다. 걷기보다 심폐 지구력을 높이는 데 더 효과적입니다. 발 모양, 보행 습관에 맞는 러닝화를 착용해야 무릎, 발목 부상을 예방할 수 있습니다.

세 번째 운동은 '실내 사이클(자전거 타기)'입니다. 운동 강도는 중등도(페달을 밟을 때 약간 숨이 차며, 땀도 나는 정도)입니다. 30분 실내 사이클 시 소모 칼로리는 약 150~250kcal입니다. 무릎, 발목 관절에 주는 충격이 상대적으로 적어 당뇨병성 말초신경병증이 있거나 비만인 환자에게 유리한 운동입니다. 다만 실외 자전거를 탈 때는 도로 사정에 따라 안전에 주의해야 하며, 특히 말초신경병증이 있는 경우에는 발이 다치지 않도록 주의해야 합니다.

네 번째 운동은, '수영 또는 아쿠아 에어로빅'입니다. 중등도 속도로 수영 시 전신 운동 효과가 큽니다. 30분 수영 시 소모 칼로리는 약 200~300kcal(영법, 숙련도에 따라 차이 큼)입니다. 물의 부력으로 관절에 부담이 적어서 말초신경병증이나 비만 환자에게 추천하며, 무릎이 아픈 관절 환자에게도 권장됩니다. 다만 물속에서 위험한 상황이 발생 시 대처가 어려울 수 있으므로 어지럼증이나 저혈당에 더 유의해야 합니다.

다섯 번째 운동은 '에어로빅·댄스 운동'입니다. 운동 강도는 중등도입니다. 30분 에어로빅 시 소모 칼로리는 약 180~250kcal입니다. 음악과 함께하면 운동을 지속할 수 있는 동기가 높아집니다. 다만 무리하지 않는 강도로 단계적으로 진행해야 합니다.

유산소 운동 계획 예시

첫째, 주 5회 운동(하루 30분 기준) 계획의 예시는 다음과 같습니다.

- 월·수·금: 빠르게 걷기 30분(평균 소모 칼로리 120~180kcal)
- 화: 실내 사이클 30분(평균 소모 칼로리 150~250kcal)
- 목: 가벼운 조깅 30분(평균 소모 칼로리 200~300kcal)

주 5회 운동 시 총 소모 칼로리는 개인 차는 있지만, 일주일에 대략 2000kcal 전후가 됩니다. 실내 운동과 실외 운동을 적절히 조합하면서, 몸 상태에 따라 강도를 조절하면 됩니다.

둘째, 주 3회 운동(월, 수, 금에 실시. 하루 45~60분 기준)할 경우, 하루치 계획 예시는 다음과 같습니다.

- 10분 준비운동(가벼운 스트레칭)
- 30~40분 유산소(빠르게 걷기, 수영, 사이클 중 택1)
- 5~10분 정리운동(스트레칭, 호흡 정리)

이렇게 주 3회를 하더라도 한 번 할 때 운동을 지속하는 시간을 늘리면 전체적인 운동량을 충분히 확보할 수 있습니다.

당뇨환자를 위한
근력 운동 가이드라인

근육량이 많을수록 혈당은 안정되고, 장기 합병증의 위험도 낮아집니다. 그럼에도 많은 환자들이 여전히 '근력 운동은 힘들다'고 생각합니다. 하지만 장기적인 혈당 관리의 핵심은 근육의 유지와 강화에 있습니다.

당뇨병 관리에서 유산소 운동이 '즉각적인 혈당 조절'에 효과적이라면, 근력 운동은 몸의 대사 엔진을 바꾸는 장기적인 전략입니다. 근육은 단순히 움직임만 담당하는 기관이 아니라, 혈당을 저장하고 소비하는 가장 큰 조직입니다.

    근력 운동은 유산소보다는 좀더 장기전을 생각해야 합니다. 당뇨병환자에게 근육량은 장기 합병증과 연관성이 크기 때문에, 생명과 직결되는 문제라고 볼 수 있습니다. 혈당을 즉시 떨어뜨릴 목적으로 유산소 운동만 하지 말고, 근력 운동까지 꼭 병행하도록 해야 합니다. 당뇨병환자의 근력(저항성) 운동 가이드라인은 다음과 같습니다.

근력 운동의 긍정적 효과

근력 운동은 근육량을 늘리고 근육의 인슐린 감수성을 향상시켜서 혈당 조절에 도움을 줍니다. 또한 근력 운동을 하면 지방 대비 근육의 비율이 개선되어 기초대사량 증가, 체중 관리에 좋습니다. 또한 당뇨병환자는 심혈관 질환 위험이 높은데, 근력 운동은 심장 기능뿐만 아니라 혈관 건강까지 개선시키는 효과가 있습니다. 그리고 근력이 향상되면 일상생활에서의 에너지 소모량이 늘어나고, 근골격계 건강에도 이점이 있습니다. 이렇게 기초대사량이 늘면 소모 칼로리가 증가해 체중 조절에도 도움이 됩니다.

근력 운동을 하는 올바른 방식

운동 빈도(Frequency)는 일주일에 2~3회, 하루씩 건너는 형태(예: 월/수/금 또는 화/목/토)로 실시하도록 합니다. 운동과 운동 사이에 충분한 휴식을 확보해 근육 회복을 도와야 근육 생성도 잘됩니다. 근력 운동 후 최소 48시간은 동일한 부위에 대한 강도 높은 운동을 피해야 합니다.

운동 강도(Intensity)는 초보자의 경우, 자신의 최대 근력(1RM)의 약 50~60%로 시작해 점차적으로 증가시키면 됩니다. 1RM(Repetition Maximum)이란, 한 번만 들어올릴 수 있는 최대 무게를 의미합니다.

예를 들어 자신이 벤치프레스에서 '딱 한 번' 성공적으로 들어올릴 수 있는 무게가 곧 1RM이 됩니다. 너무 무거운 무게로 무리하기보다는 같은 동작을 10~15회 반복했을 때 근육이 피로감을 약간 느끼는 정도가 좋습니다. 기초체력이 어느 정도 갖춰져 있거나 운동 경력이 있는 경우에는 최대 힘(1RM)의 60~80% 수준도 괜찮습니다.

운동 세트 및 횟수는 총 6~8가지 동작을 선택해, 한 동작당 1세트에 8~15회를 기본으로 하고, 이를 2~3세트 반복합니다. 동작에 익숙해지면 중량이나 횟수를 점점 늘리도록 합니다.

운동 순서는 대근육을 먼저 사용하고, 이후 소근육으로 넘어가는 방식이 적절합니다. 예를 들어 허벅지, 가슴, 등과 같은 큰 근육부터 팔, 어깨와 같은 작은 근육순으로 하면 됩니다.

안전한 근력 운동 원칙

근력 운동은 저혈당에 대비한 준비도 필요하지만, 무거운 무게를 다루다 보니 부상 예방이 무엇보다 중요합니다. 운동 전 충분한 스트레칭과 예열 과정을 통해 관절과 근육을 천천히 준비시키고, 중량을 무리 없는 수준으로 조절해야 합니다. 또한 아령, 바벨 등 무게를 드는 운동을 할 때 기구를 발에 떨어뜨리지 않도록 조심해야 합니다. 더불어 무게를 드는 압력으로 인한 발바닥 통증이 발생하지는 않는지 항상 주의를 기울이고 경계해야 합니다.

마지막으로 근력 운동 시 당뇨병환자는 호흡을 참지 않도록 주의해야 합니다. 힘을 쓸 때(수축, 들어올릴 때)는 숨을 내쉬고(호기), 원위치로 돌아올 때(이완, 내릴 때)는 숨을 들이마시는(흡기) 것이 기본 원칙입니다. 호흡을 참으면 혈압이 크게 상승할 수 있어, 고혈압이나 심혈관계 질환이 있는 당뇨병환자에게 위험할 수 있습니다. 따라서 근력 운동중에는 항상 자연스럽게 호흡하면서, 몸의 상태를 주의 깊게 살펴야 합니다.

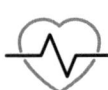
근력 운동의 종류와 칼로리 소모량, 상세한 운동 계획은?

당뇨병환자라면, 기구 사용법보다 내 몸의 근육을 깨우는 기본 동작들부터 익히는 것이 좋습니다. 스쿼트, 런지, 푸시업처럼 단순한 동작만으로도 혈당을 조절하고 대사를 활성화하는 효과를 얻을 수 있습니다.

근력 운동은 단순히 근육을 키우는 것에 그치지 않고, 인슐린 저항성을 개선해 혈당 조절 능력을 높여줍니다. 또한 근육량이 늘어나면 기초대사량이 증가해, 운동을 하지 않는 시간에도 더 많은 에너지를 소모하게 됩니다. 특히 꾸준한 근력 운동은 혈당의 변동 폭을 줄이고, 체중 감량 후 요요현상을 예방하는 데도 큰 도움이 됩니다.

이번에는 당뇨병환자가 쉽게 활용할 수 있는 다양한 근력 운동의 종류와 각 운동마다 소모되는 칼로리를 살펴보겠습니다. 꼭 헬스장 기구를 사용하지 않아도 됩니다. 집에서 맨몸 운동, 저항 밴드 등을 이용해 충분히 실천할 수 있습니다.

다음의 운동 설명 내용에서 칼로리 소모량은 체중이 60~70kg인 성인 기준으로 각 운동 1세트 기준 10~15회를 2~3세트 실시했을 때의 추정치입니다.

근력 운동의 종류

스쿼트(Squat) 또는 레그 프레스(Leg Press)

- 운동 부위: 허벅지(대퇴사두근, 햄스트링), 엉덩이(둔근)
- 세트/반복: 2~3세트×10~15회
- 칼로리 소모량: 5~10분간 집중적으로 수행 시 약 25~50kcal
- 체중이 더 나가거나 무게를 더 사용하면 소모량 증가
- 팁: 무릎이 발끝보다 과도하게 앞으로 나가지 않도록 주의하기

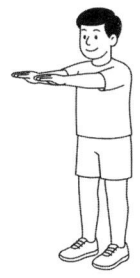 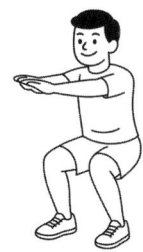 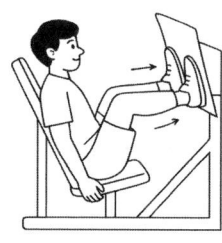

런지(Lunge)

- 운동 부위: 하체 전반(대퇴사두근, 햄스트링), 엉덩이(둔근), 코어 근육
- 세트/반복: 2~3세트×10~12회(양쪽 다리 각각)
- 칼로리 소모량: 5~10분간 런지 동작 반복 시 약 20~40kcal
- 팁: 허리를 곧게 펴고, 시선은 정면 유지. 균형 잡기가 어려우면 벽이나 의자 등 지지대를 활용하기

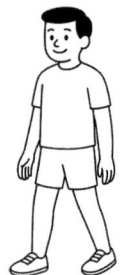 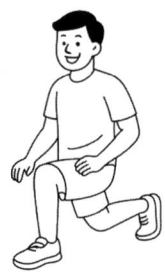

벤치 프레스(Barbell/Dumbbell Bench Press) 또는 머신 체스트 프레스(Machine Chest Press)

- 운동 부위: 가슴(대흉근), 팔 뒤쪽(삼두근), 어깨 일부
- 세트/반복: 2~3세트×10~12회
- 칼로리 소모량: 5~10분 집중 시 약 25~45kcal
- 팁: 머신 체스트 프레스를 이용하면 바벨보다 자세 유지가 쉽고, 안전 장치가 있어 당뇨병환자에게 비교적 안전함. 무게를 낮춰 시작하고, 천천히 가동 범위를 익힌 뒤 점차 늘리기

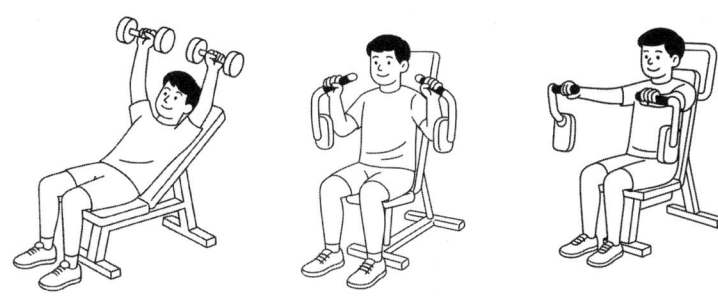

시티드 로우(Seated Row) 또는 랫 풀 다운(Lat Pull-down)

- 운동 부위: 등(광배근, 승모근 일부), 팔 앞쪽(이두근)
- 세트/반복: 2~3세트×10~12회
- 칼로리 소모량: 5~10분간 집중 시 약 20~40kcal
- 팁: 허리가 구부정해지지 않도록 등과 허리를 곧게 세우고, 날개뼈(견갑골)를 조이는 느낌으로 당김. 지나치게 무거운 중량은 허리 부상을 유발할 수 있으므로 주의하기

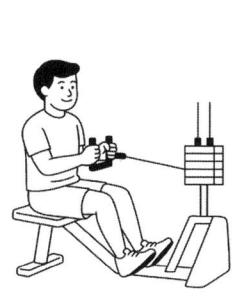 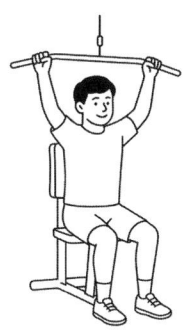

덤벨 숄더 프레스(Dumbbell Shoulder Press) 또는 머신 숄더프레스

- 운동 부위: 어깨(삼각근), 팔 뒤쪽(삼두근)
- 세트/반복: 2~3세트×10~12회
- 칼로리 소모량: 5~10분간 집중 시 약 20~40kcal
- 팁: 허리를 과도하게 젖히지 않도록 복부에 긴장 유지하기. 너무 무겁지 않은 덤벨부터 시작하고, 앉아서 하면 안정감 증가함

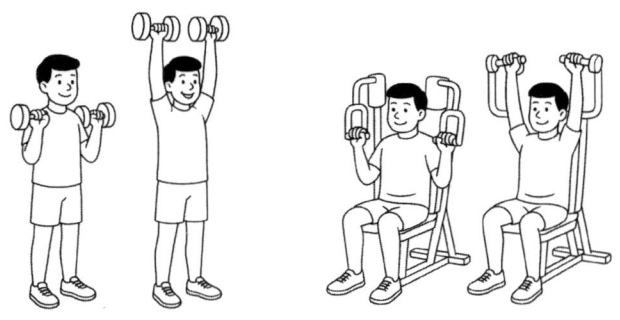

덤벨 바이셉 컬(Dumbbell Biceps Curl) & 트라이셉스 익스텐션 (Triceps Extension)

- 운동 부위: 팔 앞쪽(이두근), 팔 뒤쪽(삼두근)
- 세트/반복: 2~3세트×10~15회
- 칼로리 소모량: 5~10분간 약 15~30kcal(양쪽 팔 번갈아 실시)
- 팁: 팔꿈치가 고정되도록 주의하고, 반동이나 과한 흔들림 없이 실시하기. 처음엔 가벼운 무게로 반복 횟수를 충분히 소화 가능한지 확인하기

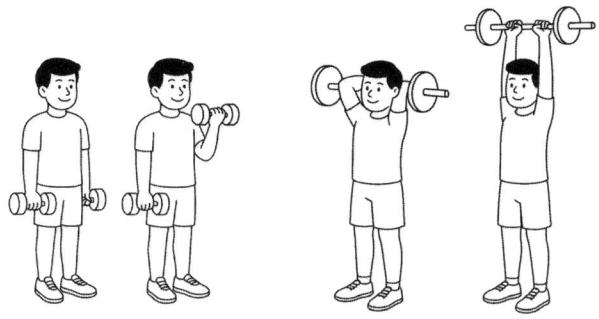

코어 운동(플랭크(Plank), 사이드 플랭크(Side Plank) 등)

- 운동 부위: 복부, 허리(코어 전체)

- 세트/시간: 2~3세트×20~30초 (또는 40초 등 점차 증가)

- 칼로리 소모량: 5분 정도 집중 시 약 15~25kcal

- 팁: 몸이 수평을 이루도록 유지하고, 허리나 엉덩이가 처지지 않도록 복부 긴장 유지하기

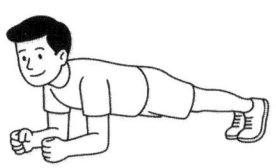 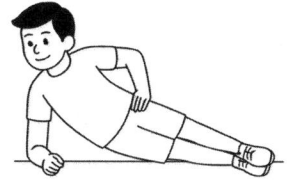

힙브릿지(Hip Bridge)

- 운동 부위: 엉덩이(둔근), 허리 주변 기립근, 하체(햄스트링 일부)
- 세트/반복: 2~3세트×10~15회
- 칼로리 소모량: 5분 정도 수행 시 약 15~25kcal
- 팁: 위로 올릴 때 엉덩이를 조여주고 1~2초 유지하기, 허리가 과도하게 꺾이지 않도록 주의하기

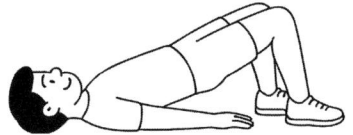

근력 운동 계획 예시(1)

근력 운동은 3일 분할 프로그램으로 예시를 들어보겠습니다.

Day 1(상체 중심)

- 가슴 근육: 벤치 프레스(머신 체스트 프레스): 2~3세트×10~12회
- 등 근육(광배근, 승모근): 시티드 로우(랫 풀 다운): 2~3세트×10~12회
- 어깨 삼각근: 숄더 프레스: 2~3세트×10~12회
- 팔 앞(이두근): 덤벨 바이셉 컬: 2~3세트×10~12회
- 팔 뒤(삼두근): 트라이셉스 익스텐션: 2~3세트×10~12회
- 코어 전체 근육: 플랭크: 2~3세트×20~30초

Day 2 (하체 및 코어 중심)

- 엉덩이(둔근), 하체(대퇴근): 스쿼트(레그 프레스 머신): 2~3세트×10~15회
- 하체 근육 전체: 런지(고정형 또는 워킹 런지): 2~3세트×10~12회
- 허벅지 앞쪽(대퇴 사두근): 레그 익스텐션: 2~3세트×10~12회
- 허벅지 뒤쪽(햄스트링): 레그 컬: 2~3세트×10~12회
- 코어 전체, 옆구리 및 복부 측면: 사이드 플랭크(Side Plank): 2~3세트×20~30초

Day 3 (전신 보조 & 기능성 운동)

- 엉덩이(둔근), 코어 전체 근육: 힙브릿지(Hip Bridge): 2~3세트×10~15회
- 전신 근력: 덤벨 스텝 업(또는 계단 오르기): 2~3세트×10~12회 (한쪽 다리 기준)
- 허리 주변 기립근: 백 익스텐션 머신(슈퍼맨 동작): 2~3세트×10~12회
- 전신 근력, 상체 근력, 심폐 지구력: 덤벨(케틀벨 스윙): 2~3세트×10~15회
- 가슴, 어깨, 팔 전체: 팔굽혀펴기(무릎 대고/일반): 2~3세트×10~15회
- 코어 및 복부 측면 근육: 케이블 로테이션 운동(회전 트위스트): 2~3세트×10~15회

근력 운동 계획 예시(2)

앞선 예시처럼 부위별로 다양하게 운동을 계획하는 것이 이상적입니다. 하지만 복잡하고 번거롭게 느껴진다면, 간단하게 [자료 4-2]에 정리한 대로 실천해보는 것도 좋습니다. 이는 일주일에 2~3회 정도 실시 가능한 전신 근력 운동 루틴으로, 집에서 덤벨 또는 밴드 활용으로도 가능합니다.

운동의 세트와 세트 사이에는 30초~1분 정도 휴식을 취하도록 합니다. 그리고 전체 근력 운동 전후로 5~10분 정도 가벼운 유산소(걷기, 가벼운 자전거 타기) 운동과 스트레칭을 꼭 해야 합니다.

[자료 4-2] 기초 근력 운동 세트 구성 예시

스쿼트(3세트×12개) (허벅지 근육)	하체 및 코어 근육 단련, 맨몸으로 시작 → 점차 덤벨을 들고 중량을 늘려감
푸시업(3세트×10개) (등/코어 근육)	등 및 코어 근육 단련, 무릎 대고 하기 → 점차 일반 푸시업으로 발전
랫 풀 다운(3세트×12개) (등 근육)	밴드 또는 덤벨을 사용해 등 근육 단련
덤벨 숄더 프레스(3세트×10개) (어깨 근육)	어깨 강화 및 자세 개선에 도움
덤벨 바이셉 컬(3세트×12개) (팔 근육)	양손 번갈아 실시, 팔 근육 전체 자극
플랭크(3세트×20~30초) (코어 근육)	코어 안정화, 버티는 시간 점차 늘려가기

당뇨환자의 스트레칭 및 유연성 운동

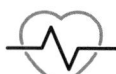

당뇨병환자에게 있어 스트레칭을 비롯한 유연성 운동은 단순히 몸을 푸는 동작이 아님을 알아야 합니다. 근육과 관절의 가동 범위를 넓히고 혈액순환을 개선시키며 긴장을 완화시켜줄 수 있는 '운동'의 일종입니다.

유연성 운동, 즉 스트레칭은 요가, 필라테스라는 형태의 운동으로 시행할 수 있습니다. 또한 유산소나 근력 운동을 마친 후 마무리로 유연성 운동을 하면, 근육의 피로를 줄이고 근육통을 막아줄 수 있습니다. 무릎, 허리, 어깨 같은 관절의 통증을 호소하는 당뇨병환자에게는 특히나 유연성 운동이 좋은 선택이 됩니다.

또한 유연성 운동은 혈액순환을 개선하고 스트레스 호르몬 분비를 줄여, 전반적인 혈당 안정에도 긍정적인 영향을 미칩니다. 꾸준히 스트레칭을 실천하면 일상생활의 움직임이 훨씬 부드러워지고, 몸 전체의 건강에도 긍정적인 변화가 따라옵니다.

유연성 운동의 긍정적 효과

유연성 운동 자체가 심박수나 호흡을 크게 끌어올리는 운동은 아니지만, 몸을 이완하고 혈액순환을 원활하게 해줍니다. 따라서 근력 운동이나 유산소 운동과 연계해 시행하면 운동의 효과가 증폭되고 혈당 조절에도 긍정적인 영향을 줍니다. 당뇨병환자는 혈액순환 장애나 말초 신경 손상으로 근육과 관절이 쉽게 경직될 수 있습니다. 규칙적인 스트레칭으로 관절 가동 범위가 넓어지면 일상생활에서의 움직임이 좀더 부드러워집니다. 이는 낙상 예방 및 관절 손상 위험을 줄이는 데도 도움이 됩니다.

몸을 이완시키고 전신의 긴장을 풀어주는 유연성 운동의 이런 작용은 몸에 쌓인 스트레스를 줄여주기 때문에 코르티솔(cortisol) 등 여러 스트레스 호르몬의 분비가 감소되어 혈당 조절에 긍정적인 영향을 줍니다.

마지막으로 전신을 활용하는 큰 스트레칭 동작은 혈액순환을 촉진해 근육과 관절 주변으로 혈류를 원활하게 공급하는 데 도움을 줍니다. 당뇨병으로 말초 혈액순환이 저하되어 손발의 끝이 차거나 아픈 경우에 더욱 효과적입니다. 또 꾸준한 스트레칭은 근육과 관절의 미세한 긴장을 풀어주기 때문에, 운동 후 회복 속도를 더 빠르게 만들어줍니다. 이런 회복력의 향상은 결국 꾸준한 운동 습관을 유지하는 데 도움이 되어 장기적인 혈당 관리에도 큰 이점이 됩니다.

유연성 운동을 하는 올바른 방식

유연성 운동을 하는 순서와 빈도는 다음과 같습니다. 주 운동(유산소, 근력) 전후 스트레칭을 반드시 해야 합니다. 가벼운 스트레칭으로 몸을 풀어주고, 운동 후에도 근육을 이완시키는 식으로 5~15분씩 시행합니다. 이는 매번, 주 운동 전후로 시행해야 합니다.

유연성 운동을 준비 동작이나 마무리 동작이 아니라 단독으로 시행할 경우에는 적어도 하루 30분 이상 지속하는 것이 좋습니다. 상체, 하체 운동 각각에서 3~5가지 동작을 골라, 각각 3~5세트씩 반복하면 됩니다. 주로 요가, 필라테스 같은 형태로 시행되며 이 경우 가급적 주 3~4회 이상 규칙적으로 해야 합니다. 운동 강도가 높지 않기 때문에 가능하다면 매일 하는 것도 추천됩니다.

안전한 유연성 운동(스트레칭) 원칙

발 상처나 만성적인 족부 병변이 있는 당뇨병환자는 근력, 유산소보다는 유연성 운동을 하는 것이 더 안전합니다. 특히 눕거나 앉은 자세에서 하는 스트레칭 종류는 발바닥에 압력을 주지 않아 안전합니다. 그렇지만 이러한 스트레칭은 '유연성'을 이용한 운동이다 보니, 몸을 최대한 길게 늘이는 자세들이 많습니다. 이때 가장 중요한 것은 관절, 인대, 힘줄이 다치지 않도록 조심하는 것입니다. 특히 어떤 자세를 취했을 때 통증이 심하게 느껴지면 즉시 중단하거나 강도를 낮춰야 합니다. 근육이 펴지는 시원함을 느끼면서도 통증은 적은 범위 안에서 진행해야 합니다. 갑자기 자극을 심하게 주면 관절이 상하거나 인대 또는 힘줄이 찢어질 수 있으므로, 몸 상태를 고려해 장기간 꾸준히, 조금씩 가동 범위를 늘려가는 것이 좋습니다.

그리고 당뇨병환자에게는 반동을 크게 주는 동적 스트레칭보다 10~30초 정도 한 자세를 유지하는 정적 스트레칭이 더 낫습니다. 또 하나 중요한 것이 바로 호흡입니다. 무리해서 숨을 참지 말고, 부드럽게 코로 마시고 입으로 길게 내쉬는 패턴을 유지해야 합니다. 호흡을 너무 오래 참으면 혈압이 높아질 수 있어서 심혈관계 합병증 가능성이 있는 당뇨병환자에게는 위험할 수 있습니다.

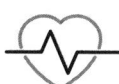
스트레칭 및 유연성 운동의 실제 예시

스트레칭 및 유연성 운동은 단순한 동작이 아니라, 근육과 관절을 회복시키는 치료 과정입니다. 특히 당뇨병환자에게는 혈액순환 개선과 근육 긴장 완화 효과가 있어 저혈당, 근육통을 줄이는 필수 단계입니다.

유연성 운동은 당뇨병환자가 비교적 안전하게 시도할 수 있습니다. 유연성 운동을 할 때는 통증이 발생하지 않는 선에서, 10~30초 정도 동작을 유지한 후, 천천히 원위치로 돌아오면 됩니다. 가능한 범위 내에서 무리하지 않고 부드럽게 진행해야 합니다.

비교적 부상이 적은 운동이긴 하지만, 자세를 갑자기 바꾸거나 반동을 주면 근육이나 관절에 무리가 갈 수 있습니다. 운동 전에는 반드시 가벼운 준비운동으로 몸을 데워 근육과 관절의 긴장을 풀어주는 것이 좋습니다. 또한 스트레칭중에는 호흡을 참지 말고 천천히 깊게 들이쉬고 내쉬며, 몸의 긴장을 자연스럽게 완화하는 것이 중요합니다.

하체(다리 및 골반) 스트레칭

(1) 종아리 스트레칭

- 자세: 벽이나 의자를 손으로 가볍게 짚고, 오른발을 앞에 두고 왼발을 뒤로 뻗습니다.
- 동작: 뒤로 뻗은 왼발의 발뒤꿈치를 바닥에 붙이고, 천천히 상체를 앞으로 기울입니다. → 종아리가

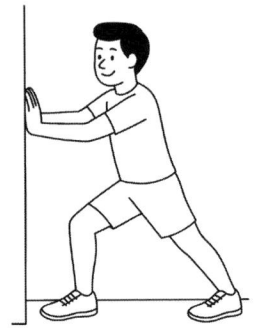

당기는 느낌이 들 때까지 유지(10~30초)합니다. → 반대쪽 다리도 동일하게 시행합니다.

(2) 허벅지 전면(대퇴사두근) 스트레칭

- 자세: 벽이나 의자 옆에 가볍게 손을 짚고 섭니다.
- 동작: 오른발을 뒤로 올려 발등을 오른손으로 잡습니다(균형이 불안하면 의지할 수 있는 지지대 활용). → 발등을 엉덩이 쪽으로 천천히 당기며

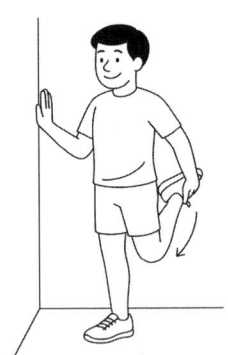

허벅지 앞면이 늘어나는 느낌을 찾습니다(10~30초). → 반대쪽 다리도 동일하게 시행합니다.

(3) 허벅지 후면(햄스트링) 스트레칭

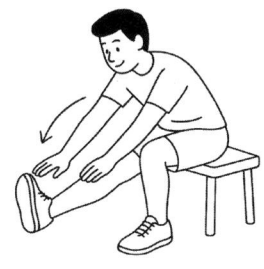

- 자세: 의자나 벤치에 반쯤 걸터앉은 자세로 한 다리를 뻗습니다. 혹은 바닥에 앉아서 한쪽 다리를 뻗고 다른 쪽 무릎을 가볍게 굽힙니다.

- 동작: 뻗은 다리의 발끝을 천천히 세운 채, 상체를 골반부터 앞으로 숙입니다. → 허벅지 뒷근육이 당기는 느낌이 들면 그 상태에서 10~30초 유지합니다. → 무리하게 상체를 깊이 숙이지 말고, 통증 없는 범위까지만 시행합니다.

(4) 둔부 & 고관절 스트레칭(누워서 무릎 당기기)

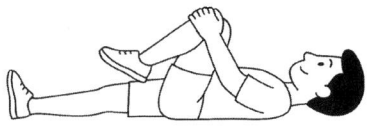

- 자세: 바닥이나 요가 매트 위에 바로 누운 자세에서 시작합니다.

- 동작: 왼쪽 무릎을 가슴 쪽으로 당겨 양손으로 감쌉니다. → 허리가 바닥에서 심하게 뜨지 않도록 주의하며 10~30초 유지합니다. → 반대쪽도 동일하게 시행합니다.

- 양 무릎을 동시에 가슴 쪽으로 끌어안고 좌우로 살짝 흔들어 주는 방법도 허리와 둔부 주변 긴장 완화에 좋습니다.

상체(어깨, 등, 허리) 스트레칭

(1) 어깨 스트레칭(팔을 가로로 뻗어 당기기)

- 자세: 가벼운 다리 너비로 선 상태 혹은 의자에 앉아 상체를 폅니다.
- 동작: 오른팔을 가슴 앞으로 뻗어 왼손으로 오른팔을 살짝 당깁니다. → 어깨 주변의 근육이 당기는 느낌이 들면 그 상태에서 유지합니다(10~30초). → 반대쪽도 동일하게 반복합니다.

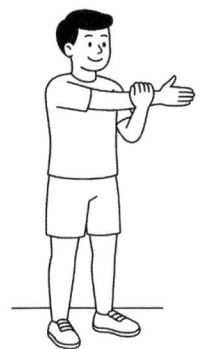

(2) 등 상부 & 견갑골 스트레칭(등을 말아 당기기)

- 자세: 의자에 앉거나 서서 양팔을 앞으로 뻗습니다.
- 동작: 손바닥을 서로 마주보게 하거나 깍지 낀 상태에서, 등을 천천히 말아 넣듯이 팔을 앞으로 밀어냅니다. → 등 윗부분과 어깨죽지(견갑골) 사이가 늘어나는 느낌을 찾습니다(10~30초). → 이때 고개와 목에 힘이 지나치게 들어가지 않도록 주의합니다.

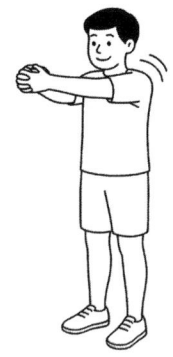

(3) 옆구리 & 허리 스트레칭(측면 스트레칭)

- 자세: 어깨 너비로 서서 왼손을 허리에 살짝 올립니다.
- 동작: 오른팔을 머리 위로 들어 올린 후, 상체를 왼쪽으로 부드럽게 기울입니다. → 옆구리와 허리 측면이 늘어나는 느낌이 들면 10~30초 유지합니다. → 반대 방향도 동일하게 시행합니다.

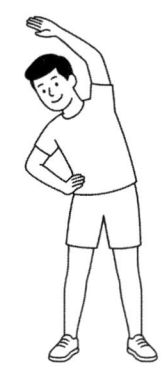

(4) 가슴(흉근) 스트레칭

- 자세: 팔꿈치를 90도로 구부려 문틀이나 벽 모서리에 대고 섭니다.
- 동작: 몸통을 문틀이나 벽 바깥쪽으로 천천히 돌리며 가슴 앞부분이 당기는 느낌을 찾습니다(10~30초). → 팔의 높이를 가슴선, 어깨선, 혹은 약간 위쪽으로 조절해가며 여러 각도에서 진행 가능합니다.

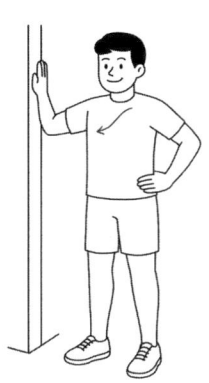

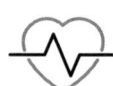

유연성 운동 심화: 요가와 필라테스는 어떤가요?

요가와 필라테스는 관절의 가동 범위를 넓히고, 전신 근육을 활용하기 때문에 신체 밸런스 유지에 좋습니다. 본격적으로 심폐를 자극하는 운동이 힘들다면, 요가와 필라테스부터 시작해봅시다.

요가나 필라테스는 유연성을 키우는 데 좋은 운동입니다. 기본적으로 다양한 스트레칭 동작이 많이 포함되어 있습니다. 그래서 넓게 보았을 때는 유연성(스트레칭) 운동의 범주에 들어갈 수 있습니다. 다만 이 운동들은 일반적인 정적 스트레칭만 있는 것은 아닙니다. 자세를 유지하면서 버티는 근육의 힘, 호흡을 조절하면서 몸의 중심을 잡는 능력, 전신의 근력 밸런스 강화가 함께 이루어진다는 특징이 있습니다.

또한 요가와 필라테스는 단순한 유연성 향상을 넘어, 몸의 정렬을 교정하고 자세를 바로잡는 데도 탁월한 효과가 있습니다. 꾸준히 실천하면 혈액순환이 원활해지고 스트레스 호르몬이 감소해, 당뇨병 환자의 전반적인 신체 회복력과 정신적인 안정에도 긍정적인 영향을 줍니다.

요가와 필라테스가 당뇨에 좋은 이유

요가는 다양한 자세로 관절 가동 범위를 넓히고, 근육을 이완시키면서 유연성을 높이는 데 도움이 됩니다. 대부분의 동작이 호흡과 함께 천천히 진행되기 때문에 부상 위험이 상대적으로 낮습니다. 그리고 몸 전체의 근육을 모두 사용하기 때문에 근력 강화와 균형 감각 향상에 효과적입니다. 상하좌우 근력이 부족한 부분은 채워주고, 넘치는 부분은 가다듬어주어 신체 밸런스(balance) 유지에도 효과적입니다.

이렇게 요가는 호흡법과 명상을 병행하면서 스트레스를 완화시키고, 몸 전체가 이완되면서 심리적 안정감을 얻을 수 있는 운동입니다. 특히 당뇨병과 같은 만성 질환에서는, 스트레스 관리가 호르몬 분비 조절과 혈당 조절에 중요하기 때문에 요가가 큰 도움이 됩니다.

필라테스는 요가보다 근력 활용 비중이 조금 더 높은 운동입니다. 특히 복부 코어와 골반 주변 근육을 강화하는 데 중점을 둡니다. 코어가 안정되면 관절에 과도한 부담이 줄어들고, 자세도 바르게 잡힙니다. 그리고 매트(맨몸) 필라테스에서는 본인의 체중을 이용해 다양한 동작들을 수행할 수 있습니다. 이 과정에서 근력 강화와 유연성 향상이 동시에 이루어집니다.

또 하나의 중요한 특징은 호흡을 의식하며 운동을 진행한다는 점입니다. 호흡의 리듬까지 조절하면서 몸을 움직이기 때문에 마음의 안정뿐만 아니라 전신 협응까지 향상됩니다. 필라테스를 꾸준히 하다 보면 평상시 어깨나 목, 허리 등에 불필요한 긴장이 들어가는 습관을 바로잡는 데도 도움이 됩니다. 그 결과, 생활 속에서의 자세가 교정되어 여러 부위의 만성 통증도 호전될 수 있습니다.

요가와 필라테스를 할 때 주의해야 할 것들

당뇨병환자가 요가, 필라테스를 할 때 주의해야 할 점들을 알아보겠습니다. 우선 혈당 모니터링이 가장 중요합니다. 비교적 저강도 운동이지만, 개인에 따라 혈당 변동이 생길 수 있으므로 방심하지 말고 운동 전후로 혈당을 확인해야 합니다.

운동 강도와 동작 선택도 중요합니다. 초보자가 갑자기 고난이도 반전 자세나 과도한 척추 굴곡 자세 등을 취하면 심한 통증이 유발될 수 있습니다. 심한 경우, 인대나 힘줄이 손상될 수도 있습니다. 따라서 나의 유연성 수준을 잘 파악해 너무 무리하지 않고 서서히 동작의 범위를 확장하는 방식으로 접근해야 합니다. 그리고 당뇨병성 신경병증이나 족부 병변이 있다면 발목, 발바닥, 무릎, 허리에 과부하가 가지 않도록 다소 완화된 동작을 하거나, 발목 보호대, 허리 보호대 등 보호 장비의 활용을 고려하는 것도 좋습니다.

결론적으로 요가와 필라테스는 단순 스트레칭을 넘어 근력 강화, 균형 감각 향상, 호흡 조절, 심신 이완까지 폭 넓은 효과를 제공하는 운동입니다. 당뇨병환자도 적절한 난이도와 방법으로 시행하면 혈액순환 개선, 혈당 조절, 스트레스 완화 등에 큰 도움이 됩니다. 다만 언제나 개인 건강 상태에 맞춰 무리하지 않고 안전하게 진행하는 것이 가장 중요합니다.

실제 활용: 당뇨환자의 식후 운동은?
: 8282-1321 운동

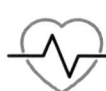

'8282-1321 운동'은 복잡한 도구 없이도 어디서든 가능한 실생활형 혈당 관리 루틴입니다. 짧은 시간 안에 전신 근육을 고르게 활용해, 혈당을 빠르게 낮추고 대사 기능을 활성화하는 것을 목표로 합니다.

당뇨병 관리에서 식후 30분은 혈당 조절의 황금 시간입니다. 이때 가벼운 움직임만으로도 혈당 상승을 완화할 수 있으며, 꾸준히 실천하면 인슐린 저항성 개선에도 도움이 됩니다.

 이 시점에서 실천할 수 있는 운동으로는 혈당 감소와 근육 활용에 효과적인 '8282-1321 운동'이 있습니다. 이 운동은 별도의 장비나 공간이 필요하지 않아 누구나 쉽게 실천할 수 있습니다. 식후 갑작스러운 피로감이나 졸음을 느끼기 쉬운 당뇨병환자에게는, 혈류 순환을 돕고 에너지를 안정적으로 유지하는 좋은 방법이 됩니다. 또한 근육을 자극해 포도당이 혈액 속에 머무르지 않고 세포 내로 빠르게 흡수되도록 도와줍니다. 운동의 이름인 '8282-1321'은 일정한 리듬과 시간 구조를 뜻하며, 단시간 집중을 통해 효율적으로 혈당을 낮추는 데 초점이 맞춰져 있습니다. 무리한 강도의 운동이 아니기 때문에 연령대나 체력 수준에 관계없이 부담 없이 실천할 수 있습니다.

8282 운동의 효과와 방법

8282 운동은 혈당을 빨리빨리(8282) 떨어뜨리기 위한 운동으로, 전신의 근육을 골고루 사용하도록 하는 데 목적이 있습니다. [기본 운동 : 심화 운동]의 비율을 [8 : 2]로 시작해, 체력이 가능한 만큼 심화 운동의 비율을 늘려서 추후에는 [1 : 1]의 비율까지 만드는 것이 목적입니다. 기본 운동 8회 후 심화 운동 2회를 연달아 하는데, 한 번에 3세트를 하면 됩니다(총 30회). 시간이 없다면 기본 시작을 전신 유산소 운동인 1)~3) 중 하나로 하고, 앉아서 하는 자세인 4)~5) 중 하나, 누운 자세인 6)~7) 중 한 가지로 마무리하면 됩니다. 만일 여유롭다면, 1)~7) 전체 동작을 모두 하면 더욱 좋습니다.

혈당을 빨리 떨어뜨리는 8282 운동

• **시작 자세**

1) 제자리에서 가볍게 뛰며 팔을 양 옆으로 어깨 높이까지 들기를 8회 시행합니다. 심화 동작은 다리를 양 옆으로 벌리며

팔을 머리 위로 힘차게 뻗으며 2회 뛰어봅니다.

2) 다리는 무릎까지 올리고 팔다리를 앞으로 움직이는 제자리 걷기를 8회 실시합니다. 심화 동작은 무릎은 그대로 올리며 팔을 몸통 양 옆으로 크게 돌리는 자세를 2회 취해봅니다.

3) 머리 뒤에 두 팔을 깍지 끼고 오른쪽 팔과 오른쪽 무릎이 만나도록 옆으로 다리 올리기 8회를 해봅니다. 심화 동작에서는 몸을 앞으로 굽히지 않으면서 옆으로 좀더 기울여 팔꿈치와 무릎이 닿도록 노력해보며 2회를 더 실시합니다.

• **앉은 자세**

4) 엉덩이를 대고 앉아 가능한 만큼 두 다리를 땅에서 떼고 몸통은 살짝 뒤로 누워 팔다리를 교차하며 앉아서 걷기 동작을 8회 해봅니다. 심화 동작으로는 상체를 살짝 들어 왼쪽 팔꿈치와 오른쪽 무릎이 닿게 하는 동작을 2회 해봅니다.

5) 엉덩이만 대고 앉아서 뒤로 팔 짚고, 다리를 앞으로 쭉 뻗어본 후 무릎을 접고 펴는 동작을 8회 실시합니다. 심화 동작으로는 다리를 살짝 접어 가능한 만큼 땅에서 떼고, 팔을 들어 몸통을 좌우로 돌리는 동작으로 2회 실시합니다.

• **누운(엎드린) 자세**

6) 배를 대고 엎드린 동작에서 왼쪽 팔과 오른쪽 다리를 하나씩 들어 천천히 수영 자세를 취해봅니다. 이후 반대쪽 팔다리로

바꿔주며 8회 실시합니다. 이때 허리가 너무 꺾이지 않도록 주의합니다. 심화 동작에서는 엎드려서 힘차게 수영 동작을 2회 해봅니다.

7) 등을 대고 뒤로 누워 무릎만 굽힙니다. 이후 어깨부터 무릎까지 일자가 되도록 엉덩이를 떼며 브릿지 자세를 취합니다. 엉덩이가 바닥에 닿았다가 올라가는 동작을 8회 실시합니다. 심화 동작에서는 브릿지 자세에서 한 발을 든 상태로 양쪽 2회씩 하는데, 심화동작이 너무 힘들다면 기본 자세에서 양쪽 발끝만 세운 자세를 2회 해봅니다.

1321 운동의 효과와 방법

1321 운동은 신체를 상체, 코어, 하체로 분류해 각 부위를 집중적으로 추가 운동하는 것으로, 8282 운동보다는 조금 더 근육의 세심한 사용에 초점을 맞춘 운동입니다.

1분 스트레칭 후 3분간 기본 근력을 활성화시키고, 2분간 심화 근력을 사용한 후, 마지막 1분은 근력 성장을 목표로 합니다. 이러한 1321 배치를 통해 점진적으로 근육을 사용하면 근육 발달이 더 원활하게 촉진됩니다.

다음과 같이, 상체, 코어, 하체 순으로 매일 번갈아 시행하면 됩니다.

■ 상체 운동

1분 스트레칭 천사 날개 자세: 첫 1분은 천사 날개 자세로 스트레칭을 합니다. 바르게 앉거나 서서 어깨와 팔꿈치를 직각으로 구부려 마치 천사 날개 모양처럼 올립니다. 그 다음 손등을 위로 올려 만세를 해봅니다. 이 동작을 1분 정도 천천히 반복적으로 시행한다면 상체 근육을 풀어주면서 어깨 유연성도 기를 수 있습니다.

상체근육을 사용하는 1321 운동

3분 상체 기본 근력 운동: 그 다음 3분은 상체 기본 근력 운동입니다. 덤벨 자세는 3가지를 각각 실행해볼 수 있습니다. 〈자세 1〉은 덤벨을 아래로 잡고 있다가, 팔을 겨드랑이 옆에 붙이며 팔꿈치를 굽혀 덤벨을 끌어올립니다. 이때 가슴을 피며 등 가운데를 쥐어짜는 느낌으로 쭉 잡아당기고 내려놓는 동작을 반복합니다.

〈자세 2〉는 편안하게 덤벨을 잡은 뒤 팔꿈치를 약간 굽힌 상태에서 몸 양 옆 방향으로 어깨 높이까지 들어 올렸다가 내리는 자세를 반복합니다. 어깨 근육 활성화에 탁월합니다.

〈자세 3〉은 덤벨을 잡고 앞사람에게 손등이 보이는 방향으로 가슴 가깝게 팔을 가져옵니다. 손목을 회전하며 팔꿈치를 머리 위로 쭉 피면서 들어 올렸다가 내리는 자세를 반복합니다. 각 자세를 1분씩, 총 3분 실행합니다.

2분 무릎 팔굽혀펴기: 2분간은 무릎 팔굽혀펴기를 시도해봅니다. 처음에는 무릎을 바닥에 댄 채로 팔굽혀펴기를 시행하는 이유는 무리해서 망가진 자세로 하는 것보다 올바른 자세로 움직이는 것이 더 중요하기 때문입니다. 팔은 어깨보다 약간 넓게 벌리면서, 몸은 머리부터 무릎까지 일직선을 이루는 것이 중요합니다. 과하게 배를 내밀거나 엉덩이를 올리지 말고 정확한 자세부터 연습하는 것이 좋습니다. 이후 이 동작이 익숙해진다면, 바닥에 발끝을 대고 하는 팔굽혀펴기 자세로 운동합니다.

1분 웨이브 팔굽혀펴기: 1분간은 웨이브 팔굽혀펴기를 합니다. 이 운동은 상체와 하체를 동시에 사용하게 해 전체적인 근육을 움직이게 합니다. 우선 바닥에 완전히 상체를 붙여 엎드린 상태에서 팔은 몸 가까이 붙이고, 발끝으로 바닥을 찍어 팔굽혀펴기 자세처럼 상체를 일으킵니다.

이후 기본 자세에서 엉덩이를 들어 몸을 'ㅅ'자로 만들어봅니다. 엉덩이 끝을 하늘 높이 최대한 올린다고 생각하면 됩니다. 이후 무릎, 골반, 허리, 가슴 순서로 몸을 바닥에 붙여 엎드리며 처음 자세로 돌아가면 됩니다. 이 자세를 연속 동작으로 반복합니다.

■ 코어 운동
1분 호흡법-코어 활성화: 먼저 코어 운동을 위해 1분간 호흡법으로 코어를 활성화시킵니다. 주로 필라테스에서 사용되는 방법으로 갈비뼈를 팽창, 수축하는 호흡법입니다. 머리 끝을 누가 끌어올린다는 느낌으로 바른 자세로 서서 입을 다물고 코로 천천히 숨을 들이마십니다. 갈비뼈 사이에 있는 풍선을 부풀린다는 생각으로 갈비뼈를 최대한 넓혔다가, 입으로 천천히 모든 숨을 내쉽니다. 이 호흡만으로도 코어 주변의 여러 근육들이 활성화될 수 있습니다.

코어근육을 사용하는 1321 운동

3분 데드버그(Dead Bug) 자세: 이후 3분간은 데드버그 자세를 실행합니다. 이 자세는 코어 근육을 본격적으로 사용한다는 신호를 온몸에 줄 수 있습니다. 먼저 평평한 바닥에 등을 대고 누운 뒤 양팔을 천장으로 뻗고 골반 위에 허벅지와 무릎이 오도록 다리를 든 뒤, 90도로 구부립니다.

이때 허리가 꺾이지 않도록 코어 근육을 수축하면서 호흡을 내쉬며 한쪽 팔과 반대쪽 다리를 동시에 내립니다. 가능한 만큼 바닥과 가깝게 내린 후, 내렸던 팔과 다리를 올려 처음과 같은 자세를 취합니다. 반대쪽 팔과 다리도 동일하게 실행합니다.

2분 버드독(Bird Dog) 자세: 2분간은 버드독 자세를 취해봅니다. 이 자세는 코어의 안정성은 물론이고, 등 근육까지 강화시켜줍니다. 우선 양손과 무릎을 바닥에 두고 엎드린 자세로 손은 어깨 아래에, 무릎은 서로 붙이지 않은 상태로 자연스럽게 고관절 바로 아래에 위치시킵니다.

이후 한 팔과 반대쪽 다리를 들어올립니다. 이때 몸이 옆으로 기울지 않도록 하며 허리가 과하게 꺾이지 않도록 주의합니다. 이 자세가 어렵다면 한쪽 팔 또는 다리만 들어봅니다. 가능하면 5초까지 버텨보고 처음 자세로 돌아와 반대쪽 팔과 다리를 실행해봅니다.

1분 크로스 윗몸 일으키기: 마지막 1분은 크로스 윗몸 일으키기 동작을 해봅니다. 바닥에 누워 무릎을 살짝 굽힙니다. 이때 상체를 살짝 들어올리며 오른쪽 팔을 쭉 뻗어 왼쪽 무릎에 닿게 해봅니다. 이때 무리하게 고개를 앞으로 숙이거나 억지로 반동을 주기보다는 윗몸을 일으킨다는 생각으로 코어 근육에 집중하면 됩니다. 손이 무릎에 닿았다면 다시 눕고 왼쪽 팔을 오른쪽 무릎을 향해 뻗으며 상체를 들어올립니다. 이 동작을 반복하면 됩니다.

■ **하체 운동**

1분 하체 스트레칭: 1분간은 기본 하체 스트레칭을 실시합니다. 발목을 돌리고, 이후 무릎과 고관절까지 펴줍니다. 발목 한쪽을 앞으로 뻗어 무릎을 쭉 펴고 엉덩이가 뒤로 빠진다는 느낌으로 상체를 살짝 굽혀 쭉 늘리면 됩니다. 반대쪽 다리도 반복해 시행합니다.

하체근육을 사용하는 1321 운동

3분 슬로우 버피: 3분은 슬로우 버피 운동을 실시합니다. 서 있는 동작에서 시작해 손바닥을 바닥에 댄 기본 푸시업 자세로 만듭니다.

양 손바닥 뒤로 양 발을 하나씩 가져온 후 스쿼트 자세로 상체를 천천히 세워줍니다. 엉덩이를 무릎 높이까지 앉은 자세에서 코어 힘으로 상체를 들고 가슴을 세워 등을 펴줍니다. 이후 손을 머리 위로 들며 완전히 일어나 동작을 마무리합니다. 그리고 다시 팔을 내려 앞으로 뻗으며 스쿼트하듯 앉은 자세를 취하고, 이후 바닥을 보며 손을 바닥을 짚습니다. 이어서 발을 뒤로 보내며 기본 푸시업 자세로 다시 돌아갑니다. 이 동작을 반복하면 됩니다. 난이도가 높은 동작이므로 처음에는 정말 천천히, 올바른 자세를 목적으로 해야 합니다.

2분 스쿼트 후 몸통 동시 비틀기: 2분간은 스쿼트 후 몸통을 동시에 비틀어줍니다. 먼저 양발을 어깨 너비로 벌리고 손은 깍지 끼워 머리 뒤를 받칩니다. 이 자세로 스쿼트를 하며 내려갔다가 일어설 때 몸통을 살짝 비틀며 오른쪽 팔꿈치와 왼쪽 무릎이 만나는 방향으로 다리를 들어줍니다. 이 두 지점이 만나지 않아도 되며, 무릎만 최대한 높게 들어주면 됩니다.

이후 반대쪽으로 몸통을 돌리며 왼쪽 팔꿈치와 오른쪽 무릎이 만나는 방향으로 움직인 후 스쿼트를 진행하면 됩니다. 무릎이 안 좋은 경우, 이 운동이 조금 어려울 수도 있습니다. 반드시 아프지 않은 범위 내에서만 해야 합니다.

1분 투명 의자 앉기: 마지막 1분은 투명 의자 앉기입니다. 뒤에 의자가 있다고 생각하고 앉습니다. 양발을 어깨 너비로 벌리고 서서 등을 곧게 편 채 양손은 중심 잡기 편한 위치에 두고 천천히 앉으며 스쿼트 자세를 취합니다. 그리고 3초 정도 스쿼트 정지자세를 취합니다. 여기서 중요한 점은 동작을 빠르게 하는 것이 아니라 천천히 앉았다가 3초간 유지하고 또 천천히 올라와야 한다는 점입니다. 이렇게 올바른 자세를 생각하면서 천천히 해야, 정확하게 우리가 사용하려는 큰 근육을 사용하고 혈당을 안정적으로 내릴 수 있습니다.

'8282-1321 운동'을 할 때 8282 운동은 하루에 3세트 기본 1회 정도로 시작해 점차 횟수를 늘려가면 되고, 이때 한 번 정도만 1321 운동을 추가하면 됩니다. 8282 운동은 순간 에너지 소모를 극대화시킬 수 있는 전신 유산소 운동으로, 전신의 혈당 안정화에 도움을 주며, 1321 운동을 병행하면 근력 성장까지 가능하게 됩니다.

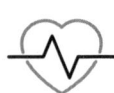
실제 활용: 당뇨환자가 앉아서 간단히 하는 운동은?

혈당 관리는 '움직임의 양'보다 '움직임의 지속성'이 더 중요합니다. 장시간 앉아 있는 생활이 혈당 조절을 어렵게 만들지만, 앉은 자리에서도 꾸준히 몸을 움직이면 혈당을 안정적으로 낮출 수 있습니다.

현대인들이 일상 속에서 쉽게 실천할 수 있는 운동 중 하나는 바로 '앉아서 하는 운동'입니다. 앉아서 하는 운동은 관절 부담이 적고, 틈날 때마다 짧은 시간으로도 시행할 수 있어 꾸준히 실천하기 좋습니다. 또한 자세를 바르게 유지한 채 진행하면 복부와 하체 근육이 자극되어 혈당 조절과 순환 개선에도 도움이 됩니다. 특히 움직임이 제한되거나 외출이 어려운 상황이라면 더욱 유용합니다.

앉은 자세 운동

앉아서 하는 운동은 크게 2가지 유형으로 나누어볼 수 있습니다. 우리나라에서는 방바닥에 앉는 생활이 아직도 흔하기 때문에, 방바닥에 앉은 경우와 의자에 앉은 경우로 나눠져 있으며, 각각 상황에 맞춰서 실시해보기 바랍니다.

방바닥에 앉아서 할 수 있는 운동

첫째, 방바닥에 앉아 있을 때입니다. 방바닥에 앉을 경우에는 흔히 '아빠 다리' 자세라고 알고 있는, 양 무릎을 바깥쪽으로 굽혀 두 다리를 서로 교차시켜 포개는 자세는 피하는 것이 좋습니다. 무릎을 과도하게 굽히는 자세는 관절에 부담을 줄 수 있기 때문입니다. 그리고 바닥에 앉을 때는, 꼭 등받이가 있는 형태의 좌식 의자를 써야 합니다. 등받이가 없으면 허리 지지가 전혀 되지 않아 피로감이 심해집니다. 허리 등받이가 있는 의자에 올바른 자세로 곧게 앉는 것이 좋습니다. 한 자세만 계속 유지하지 말고, 중간중간 굽힌 다리를 쭉 펴가며 다음 운동을 시도하면 도움이 될 것입니다.

양쪽 다리를 쭉 뻗은 후 발목을 부드럽게 돌려주고, 이어서 무릎을 곧게 편 상태로 발끝을 몸 쪽으로 최대한 당겼다가 풀어줍니다. 이것을 10~20회 반복해줍니다. 이후에는 '엉덩이 걷기'라고 불리는 동작을 해봅니다('앉은 자세 운동' QR코드 참조). 엉덩이를 이용해 앞으로 10번, 뒤로 10번 밀고 당기듯 이동하는 방식입니다. 이러한 간단한 동작들을 반복하는 것만으로도 척추와 골반의 안정성을 높이고, 하체 근육을 자연스럽게 단련할 수 있습니다.

의자에 앉아서 할 수 있는 운동

둘째, 의자에 앉아 있을 때입니다. 의자에 앉은 상태에서는 우선 허리를 곧게 펴고 바른 자세를 유지하는 것이 중요합니다. 등받이에 기대지 않고, 엉덩이를 의자 깊숙이 넣은 다음 척추를 수직으로 세웁니다. 정수리 끝을 누군가 잡아당긴다는 생각으로 허리를 펴고, 어깨와 뒷목은 힘을 뺀 상태로 내려놓습니다. 항상 이 자세가 기본이 되도록 해야 합니다.

이 상태에서 진행하기 가장 쉬운 운동법은 허벅지 앞쪽 근육을 활용해 한 발씩, 혹은 두 발을 동시에 들어 올리는 '다리 들기'입니다. 이 동작에 익숙해지면, 다리를 든 상태에서 무릎을 쫙 펴고 발끝을 내 몸 쪽으로 당기는 동작도 시도해볼 수 있습니다. 그리고 한쪽 발끝으로 원을 그리듯 안쪽과 바깥쪽으로 회전시키는 동작도 해볼 수 있습니다. 점차 원의 크기를 넓혀가며 범위를 확장하면, 하체의 세부 근육을 보다 정교하게 자극할 수 있습니다.

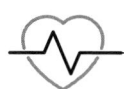# 실제 활용: 당뇨환자가 서서 간단히 하는 운동은?

서 있는 짧은 순간조차도 '운동 시간'이 될 수 있습니다. 버스를 기다릴 때, 엘리베이터 앞에서 잠시 멈춰 있을 때 등 하루 중 '멈춰 있는 시간'을 활용하면, 별도의 공간이나 장비 없이도 혈당을 조절할 수 있습니다.

일상생활에서 대부분 어떠한 일을 하면서 시간을 보냅니다. 하지만 가만히 멈춰 서 있는 순간들도 있습니다. 예를 들어 버스를 기다리거나 엘리베이터를 탈 때, 혹은 설거지를 하며 잠시 서 있을 때처럼, 움직이지 않

선 자세 운동

지만 정적인 자세로 머무는 시간이 생각보다 많습니다. 이러한 짧은 정지 순간을 운동의 기회로 바꿀 수 있는 방법이 바로 '가자미근 운동'입니다.

가자미근은 종아리 깊숙이 위치한 근육으로, 지속적인 저강도 수축을 통해 혈액을 심장 쪽으로 끌어올리는 '제2의 심장' 역할을 합니다. 특히 식후 혈당이 상승하는 시기에 가자미근을 자극하면, 혈당 안정에 긍정적인 효과를 기대할 수 있습니다.

가자미근을 적극 활용하는, 서서 할 수 있는 운동

운동 방법은 매우 간단합니다. 편한 신발을 신고 서 있는 상태에서, 발뒤꿈치를 천천히 들어 올렸다가 내리는 동작을 반복합니다. 이때 정수리를 누군가가 하늘에서 당기고 있다는 느낌으로 몸을 꼿꼿이 일직선으로 세워야 합니다. 균형을 잡기 어렵다면 벽이나 고정된 물체에 손을 대고 안정감을 확보한 후 시작합니다. 처음에는 10초에 2~3번 정도 가볍게 시도하고, 점차 횟수와 시간을 늘려가는 것이 좋습니다. 중간중간 발목을 부드럽게 돌려 스트레칭을 하면 근육의 피로를 줄이고 혈액순환도 촉진됩니다.

자세가 익숙해진 후 강도와 시간을 늘려보기

이 자세에 익숙해졌다면, 다음 단계로는 발뒤꿈치를 더 높게 들어 올리거나, 유지 시간을 점차 늘리는 것을 목표로 삼습니다.

일정 시간 이상 서 있을 수 있는 상황이라면, 한 발로 버티는 동작으로 운동 강도를 조금 높여보는 것도 좋습니다. 한쪽 발만 지면에 두고, 반대쪽 발을 살짝 들어 공중에 띄운 채 자세를 유지해봅니다. 발을 높이 들수록 중심을 잡기 위한 근육의 작용이 커지므로, 운동 효과 또한 증가합니다. 이때 신체의 밸런스가 깨져 있을 경우, 분명 어느 한쪽 발이 더 어렵게 느껴질 수 있습니다. 힘든 쪽이 있다면 오히려 그 쪽을 더 집중적으로 반복해야 합니다. 균형은 반복과 교정 속에서 회복되며, 이러한 소소한 실천이 일상의 건강을 조금씩 바꿔 갑니다.

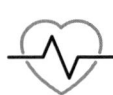

실제 활용: 당뇨환자가 누워서 간단히 하는 운동은?

당뇨병환자에게 누워 있는 시간은 휴식의 시간이기도 하지만, 동시에 혈당 관리의 공백이 생기기 쉬운 시간입니다. 하지만 이 시간을 가볍게 활용한다면, 오히려 회복과 혈당 조절을 동시에 잡을 수 있습니다.

움직이기 어려운 날이나 피로할 때, 혹은 잠들기 전 누워 있는 시간에도 조금이라도 운동하려고 노력해봅시다. 누워서 할 수 있는 간단한 운동은 혈액순환을 돕고, 근육의 활동성을 유지하며, 식후 혈당 급상승을 완화하는 효과가 있습니다. 당뇨병환자에게는 혈당 조절뿐만 아니라 혈액순환, 장기 기능 유지, 근육 활성화가 모두 중요하기 때문에 누워서 할 수 있는 운동 또한 좋은 선택이 됩니다. 특히 자기 전 가벼운 스트레칭이나 다리 들기 운동은 숙면을 돕고 다음 날 아침 혈당 변동 폭을 줄이는 데도 도움이 됩니다.

누운 자세 운동

🏵 누워서 전신 유산소 운동하기

우선 누워서 간단히 할 수 있는 전신 유산소 운동을 해봅니다. 먼저 바닥이나 침대에 등을 대고 누운 상태에서 한쪽 다리를 천천히 들어올리는 동작부터 시작합니다. 발끝을 몸 쪽으로 당긴 채, 다리를 가능한 만큼 최대한 들어 올렸다가 천천히 내립니다. 처음에는 30도 정도만 들어도 충분하며, 익숙해지면 45도, 60도까지 높여보도록 합니다. 이 동작은 허벅지 앞쪽 근육이 자극되면서, 다리에서 심장 쪽으로의 혈류 흐름을 촉진하는 데 도움이 됩니다. 양 다리를 번갈아 시행합니다.

이어서 하늘 자전거 돌리기를 실시합니다. 두 다리를 공중에 띄운 상태에서 자전거 페달을 밟듯 천천히 원을 그리며 돌려봅니다. 작은 원부터 시작해 점차 큰 원을 그려봅니다. 속도보다는 정확한 움직임을 유지하는 것이 중요합니다. 복부와 허벅지를 동시에 사용하는 이 동작은 혈당을 활용하는 데 도움이 되는 전신 유산소 운동입니다.

🏵 누워서 골반과 복부 근육 운동하기

누워 있을 때 특히 효과가 좋은 골반과 복부 근육 운동 조합이 있습니다. 우선 양 무릎을 가슴 쪽으로 당기는 무릎 당기기 동작을 합니다. 다리를 하나씩 또는 동시에 당긴 뒤 양팔로 다리를 최대한 가슴에 가까이 붙여줍니다. 이렇게 잠시 유지하고 다시 천천히 내립니다. 복부와 엉덩이 주변 근육들이 함께 작동하면서 복압 조절에 도움이 되고, 골반을 부드럽게 자극시키며 장의 움직임을 도와 변비 해소나 소화 기능 개선에도 좋습니다.

이후에는 바로 누워 발바닥을 바닥에 댄 상태로 엉덩이 들어 올리기, 즉 브릿지 동작을 실시해줍니다. 무릎을 세운 상태에서 엉덩이를 천천히 들어 올려, 어깨에서 무릎까지 일직선이 되도록 유지합니다. 몇 초간 유지한 뒤 천천히 내려오기를 반복합니다. 이 동작은 코어 역할을 하는 허리와 엉덩이, 허벅지 뒤쪽 근육을 자극시켜줍니다. 이 2가지 운동 조합을 번갈아 실시하면, 골반과 복부 주변 근육 강화에 큰 도움이 됩니다.

옆으로 누워서 할 수 있는 운동

만약 옆으로 누워 있다면, 그 상태에서는 옆으로 다리 올리기를 할 수 있습니다. 우선 옆으로 편안히 누운 후 위쪽 다리를 천천히 들어올립니다. 무릎은 가능한 만큼 쭉 펴고, 다리를 최대한 위로 들어올렸다가 천천히 내립니다. 이때 상체와 다리는 모두 일자로 유지되어야 합니다. 엉덩이 바깥쪽 근육이 단단해지는 느낌이 들면 제대로 자극되고 있는 것입니다. 이 동작은 고관절 안정성과 균형감 유지에 효과적입니다.

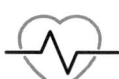

실제 활용: 식후에 정말 바쁠 때는 '555 운동'

식사 후 잠깐이라도 몸을 움직이는 것이 혈당 조절에 도움이 된다는 사실은 잘 알고 있습니다. 하지만 현실은 다릅니다. 식사 후에 여유가 없는 경우가 많습니다. 이럴 때를 위해 고안된 방법이 '555 운동'입니다.

식사 후에는 가볍게라도 몸을 움직이는 것이 혈당 관리에 좋다는 사실은 잘 알려져 있습니다. 하지만 현실은 녹록지 않습니다. 식사 후 곧바로 회의에 참여하거나, 이동중에 끼니를 해결해야 하는 경우라면, 따로 시간을 내어 운동을 한다는 것이 결코 쉽지 않습니다. 그럴 때를 위해 제안하는 것이 바로 '555 운동'입니다. 5초씩 실천해볼 수 있는 혈당 안정을 위한 동작들입니다. 짧은 시간이지만 핵심 근육을 빠르게 자극할 수 있는 동작들로 식후 혈당이 급격히 상승하는 것을 완화시켜줍니다. 특히 직장인이나 학생처럼 앉아 있는 시간이 많은 이들이 할 수 있는 실용적인 운동법입니다.

몸을 5도 펴기

첫 번째 5는 '몸을 5도 펴기'입니다. 여기서 말하는 5도는 단순히 허리를 곧게 펴는 것을 의미하지 않습니다. 고개, 척추, 골반이 정렬되도록 의식적으로 자세를 세우고, 중심을 바로잡는 동작입니다. 턱을 살짝 아래로 당기고 어깨는 편안히 내리며, 가슴은 활짝 열어줍니다. 앉아 있다면 엉덩뼈를 바닥에 고르게 지지하고 척추를 수직으로 세워줍니다. 복부에 약간의 긴장을 주면 자연스럽게 코어 근육이 활성화되면서, 자세 전체가 안정됩니다.

몸을 세워 바른 자세를 익히는 것은 단순히 외형적인 정렬을 넘어서, 이후에 이어지는 운동 효과를 높이는 데도 중요한 밑바탕이 됩니다. 몸이 곧게 펴지고 정렬이 잘된 상태에서 근육을 사용해야 자극이 정확하게 전달되고 부상의 위험도 줄일 수 있기 때문입니다.

5초 다리 들어보기

두 번째 5는 '5초 다리 들어보기'입니다. 의자에 앉아 있거나 서 있을 때 모두 가능한 동작입니다. 우선 앉아 있을 때는 의자에 곧게 앉은 자세를 취한 뒤 무릎을 한쪽씩 펴봅니다. 자세한 동작은 앞에서 다룬 '실제 활용: 당뇨환자가 앉아서 간단히 하는 운동은?' 질문을 참조하기 바랍니다. 서 있다면 발 뒤꿈치를 드는 동작을 천천히 해주면 좋습니다. 이는 '실제 활용: 당뇨환자가 서서 간단히 하는 운동은?' 질문을 참조하기 바랍니다.

이 동작들의 공통점은, 비교적 짧은 시간 안에 우리 몸의 하체 근육을 자극한다는 점입니다. 하체 근육은 우리 몸의 가장 큰 근육 중 하나입니다. 이를 활용한 동작들을 반복하면, 혈액 속의 포도당을 빠르게 소비해 혈당 스파이크를 효과적으로 막는 데 도움이 됩니다. 짧고 간단한 동작들이지만, 혈당을 조금이라도 낮춰줄 수 있습니다.

5초 투명 의자 앉기

세 번째 5는 '5초 투명 의자 앉기'입니다. 마치 의자가 있는 것처럼 자세를 낮추는 동작입니다. 중심을 잡기 어렵다면 손에 낮은 의자를 잡고 하거나 벽에 등을 붙이고 무릎을 굽혀, 마치 보이지 않는 의자에 앉듯 자세를 취합니다. 위치를 옮기기 힘들다면, 사무실에 앉아 있던 의자에서 바로 엉덩이만 살짝 띄워서 하체 힘으로 유지해도 됩니다. 이때는 손가락 끝으로 책상을 살짝 짚어 균형을 유지할 수 있습니다. 조심할 점은 허벅지와 바닥이 수평이 되도록 유지하며 무릎이 발끝을 넘지 않도록 조절하는 것입니다.

'5초 투명 의자 앉기'에 사용되는 대퇴사두근은 혈당을 처리하는 데 매우 중요한 역할을 합니다. 짧은 시간이지만 강한 자극을 통해 효율적인 혈당 관리를 도와줍니다. 다만 무릎에 통증이 있거나 관절염 병력이 있다면 이 동작을 할 때 주의가 필요합니다. 무릎에 부담이 덜 가도록 동작의 깊이를 조절하거나, 벽을 등 뒤에 대고 지지하면서 천천히 연습해보면 됩니다.

이처럼 식사 후 별다른 운동을 할 시간이 없더라도, 자신의 상황에 맞는 '555 운동'을 꼭 기억해두시기 바랍니다. 자세를 바로 세우고, 다리를 들어보고, 허벅지 근육을 잠깐 사용하는 이 3가지 동작의 반복이 나의 일상생활에서 차지하는 시간이 늘어나면, 식후 혈당의 흐름을 바꾸는 데 의미 있는 변화를 만들어낼 수 있습니다. 매일 작은 실천이 건강을 지키는 가장 확실한 길이 됩니다.

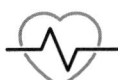

당뇨환자의 생활 속 신체활동 늘리기

막상 일을 하면 운동할 시간이 없을 수 있습니다. 그렇다고 가만히 있으면 안 됩니다. 아무 생각 없이 생활하던 습관을 바꿔야 합니다. 별 것 아니라고 생각한 작은 변화들이 모여 나의 혈당에 변화를 일으킵니다.

당뇨병환자는 꾸준한 운동 시간을 확보하는 것이 중요합니다. 무엇보다도 일상 속 활동량을 자연스럽게 늘리는 습관을 들이는 것이 혈당 조절과 전반적인 건강에 좋습니다. 운동할 시간이 부족하더라도, 작은 움직임들을 자주 만들어내면 혈당 관리와 체력 증진 효과를 기대해볼 수 있습니다. 특히 장시간 앉아서 생활하는 직장인이나 학생이라면, 의식적으로 자주 일어나 움직이는 것만으로도 혈당 변화를 완화할 수 있습니다. 이처럼 생활 속 작은 실천들이 쌓이면, 따로 운동 시간을 내지 않아도 충분한 효과를 얻을 수 있습니다. 일상생활에서 실천할 수 있는 신체 활동 늘리기 방법을 살펴보겠습니다.

보행, 이동 습관부터 바꿔보기

첫째, 보행 및 이동 습관을 바꿔보는 것입니다. 우선 10~15분 이내의 가까운 거리는 차를 타는 대신 가급적 걷도록 합니다. 익숙해지면 조금씩 더 긴 거리를 목표로 삼고 운동량을 늘려갑니다. 또 아파트나 상가에서는 엘리베이터나 에스컬레이터 대신 계단을 이용하는 습관도 좋습니다.

계단 걷기는 심폐 기능을 강화할 뿐만 아니라 전체 근육의 30% 이상을 차지하는 큰 근육을 단련시켜줍니다. 게다가 허벅지 근육이 발달하면 무릎 관절을 보호해주는 효과가 있기 때문에, 통증 완화와 관절염 예방 효과를 기대할 수 있습니다. 계단 오르기는 단순 걷기와 비교해 1.5배 이상의 칼로리를 소모하기 때문에 체중 관리나 비만 예방에도 효과적입니다.

처음부터 너무 무리하지 않도록 1~2층 정도만 계단을 걷고, 점차적으로 늘려가는 것이 좋습니다. 다만 주의할 점도 있습니다. 계단은 아무리 많이 올라가도 상관이 없지만, 계단을 내려가는 것은 무릎 관절에 부담을 줄 수 있으므로 가급적 피해야 합니다.

계단 걷기 이외에도, 평소에 자가용 대신 지하철이나 버스를 이용하는 것도 좋습니다. 승강장으로 가는 길에 걷기 활동이 조금이라도 더 늘어나기 때문입니다. 대중 교통에 익숙해지면, 목적지보다 한두 정거장 정도 일찍 내려 걸어가는 것도 좋습니다. 만약 걷는 것이 어렵다면 자전거를 타도 됩니다. 처음부터 지나치게 먼 거리를 목표로 하지 않아도 됩니다. 내가 감당할 수 있는 거리와 속도부터 시작해 조금씩 늘려가는 것이 가장 안전하고 효과적인 방법입니다.

집안일과 가사 노동 시간을 적극 활용하기

둘째, 집안일과 가사 노동을 적극 활용하는 것입니다. 평소에 습관적으로 집안 곳곳을 둘러보면서 5~10분씩 틈틈이 정리정돈을 해보도록 합니다. 바닥 닦기, 청소기 돌리기 등을 하면 별도의 운동 시간을 내지 않아도 자연스럽게 움직임을 늘릴 수 있습니다. 설거지를 할 때도 그냥 서 있기보다는 중간중간 하체를 이용한 스트레칭이나, 투명 의자 앉기 같은 간단한 근력 운동을 해볼 수 있습니다.

세탁물을 개거나 다릴 때도 마찬가지입니다. 무심코 앉아서 하는 대신 허리를 곧게 펴고, 중간중간 가벼운 스트레칭을 해보는 습관을 들이면 좋습니다. 또 요리를 할 때도 음식이 익기를 기다리는 동안 가만히 서 있기보다는 간단한 스트레칭 동작을 시도해보기 바랍니다.

예를 들어 부엌 싱크대를 잡고 종아리 스트레칭, 허리 돌리기 같은 동작들을 해보는 것입니다. 이처럼 작고 가벼운 동작들을 일상 속에서 끊임없이 반복하려는 의식적인 노력이 쌓이면, 하루 전체 활동량이 꽤 큰 폭으로 늘어날 수 있습니다.

작은 움직임을 늘리고 틈새 시간도 활용하기

셋째, 업무나 학습 환경에서의 작은 움직임 늘리기와 틈새 시간을 활용하는 방법도 있습니다. 오래 앉아 일하는 경우에는 1시간에 한 번은 꼭 자리에서 일어나서 몸을 가볍게 움직여야 합니다. 목, 어깨, 허리 돌리기 등 간단한 스트레칭 동작으로 몸을 풀어주면, 혈액순환이 개선되고 몸이 한결 가벼워집니다.

가능하다면 스탠딩 데스크(높이 조절 책상)를 이용해 서서 일하는 시간을 간헐적으로 만들어보는 것도 좋은 방법입니다. 그리고 잠깐의 틈새 시간을 놓치지 말고 유용하게 활용해보기 바랍니다. 점심 시간이 1시간 정도라면, 식사 후에 시간이 조금 남을 것입니다. 맛있게 식사 후, 식곤증이 올 때 잠들어버리면 섭취한 칼로리가 고스란히 저장되어 체중 증가로 이어집니다. 그러므로 식후에 천천히 산책을 하거나 가볍게 스트레칭 하는 것을 습관으로 만들면 식곤증을 피할 수 있습니다.

또 한 가지 팁은 사무실 환경을 바꿔보는 것입니다. 사무실의 복사기, 프린터, 냉장고, 정수기 등을 일부러 나의 책상과 멀리 떨어진 곳에 배치해보는 것입니다. 이 짧은 거리의 왕복 걷기만으로도 하루 전체 움직임이 훨씬 많아지게 됩니다. 이렇게 사소해 보이는 습관의 변화가 혈당 조절과 체력 유지에 큰 영향을 줄 수 있습니다.

스마트폰 사용량을 줄이기

넷째, 핸드폰 사용량을 줄이고 스마트폰 사용 패턴을 바꿔야 합니다. 기본적으로 핸드폰을 사용하는 시간을 줄여야 몸을 많이 움직일 수 있습니다.

요즘 사람들은 핸드폰을 한번 손에 쥐면 수십 분, 심지어 몇 시간씩 놓지 않는 경우가 많습니다. 이런 습관은 활동량을 줄이고 혈당 조절에도 악영향을 줄 수밖에 없습니다.

스마트폰을 본다면 차라리 런닝머신이나 실내자전거 같은 안전한 실내 운동을 하면서 보는 것이 훨씬 낫습니다. 만약 이런 환경이 여의치 않다면, 집안에서 천천히 걸으면서 스마트폰을 눈높이에 맞게 들고 보는 방법으로 바꿔보는 것이 좋습니다. 또 통화를 할 때도 자리에 앉아 있기보다 가볍게 움직이면서 통화하는 습관을 가져야 합니다. 짧은 통화라도 움직이는 습관이 쌓이면 일일 총 활동량이 늘어납니다.

TV 시청도 마찬가지입니다. 가만히 누워서 보기보다는 가벼운 스트레칭, 다리 들기, 스쿼트 등의 간단한 동작을 시도해보기 바랍니다. 작은 동작이라도 꾸준히 반복하면 별도의 운동 시간을 만들지 않아도 자연스럽게 운동 효과를 얻을 수 있습니다.

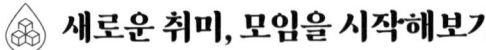 **새로운 취미, 모임을 시작해보기**

다섯째, 집안에만 있는 생활 방식을 바꾸고 새로운 취미, 모임을 시작해야 합니다. 나이가 들면 자연스럽게 인간관계가 좁아지고, 밖에서 만날 사람도 적어지다 보니 실내 위주의 생활에 머물게 됩니다. 이렇게 실내 생활만 하면 신체 활동량이 줄고, 햇빛을 쬐는 시간도 줄어들어 비타민 D 부족, 무기력, 심지어 우울증까지 생길 수 있습니다.

그리고 이 생활이 반복되면 사람들과의 교류가 더 어려워지고 몸은 더 굳어지면서 점점 더 외부 활동을 꺼리게 되는 악순환에 빠질 수 있습니다. 그래서 시작이 중요합니다. 처음부터 어렵게 생각하지 말고 가벼운 산책 모임부터 참여해보는 겁니다.

집 근처 공원, 아파트 단지나 동네를 걷는 가벼운 산책 모임에 참여해 여러 사람들과 대화를 나누면 활력도 얻을 수 있습니다. 그리고 조금 익숙해지면, 탁구, 테니스, 골프 같은 집 밖에서 할 수 있는 운동을 함께 하거나, 에어로빅 수업, 바둑 학원 등 취미를 즐길 수 있는 활동에 참여해보기 바랍니다. 신체 활동량을 늘려줄 뿐만 아니라 사람들과의 유대감을 회복하는 데도 큰 도움이 됩니다.

식물을 기를 때도 집안에서 키우는 작은 화분에만 만족하지 말고, 정원이나 텃밭을 가꾸면 햇빛도 쬐고 몸을 움직이는 시간이 자동으로 늘어납니다. 이렇게 외부 활동량이 늘어날수록 혈당도 조절될 뿐만 아니라, 인생의 활력도 찾을 수 있습니다.

반려동물과의 시간 갖기

여섯째, 강아지 등 반려동물과의 시간을 적극 활용해보는 겁니다. 반려동물과 함께하는 산책은 단순히 반려동물을 위한 시간이 아닙니다. 내 몸을 자연스럽게 움직일 수 있는 시간이기도 합니다. 다른 가족 구성원에게 맡기지 말고, 반려동물의 목욕부터 청소, 산책까지 직접 챙겨보기를 바랍니다. 책임감을 가지고 움직이다 보면, 몸을 움직이는 습관이 자연스럽게 형성됩니다.

마당이나 실내에서 장난감 등으로 반려동물과 함께 가볍게 뛰놀다 보면 별도의 운동 시간을 만들지 않아도 자연스럽게 활동량이 늘어납니다. 반려동물과 함께하는 즐거운 시간이 곧 내 건강을 지키는 시간이 될 수 있습니다.

운동 도구와 앱 적극 활용하기

일곱째, 운동 도구와 스마트폰의 애플리케이션을 적극 활용해보기 바랍니다. 실제 나의 활동량이 얼마나 늘었는지 수치로 확인하면 훨씬 강력한 동기 부여가 됩니다. 요즘은 스마트 워치, 스마트 밴드, 운동 애플리케이션 등 많은 스마트 기기를 활용할 수 있습니다. 이를 통해 하루 걸음 수, 운동 시간, 칼로리 소모량 등을 손쉽게 기록하고 확인할 수 있습니다. 예를 들어 하루에 5,000보, 8,000보처럼 하나씩 목표를 세우고 달성해나가는 겁니다. 매일 목표치를 달성할 때마다 움직이려는 의지가 더욱 강해지고 그 자체로 성취감을 느낄 수 있습니다.

밖에서 운동을 꾸준히 하기 어렵다면, 집에서 따라 할 수 있는 짧은 영상이나 운동 애플리케이션에서의 프로그램을 참고해도 괜찮습니다. 가볍게 5~15분 정도의 운동 루틴으로도 충분합니다. 시작이 반이라고 했습니다. 처음에는 어색하고 귀찮을 수 있지만 계속 하다 보면 어느 순간 꽤 긴 시간을 운동하고 있는 자신을 발견하게 될 것입니다. 작은 실천이 쌓이면 그것이 곧 큰 변화로 이어집니다.

정리하자면, 당뇨병환자가 일상 속에서 신체 활동을 늘리기 위해서는 '작은 변화들을 꾸준히 실천하는 것'이 핵심입니다. 엘리베이터 대신 계단 이용, 가벼운 청소나 정리정돈, 1시간마다 자리에서 일어나 가볍게 움직이기 같은 사소한 행동들입니다. 이것들이 쌓여 습관이 되어서 운동량을 크게 늘립니다. 혈당을 수시로 확인하면서 무리하지 않는 선에서 즐겁게 활동량을 늘려나가면 혈당 관리, 체중 조절, 전신 건강 유지에 좋은 결과를 가져올 수 있습니다.

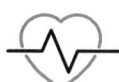
당뇨환자는 하루 중 언제 운동하면 좋을까요?

당뇨병환자가 하루 중 어느 시간에 운동하면 좋을지에 대해서는 큰 원칙들을 기억해야 합니다. 저혈당의 위험 때문에 운동을 절대하면 안 되는 타이밍도 존재하므로 이 타이밍 또한 기억해야 합니다.

당뇨병환자가 '언제 운동을 하는 것이 혈당 관리에 더 효과적인지'는 여러 연구에서 확인할 수 있습니다. 결론은 사람마다 최적의 운동 타이밍이 조금씩 다르다는 것입니다. 혈당 변화 패턴, 당뇨 약제나 인슐린 투약 여부, 식습관 등에 따라 '최적의 운동 타이밍'이 달라질 수 있습니다.

이렇게 개개인에 따라 달라지지만, 여기에도 전체 당뇨병환자들이 공통으로 지켜야 하는 기본 원칙들이 존재합니다. 운동 타이밍을 잘 조절하면 같은 운동량이라도 혈당 안정 효과가 훨씬 커질 수 있습니다. 반대로 잘못된 시간대의 운동은 저혈당이나 피로를 유발할 수 있으므로, 자신의 신체 리듬을 고려한 실천이 필요합니다. 이에 대해 자세히 알아보겠습니다.

운동을 하면 안 되는 타이밍

첫째, 운동을 하면 안 되는 타이밍을 잘 기억해야 합니다. 대표적인 시간이 아침 식전 공복일 때입니다. 공복 운동은 일반인에게는 체지방 감소에 효과적이지만, 당뇨병환자에게는 저혈당의 위험이 가장 큰 순간이므로 피해야 합니다. 잠들기 2~3시간 전에도 운동을 피해야 합니다. 이때 운동을 하면 교감 신경이 과도하게 활성화되어 흥분 상태가 되기 때문에 숙면에 방해가 됩니다. 적어도 취침 3~4시간 전까지는 운동을 마치는 것이 바람직합니다.

공복유산소 운동의 효과와 피해야 하는 이유

새벽 시간도 피하는 것이 좋습니다. 이른 새벽에는 잠들었던 몸이 생체 리듬을 회복시키면서 여러 가지 호르몬 변화가 일어납니다. 성장 호르몬, 갑상선 자극 호르몬 등은 새벽에 상승하고, 멜라토닌, 인슐린, 생식샘 자극 호르몬은 비교적 감소하게 됩니다. 그런데 새벽에 깨서 운동을 하면, 정상적인 호르몬 변화를 방해해 혈당이 불규칙하게 변하게 됩니다. 또한 저녁 이후로 공복 상태가 길어진 상태이므로 저혈당 위험도 높습니다. 이처럼 운동을 피해야 하는 타이밍들을 잘 기억해두고, 안전하게 운동을 할 수 있도록 합시다.

식전보다는 식후 운동이 이상적인 이유

둘째, 식전을 피하고 식후에 운동을 해야 합니다. 당뇨병환자에게는 아침, 저녁 관계없이 매 식후 30분~2시간 사이에 시작하는 운동이 가장 이상적입니다. 일반적으로 이때 혈당이 가장 높아지기 때문입니다. 이렇게 식후에 혈당이 가파르게 치솟는 현상을 '혈당 스파이크(spike)'라고 부릅니다. 혈당 스파이크의 시작 시점인 식후 30분부터 운동을 시작하면 혈당이 급변하는 것을 완화시킬 수 있습니다. 혈당 변동 폭이 줄어들고 평균 혈당이 낮아지면, 장기적으로 당화혈색소 수치도 호전됩니다.

그렇다면 이때 어떤 종류의 운동을 하는 것이 좋을까요? 급격히 오른 혈당을 빠르게 소모하기 위해서는 유산소 운동부터 시작하는 것이 가장 좋습니다. 빠르게 걷기, 가벼운 조깅을 10~20분 정도 가볍게 시작하면 됩니다. 이후에는 대근육을 쓰는 운동을 하면 큰 효과를 볼 수 있습니다. 스쿼트(Squat)처럼 허벅지를 주로 쓰는 운동을 하면, 혈액 속 포도당의 30~50%가 빠르게 허벅지 근육으로 흡수됩니다. 이렇게 허벅지 근육, 등 근육과 같은 큰 근육을 쓰는 근력 운동을 30~60분 하고, 마무리로 가벼운 유산소 운동을 10~20분 하면 됩니다.

물론 현실적으로 매 식후마다 운동을 하는 것이 쉽지 않습니다. 그러나 적어도 하루에 한 번, 특히 저녁 식후에는 꼭 운동하는 습관을 만들도록 노력해봅시다.

조금씩 자주 나누어 운동하는 것이 좋은 이유

셋째, 가능하면 조금씩 자주 나누어 운동을 해야 합니다. 이는 앞서 소개한 식후 운동 습관과도 어느 정도 연관성이 있습니다. 물론 시간적인 여유가 많다면 한 번에 30분 이상씩 여유롭게 운동을 하는 것이 가장 바람직합니다. 그러나 바쁜 일상 속에서 긴 시간을 따로 내서 운동을 하기란 참 어려운 일입니다. 그렇지만 조금 틈이 났을 때 10분씩이라도 운동을 해보기 바랍니다. 특히 식후에는 10~20분의 가벼운 산책만으로도 혈당 조절에 의미 있는 효과를 볼 수 있다는 연구들이 많습니다. 이런 '짧고 잦은' 형태의 운동은 근육을 지속적으로 사용하게 만들어서 혈당이 급격히 오르는 것을 방지해줍니다.

결론적으로 당뇨병환자들은 공복, 잠자기 2~3시간 전, 새벽에는 운동을 피하는 것이 좋습니다. 그리고 식전보다는 식후 30분~2시간 사이의 운동이 혈당 관리 측면에서 더 효과적입니다. 또 일상 속에서 운동을 짧게 여러 번 분산해 틈틈이 몸을 움직이는 습관을 들이는 것도 혈당 조절에 큰 도움이 됩니다. 무엇보다 중요한 것은, '운동은 특정한 타이밍에만 해야 한다'는 부담을 갖기보다는, 하루 종일 틈틈이 자주 움직이려는 노력을 하는 것입니다. 작은 움직임이 쌓여 습관이 되면, 결국 나의 혈당을 안정시키고 몸의 대사를 바꾸는 큰 변화로 이어질 수 있습니다.

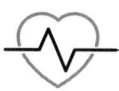
합병증이 있는 당뇨환자는 운동 시 무엇을 주의해야 하나요?

당뇨병환자가 운동을 할 때는 일반인들이 운동을 할 때보다 신경 써야 할 부분이 많습니다. 그런 점들을 번거롭거나 귀찮다고 여기면 안 됩니다. 특히 저혈당 위험, 발 관리, 합병증 유무는 꼭 확인해야 합니다.

운동은 혈당을 낮추고 건강을 지켜주는 중요한 습관이지만, 안전하게 해야만 그 효과를 온전히 누릴 수 있습니다. 특히 인슐린이나 혈당 강하제를 사용하는 환자의 경우, 운동 전후 혈당 변화에 각별히 주의해야 합니다. 무리한 운동은 저혈당, 탈수, 근육 손상 등의 부작용을 초래할 수 있으므로, 자신의 컨디션을 점검한 후 시작하는 것이 중요합니다.

운동 강도는 '조금 숨이 차지만 대화는 가능한 정도'가 적당하며, 몸에 이상 신호가 느껴지면 즉시 중단해야 합니다. 안전한 운동 습관을 들이면 혈당 조절뿐 아니라 심혈관 질환 예방과 전신 건강 유지에도 큰 도움이 됩니다. 이번에는 당뇨병환자가 안전하고 효과적인 운동을 위해 지켜야 할 점들을 살펴보겠습니다.

운동 전후 혈당을 확인해야 하는 이유

첫째, 운동 전후 혈당을 확인해야 합니다. 운동 전 혈당이 너무 낮거나 높으면 문제가 됩니다. 혈당이 70mg/dL 미만이면 저혈당 위험이 크므로 운동을 바로 시작하면 안 됩니다. 이럴 때는 탄수화물을 간단히 섭취해서 혈당을 90~100mg/dL 이상으로 올린 다음에 시작해야 합니다.

반대로 혈당이 너무 높아도 운동을 바로 시작하면 안 됩니다. 혈당이 250mg/dL 이상으로 너무 높은데 운동을 시작하면, 운동중 케톤체(ketone bodies)가 증가해 혈당이 더 오르거나 탈수가 생길 수 있습니다.

운동 중간이나, 운동이 다 끝난 후에 혈당이 급격히 떨어지는 상황에도 대비해야 합니다. 특히 저혈당 증상은 보통 사람들이 운동을 열심히 했을 때 나타나는 두근거림, 땀이 나는 증상과 구분하기가 어렵습니다. 그러므로 저혈당 증상이 없더라도 운동 전과 후에는 항상 혈당을 확인하는 습관을 가져야 합니다. 나의 혈당 변화를 직접 눈으로 확인하면서 운동의 강도와 양을 조절해야 합니다.

저혈당 위험을 미리 예방하는 방법

둘째, 저혈당 위험을 미리 예방해야 합니다. 우선 운동하는 타이밍을 잘 잡아야 합니다. 공복 상태인 새벽, 아침에 운동하면 혈당이 급격히 떨어질 수 있으므로 운동은 오후, 저녁 시간에 하는 것이 좋습니다. 또한 식전보다 혈당이 높은 식후 1~2시간경이 적절합니다. 만약 인슐린이나 당뇨 약제를 복용중이라면(특히 설폰요소제 포함), 약 복용 직후는 피해야 합니다. 약이나 인슐린 주사를 투약한 직후에 운동을 하면, 혈당이 너무 빠르게 떨어질 수 있기 때문입니다.

그런데 이렇게 알맞은 타이밍에 운동을 하더라도 너무 오래 운동을 하면 저혈당의 위험에 노출됩니다. 저강도의 운동이라면 3~4시간 이상, 중강도나 고강도의 운동은 1~2시간만 해도 저혈당이 올 수 있다는 점을 기억해야 합니다. 그러므로 운동 강도와 지속 시간을 현재의 내 몸과 혈당에 맞는 수준으로 조절해야 합니다.

이렇게 다 챙겨서 운동을 해도, 그날의 컨디션이나 건강 상태에 따라 저혈당이 발생할 수 있습니다. 그러므로 이를 미리 예방하기 위한 대책이 필요합니다. 운동 시작 전에 탄수화물을 소량 섭취하거나, 운동 중간에 휴식하며 간식을 섭취하는 방법을 고려해야 합니다. 그리고 운동이 예상보다 더 길어질 수 있으니 반드시 주머니나 가방에 간식을 항상 소지하고 있어야 합니다. 그래야 갑작스럽게 저혈당이 찾아오더라도 바로 대처할 수 있습니다. 저혈당에 대한 자세한 대비는 뒤에서 더 자세히 알아보겠습니다.

발 관리 및 상처 예방에 힘써야 하는 이유

셋째, 발 관리 및 상처 예방에 힘써야 합니다. 일단 당뇨병이 있다면, 내가 비당뇨인보다 손끝, 발끝에 더 신경을 써야 한다는 사실을 항상 잊지 말아야 합니다. 왜냐하면 당뇨병은 말초의 감각을 둔하게 만들고, 상처 치유가 느려지게 하며, 2차 감염까지 잘 유발하기 때문입니다.

특히 당뇨병성 말초신경병증이 있는 경우에는 다쳤어도 통증을 잘 느끼지 못해서, 상처의 발견 자체가 늦어지는 경우가 많습니다. 그러므로 당뇨병환자가 특히나 평소에 손발 끝이 저리거나 감각이 둔한 느낌이 있다면, 부상의 가능성을 낮출 수 있는 운동을 선택해야 합니다. 체중 부하가 없는 고정된 실내 자전거, 수영, 아쿠아로빅이나, 운동하는 동안 발끝을 확인할 수 있는 요가, 필라테스 같은 실내 운동이 좋습니다.

당뇨병환자는 어떤 운동을 하든 통풍이 잘 되고 쿠션감이 있는 부드러운 소재의 운동화를 신는 것이 좋습니다. 양말도 마찰이 적고 부드러운 것으로 골라야 합니다. 그리고 운동 전에 신발 안에 이물질이 없는지 습관적으로 확인하고, 운동 후에는 발을 씻고 물기를 잘 말리고, 물집이나 상처가 없는지 하나하나 살펴보는 습관을 길러야 합니다. 작은 상처도 방치하면 2차 세균 감염으로 진행될 수 있으므로 문제가 있으면 바로 조치해야 합니다.

합병증 상태에 따라 운동 강도와 종류 조절하기

넷째, 현재 앓고 있는 합병증의 상태에 따라 운동 강도와 종류를 조절해야 합니다. 우선 당뇨병성 망막병증이 있는 경우, 망막에 손상이 있는 상태로 무거운 중량 운동을 하면 안압이 올라 악화될 수 있습니다.

실제로 외래 당뇨병성 망막병증이 심한 환자들 중에 운동을 하다 시력을 잃을 뻔한 일들이 있었습니다. 환자 중 한 분은 평상시에 운동을 안 하다가, 갑자기 심한 근력 운동을 시도했습니다. 운동을 시작한 지 30분 정도 되었을 때, 갑자기 시야가 흐려져서 바로 응급실에 실려갔습니다. 망막 출혈 진단을 받았지만 다행히 출혈 범위가 크지 않아, 안정하며 경과를 지켜보기로 했습니다. 시간이 지나고 시력은 돌아왔지만 흐려졌던 시야가 맑아지는 데 시간이 오래 걸려서 환자분이 무척 불안해했습니다.

또 다른 환자 한 분은 운동을 원래 잘해왔었지만 그날은 몸 상태가 좋지 않았다고 합니다. 그런데 그날은 하필 근력 운동의 중량을 높이는 날이었습니다. 중량을 그리 많이 올리지 않았음에도, 시작한 지 20여 분만에 갑자기 시야가 흐려지더니 눈 앞에 둥둥 떠다니는 것들이 보이기 시작했고, 중간중간 시야가 가려지는 현상까지 나타났습니다. 바로 응급실로 향했고, 망막 출혈에 망막 박리까지 동반되어 응급 수술을 받았습니다.

이렇게 당뇨병성 망막병증이 있다면, 과도한 중량 운동이나 격한 동작은 피하고, 중등도 이하의 운동을 선택해야 합니다. 또한 항상 주기적으로 안과 검진을 받도록 하고, 만약 운동 도중에 조금이라도 시야에 이상이 느껴지면 즉시 응급 진료를 받아야 합니다.

심혈관계 합병증에 대한 평가가 필수인 이유

당뇨병환자 중에서 고혈압, 협심증 등 심혈관계 합병증이 있는 경우, 준비 운동 없이 갑자기 시작하면 급성 심근경색 같은 심장 질환이 발생할 수 있습니다. 그러므로 운동을 본격적으로 시작하기 전에 '운동 부하 검사(Exercise Stress Test)'를 한 번씩 받는 것이 좋습니다. 이 검사로 심혈관 기능에 대한 정확한 평가를 미리 받아야 나에게 적절한 운동의 종류와 강도를 조절할 수 있습니다.

만약 심혈관계 합병증이 있다면 심장 박동수를 지나치게 올리는 고강도 유산소 운동이나 과도한 인터벌 트레이닝은 몸에 부담이 될 수 있습니다. 대신 실내 자전거, 걷기, 수영 등 비교적 부하가 적은 운동부터 서서히 시작해야 합니다. 그리고 근력 운동은 순간적으로 힘을 집중시키면서 혈압을 올릴 수 있기 때문에, 유산소 운동보다 좀더 주의가 필요합니다.

[자료 4-3]은 운동 부하 검사가 꼭 필요한 당뇨병환자의 조건을 정리한 것입니다. 이를 참고해, 이 중에서 본인에게 2~3가지 이상 해당된다면, 반드시 평가를 받은 후에 운동을 시작하는 것이 안전합니다.

[자료 4-3] 운동 전 운동부하검사(exercise stress test) 필요 기준

1. 35세 이상
2. 유병기간: 1형당뇨 〉 15년, 2형당뇨 〉 10년
3. 미세혈관 합병증의 존재: 망막병증, 알부민뇨, 콩팥병증
4. 심혈관 질환의 다른 위험인자 존재
5. 말초동맥 질환의 여부
6. 자율신경병증의 여부

앞서 살펴본 것처럼, 당뇨병환자는 운동할 때 조심해야 할 점들이 정말 많습니다. 항상 운동 전후 혈당에 유의하고 저혈당이 발생하지 않도록 주의해야 합니다. 작은 상처 하나도 큰 문제가 될 수 있으니 꾸준히 발 관리에 신경 써야 합니다. 특히나 합병증이 있는 당뇨병환자들은 운동 선택부터 강도 조절까지 더욱 세심한 접근이 필요합니다. 무리하거나 방심하면 오히려 운동이 건강에 해가 될 수 있기 때문입니다.

지금까지 설명한 내용을 꼼꼼히 되짚어보고, 자신에게 맞게 조정해서 안전하고 건강한 운동 습관을 만들어가길 바랍니다. 운동은 잘하면 최고의 약이 되지만, 방법이 맞지 않으면 또 다른 위험이 될 수 있다는 점을 꼭 기억하면 좋겠습니다.

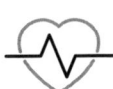
당뇨환자가 계절별로 운동할 때 주의해야 할 사항이 있나요?

같은 운동이라도 계절에 따라 그 효과와 위험이 달라집니다. 기온, 습도의 변화로 몸의 혈당 반응, 땀 배출 정도, 체온 조절 능력도 달라지기 때문입니다. 계절에 따라 운동 강도와 시간, 복장 등을 조절해야 합니다.

당뇨병환자는 계절에 따라 운동할 때 주의해야 할 사항들이 조금씩 달라집니다. 외부 기온이나 습도 변화가 혈당, 체온 조절, 땀 배출 등에 영향을 미치기 때문에 저혈당, 탈수, 피부 손상 등 계절별 위험도도 달라집니다.

예를 들어 여름철에는 땀 배출이 많아 탈수로 인한 혈당 상승 위험이 크고, 겨울철에는 추위로 인해 말초 혈류가 줄어들어 혈당 측정이 부정확할 수 있습니다. 봄·가을과 같은 환절기에는 알레르기나 감기 등으로 컨디션이 쉽게 흔들리므로 운동 강도를 무리하게 높이지 않는 것이 좋습니다. 환경 변화에 맞춘 세심한 관리는 당뇨병환자의 꾸준한 운동 지속과 합병증 예방에 큰 도움이 됩니다. 이번에는 운동 시 계절별 주의 사항에 대해 자세히 살펴보겠습니다.

여름철 운동 시 주의 사항

우선 여름철에 운동할 때 주의할 점부터 살펴보겠습니다. 여름에는 기온이 높다 보니 운동중 땀이 많이 나고, 체내 수분이 급격히 줄어듭니다. 체내 수분이 부족해지면서 혈액의 농도가 진해지고, 이로 인해 혈당 측정이 부정확해질 수 있습니다. 따라서 운동 전후에는 반드시 수분을 충분히 보충해야 합니다. 가능하면 물이나 무가당 차, 전해질 음료 등을 자주 마시는 것이 좋습니다. 그리고 기온이 높은 오후 1~3시경의 한낮에는 탈수로 인한 기립성 저혈압이나 열사병, 열탈진 위험이 커지므로 가급적 운동을 피하는 것이 안전합니다.

만약 운동중 어지러움이나 현기증이 느껴진다면, 곧바로 운동을 중단하고 시원한 곳으로 가서 수분을 보충해야 합니다. 한여름에 야외 활동을 해야 한다면, 한낮보다는 아침 일찍이나 저녁 무렵, 기온이 다소 내려간 시간대를 선택하고, 통풍이 잘 되는 시원한 복장으로 체온 조절을 도와주는 것이 좋습니다.

또 여름에는 고온 다습한 환경이다 보니, 무좀, 습진 등이 생기기 쉽고 상처 감염 위험도 커집니다. 외래 당뇨병환자 한 분이 어느 날 걸을 수가 없다면서 울상을 하고 내원했습니다. 가을쯤이었는데, 한쪽 발바닥에 진물이 심한 매우 큰 상처가 있었습니다. 언제 이렇게 다쳤는지 물어봤더니, 2개월 전에 못에 살짝 긁혔었고 상처가 크지 않아서 그냥 무시했다고 합니다. 평상시에 당 조절이 잘 되지 않는데도 인슐린을 끝까지 맞기 싫다고 거부중인 환자였고, 그러다 보니 당뇨병성 신경병증도 심해 발목 아래쪽으로는 감각이 매우 무뎌져 있는 상태였습니다. 그리고 계속 고무 장화를 신고 일을 해야 하기 때문에 발에 습진과 무좀이 상당히 심해서 평상시에 발을 잘 안 쳐다본다고 했습니다. 그 상태로 방치된 결과, 한쪽 발의 작은 상처는 걷기 힘들 정도로 심각한 세균 감염 상태가 되어, 대학병원에 바로 입원해야 했습니다.

이처럼 원래도 당뇨병환자들은 발을 조심해야 하는데 여름에는 위험성이 더 커집니다. 통풍과 땀 흡수가 잘 되는 운동화와 부드러운 면 양말을 착용하고, 운동 후에는 바로 발 상태를 점검한 후 깨끗이 씻고 완전히 건조시켜야 합니다. 작은 물집이나 습진도 방치하면 곪거나 감염으로 번질 수 있기 때문에 운동 후 발 관리는 절대 소홀히해서는 안 됩니다.

겨울철 운동 시 주의 사항

겨울철에는 운동할 때 주의해야 할 점이 더 많습니다. 우선 기온이 낮아지면 혈관이 수축되고 혈류량이 줄어 근육과 관절이 쉽게 경직됩니다. 그렇기 때문에 평소보다 준비 운동을 길게 해 충분히 몸을 데운 후 운동을 시작해야 합니다.

또한 운동을 마친 후 마무리 스트레칭도 꼭 해서 관절과 근육이 이완될 수 있도록 해줍니다. 그래야 관절 통증, 근육통의 회복이 빨라지고 부상도 예방할 수 있습니다. 그리고 겨울철에는 저혈당 위험이 더 커집니다. 기온이 낮아지면 몸이 떨리는 등 기초대사가 증가해 혈당 소모가 예측보다 빨라지기 때문입니다. 운동 전후로 혈당 확인을 자주 하고, 저혈당 예방용으로 간단한 탄수화물 간식(사탕, 주스 등)을 꼭 휴대해야 합니다.

겨울철에는 운동하는 시간대도 중요합니다. 가능하면 밝은 낮 시간대에 햇빛을 충분히 받으면서 운동하는 것이 좋습니다. 기온이 너무 낮은 이른 새벽이나 밤은 피해야 하고, 저녁 시간대도 조금만 늦으면 빠르게 어두워져서 야외 운동은 하지 않는 것이 좋습니다. 점심 이후 한낮에 햇빛을 충분히 받으면서 운동하면 비타민 D가 생성되고, 기분도 좋아지며, 면역력 향상에도 도움이 됩니다. 게다가 낮은 기온이 심혈관계에 주는 부담도 줄일 수 있습니다.

또한 당뇨병성 망막병증 같은 당뇨병 합병증이 있다면 어두운 곳에서의 시야 확보가 힘들어 사고 위험이 훨씬 더 커집니다. 이때 말초 신경병증이 진행된 경우에는 손발 끝 감각이 둔하기 때문에 다친 줄도 모르고 지나칠 수 있습니다. 상처가 잘 아물지 않는 당뇨병환자에게는 사소한 사고조차 치명적일 수 있어 겨울철 어두운 시간대의 운동은 피하는 것이 좋습니다.

겨울철에는 복장 선택도 신경 써야 합니다. 두꺼운 옷 한 겹보다는 얇은 옷 여러 벌을 겹쳐 입는 방식이 좋습니다. 운동중 체온이 올라가면 겹겹이 입은 옷을 하나씩 벗으면서 온도를 조절할 수 있습니다. 운동 후에는 갑자기 땀이 식지 않도록 바로 씻거나, 마른 옷으로 갈아입는 것이 좋습니다. 땀이 갑자기 식으면 면역력이 떨어지고 감기에 걸리기 쉬워지기 때문입니다. 또한 기온이 낮을수록 동상에 걸리는 등 피부 손상이 생길 위험성이 커지므로 발의 온도를 잘 유지해야 합니다. 따뜻하면서도 통풍이 잘 되는 양말과, 꽉 끼지 않으면서도 보온이 되는 운동화를 신는 것이 좋습니다.

봄, 가을 환절기 운동 시 주의 사항

마지막으로 봄, 가을 환절기에 주의해야 할 사항을 살펴보겠습니다. 아침, 저녁으로 기온 차가 커지는 봄, 가을에는 감기 몸살이 오기 쉽습니다. 이 시기에는 겉옷이나 가벼운 외투를 챙겨서 체온 변화에 유연하게 대응하도록 합니다.

또한 봄에는 꽃가루 알레르기, 가을에는 미세 먼지와 건조한 공기가 문제가 됩니다. 이때는 기관지 자극, 호흡 곤란, 알레르기 반응도 나타날 수 있습니다. 당뇨병환자는 면역력 저하로 인해 증상이 더 오래가거나 심해질 수 있습니다. 외부 공기 질이 좋지 않은 날에는 실내 운동으로 대체하거나, 필요 시 KF80 이상인 마스크를 착용하고 호흡기 보호에 신경 써야 합니다.

　당뇨병환자의 계절별 운동 시 주의 사항을 살펴보았습니다. 계절과 상관없이 반드시 지켜야 할 기본 수칙 4가지는 변하지 않습니다. 운동 전후 혈당 확인, 저혈당 대비용 간식 준비, 발 관리, 그리고 무리 없는 운동 강도 유지입니다. 그리고 여기에 계절별 주의 사항을 더해주면 됩니다. 여름에는 탈수 및 과열을 예방하고, 겨울에는 저온으로 인한 부상과 시야 확보에 조심하며, 환절기에는 일교차와 알레르기를 대비해 더 안전하고 효과적인 운동을 해보도록 합시다.

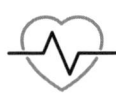

당뇨환자는 운동 시 저혈당에 어떻게 대처해야 하나요?

당뇨병환자가 운동을 할 때 가장 신경 써야 하는 것이 저혈당입니다. 저혈당을 예방하려면 운동 시간대, 운동의 강도와 지속 시간, 약물 투여 시점을 조절하고, 저혈당에 대한 대처를 확실히 숙지해야 합니다.

당뇨병환자가 운동을 할 때 가장 신경 써야 할 것 중 하나가 바로 저혈당(hypoglycemia)입니다. 저혈당은 가벼운 어지럼증부터 의식 저하까지 이어질 수 있으므로, 올바른 예방과 즉각적인 대처가 생명을 지키는 중요한 습관이 됩니다. 특히 인슐린 주사나 당뇨 약제 중 설폰요소제(글리멜, 글리메피리드)를 복용중인 환자들은 운동중 저혈당 발생 위험이 높습니다. 따라서 저혈당에 대해서 사전에 대비하고 증상이 나타나면 신속하게 대처해야 합니다.

저혈당이 위험한 이유

당뇨병환자라면 안전한 운동을 위해서 운동 시간대와 약물 투여 시점, 운동 강도와 시간, 저혈당 시 대처방안, 운동 후 늦게 오는 저혈당에 관한 내용까지 모두 기억해야 합니다.

저혈당 예방을 위한 운동 전 사전 준비

우선 사전 준비로 운동 전 혈당 확인은 필수입니다. 혈당이 70mg/dL 미만이거나, 그 정도까지는 아니라도 평소보다 확연히 낮아졌다면 운동을 시작해서는 안 됩니다. 간단히 탄수화물을 섭취해서 혈당을 어느 정도 올린 후 시작해야 합니다. 한두 번 이런 경우는 그때그때 대응하면 되지만, 지속적으로 발생한다면 현재 복용중인 약물이나 인슐린의 용량이 몸에 맞지 않을 수 있다는 신호입니다. 반드시 주치의와 상담하고 조절이 필요한지 확인해야 합니다.

반대로 과식 이후 일시적으로 혈당이 250~350mg/dL으로 높게 올라가는 경우도 있습니다. 이럴 때는 빠르게 걷기, 실내 자전거 등 가벼운 유산소 운동을 30분 정도 해서 당을 200mg/dL 이하로 안정적으로 낮춘 것을 확인한 후, 이어지는 운동을 계속해야 합니다.

그런데 만약 운동 전 혈당이 350mg/dL을 훌쩍 넘거나, 간이 소변 검사에서 케톤이 높게 나오는 경우라면 정말 조심해야 합니다. 이는 당뇨병성 케톤산증(DKA) 같은 급성 합병증의 시작 단계일 수 있습니다. 이럴 때는 운동 전 주치의와의 상담이 먼저 이루어져야 합니다.

간단히 섭취할 수 있는 탄수화물 간식을 항상 휴대하는 습관이 중요합니다. 당뇨병환자는 혈당의 예상치 못한 갑작스러운 불규칙한 변화에 대비해야 합니다. 평소에 자주 하던 운동이라도 몸의 상태에 따라 갑작스럽게 저혈당이 올 수 있습니다. 그러므로 사탕, 초콜릿, 주스, 포도당 사탕 등 빠르게 혈당을 올릴 수 있는 응급 간식을 항상 소지하고 있어야 합니다.

운동 시작과 지속 시간 조절하기

운동 시간대와 약물 투여 시점, 투여 방식을 세심히 신경 써야 합니다. 원칙적으로는 저혈당 위험 때문에 인슐린이나 당뇨 약제 복약 직후 운동을 하는 것은 권장되지 않습니다. 그래서 보통 식전이나 식사 직후 약제가 투약되고, 2시간 정도 지난 후에 운동을 하는 것이 좋습니다. 시간 여유가 없다면 운동 직전의 식사량을 약간 늘리거나, 소량의 간식을 추가로 먹고 운동을 시작해볼 수 있습니다.

인슐린 주사의 투약 부위도 중요합니다. 운동 직전에 팔이나 허벅지처럼 근육량과 혈류량이 많은 부위에 인슐린을 맞으면 흡수 속도가 빨라져 저혈당 위험이 커질 수 있습니다. 그래서 복부에 맞는 것이 상대적으로 안전합니다. 그런데 운동을 규칙적으로 정해진 시간만큼 하고 약과 주사도 적절한 시간에 복용하고 맞는데도 혈당이 계속 뚝뚝 떨어지는 경우도 있습니다. 이는 약이나 인슐린의 종류와 양이 안 맞아서 생기는 문제일 수도 있고, 반대로 운동 효과가 잘 나타나면서 환자의 몸 상태가 좋아져 기존 약이 과해진 상황일 수도 있습니다. 어떤 경우든, 운동중 잦은 저혈당은 절대 방치하지 말고 주치의와 상담해야 합니다.

또한 저혈당을 예방하기 위해서는 운동을 하는 타이밍과 시간 조절이 핵심입니다. 보통 식후 30분~2시간 사이가 혈당이 가장 치솟는 시점입니다. 이때 운동을 시작하면 혈당 스파이크를 완만하게 억제할 수 있기 때문에 가장 이상적인 시간대입니다.

반대로 식전, 잠들기 전, 새벽 운동은 혈당이 안정되거나 낮은 상태에서 시작하기 때문에 저혈당 위험이 커서 가능하면 피하는 것이 좋습니다. 만약 혈당 스파이크가 오는 식후 30분~2시간 사이에 운동을 시작했다면, 총 운동 시간을 2시간 정도로 길게 잡아도 됩니다. 그러나 식후 3~4시간 이상이 지나고 시작했다면, 총 운동 시간을 1시간 내외로 줄이고, 운동이 끝난 후 바로 간식을 섭취하거나 다음 식사를 하는 것이 좋습니다.

운동중과 운동 후의 저혈당에 대해 숙지하기

운동중 저혈당이 왔을 때 어떻게 대처해야 하는지 꼭 미리 숙지하고 있어야 합니다. 저혈당의 대표적인 증상은 어지럼증, 두근거림, 식은땀, 손 떨림, 불안감, 시야 흐림 등입니다. 문제는 운동중에는 원래 심장이 빨리 뛰고 땀을 흘리다 보니, 이런 증상들을 단순히 운동

탓이라 착각하고 지나쳐버릴 수 있다는 점입니다. 그래서 평소보다 이상한 피로감이나 집중력 저하가 느껴진다면 즉시 혈당을 확인해야 합니다. 이때 혈당이 떨어져 있다면, 바로 '15-15 법칙'을 적용해야 합니다.

'15-15 법칙'이란, 혈당이 70mg/dl 이하이거나 저혈당 증상이 나타날 경우 즉시 운동을 중단하고, 빠르게 흡수되는 탄수화물 15g을 섭취하는 방법입니다. 예를 들면 사탕이나 초콜릿 3~4개, 과일 주스 100~120ml, 포도당 정제 사탕 3~4알 등을 먹으면 됩니다. 섭취 15분 후에 혈당을 측정하고, 여전히 70mg/dl라면 다시 15g 탄수화물을 추가로 섭취하고, 또 15분 뒤 재측정을 반복합니다. 이 과정을 반복해 혈당이 100mg/dl 이상으로 올라갈 때까지 계속 확인해야 합니다. 정상 수준으로 회복되었다면 그날은 가벼운 스트레칭 등으로 운동을 마무리해야 합니다.

그리고 중요한 것은, 왜 저혈당이 발생했는지 스스로 되짚어보고 원인을 점검하는 것입니다. 그래야만 다음 운동 때 저혈당의 재발을 예방할 수 있습니다.

운동 후 늦게 오는 저혈당도 기억해야 합니다. 운동이 끝난 직후에는 혈당이 정상처럼 보여도, 시간이 지난 후 저혈당이 발생하는 경우가 종종 있습니다. 만약 운동 직후 혈당을 확인해 100mg/dl 이하로 내려갔다면, 이후 따라오는 저혈당을 예방하기 위해 단백질과 적당한 탄수화물이 포함된 간식을 소량 섭취해야 합니다. 그리고 평상시보다 운동을 유난히 강하게 했던 날이라면, 몇 시간 뒤에 늦게 오는 저혈당이 발생할 수 있습니다. 따라서 운동 종료 직후, 1시간 후, 2시간 후, 3시간 후 등 여러 번 혈당을 재봐야 합니다. 또 저녁 운동을 했을 경우에는 잠들기 직전 혈당까지도 꼭 확인해야 합니다. 밤 사이 자는 동안 아무런 자각 없이 저혈당이 찾아올 수 있기 때문입니다.

운동중 발생하는 저혈당은 응급상황

요약하자면, 당뇨병환자에서 운동중 발생하는 저혈당은 운동 전, 중간, 후로 나눠서 꼼꼼히 대비해야 하는 응급 상황입니다. 운동 전에는 혈당을 확인하고, 필요시 간단한 탄수화물을 섭취해 기본 혈당을 확보한 후 운동을 시작합니다. 운동중 어지러움, 식은땀, 피로감 등 저혈당 증상이 느껴지면, 즉시 멈추고 혈당을 측정해야 합니다. 이때 혈당이 70mg/dl 이하라면 '15g 탄수화물 섭취 → 15분 후 재측정'을 반복하는 '15-15 법칙'을 적용하면 됩니다. 운동을 마친 직후에도 습관적으로 혈당을 확인해보고, 유난히 격하게 운동을 한 날이라면 운동 1~3시간 후, 취침 전 등 여러 번 혈당을 확인해 뒤늦게 찾아오는 저혈당을 대비하도록 합니다. 운동은 혈당을 낮추는 가장 강력한 무기지만, 대비 없이 시작하면 저혈당이라는 예기치 못한 위험이 따라올 수 있다는 것을 꼭 기억해야 합니다.

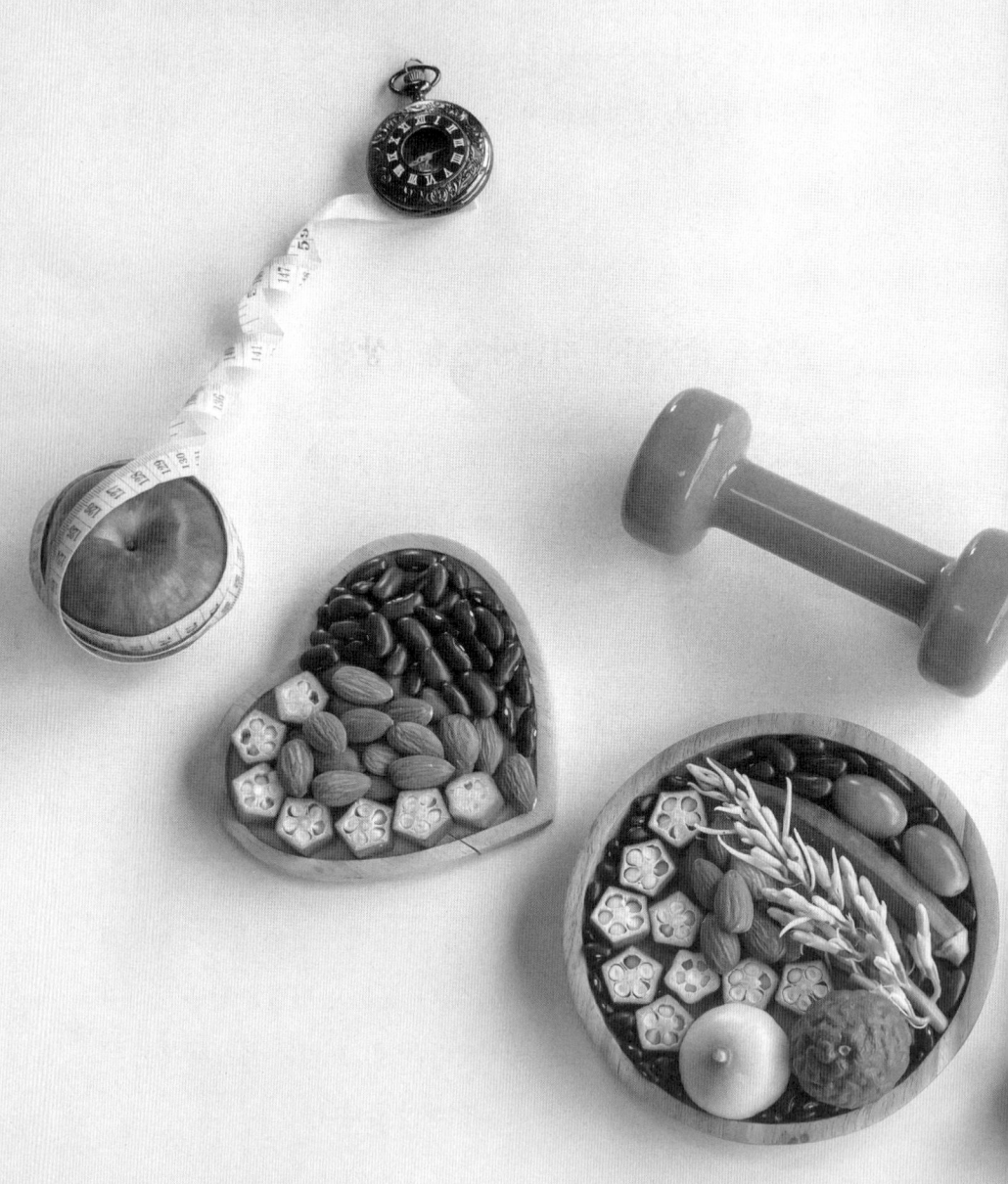

CHAPTER 5

식단 관리에 대한 흔한 오해와 진실

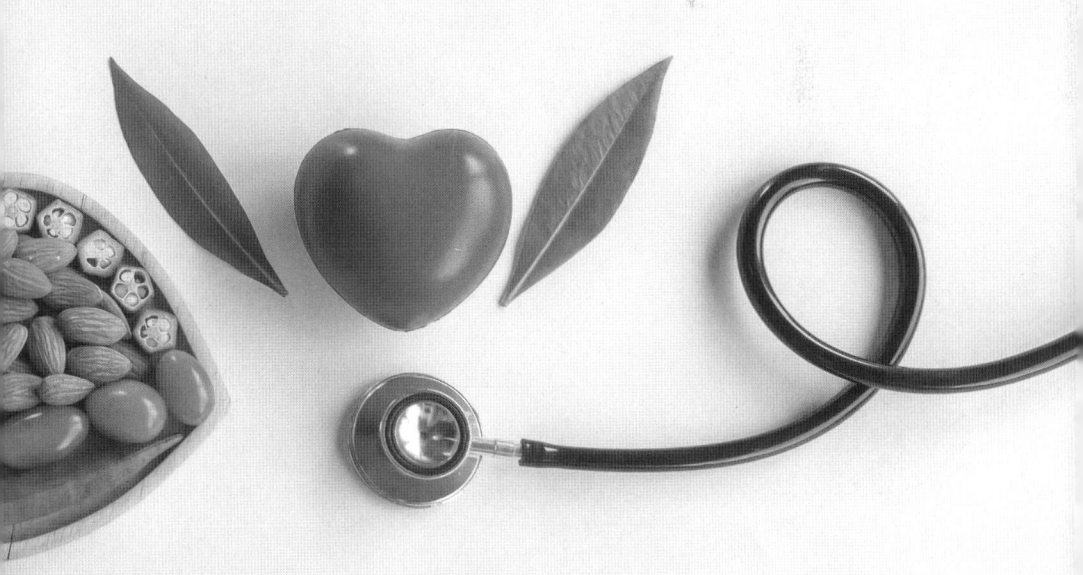

많은 당뇨병환자들이 당뇨식단을 '먹지 말아야 하는 목록'으로만 생각합니다. 하지만 그 생각이 오히려 관리의 지속성을 방해합니다. 이 장에서는 흔히 알고 있는 당뇨식단의 오해를 바로잡고, 과학적 근거를 기반으로 한 진실을 알아봅니다. '과일은 절대 안 된다' '탄수화물은 모두 나쁘다' 같은 편견이 얼마나 불필요한지 함께 확인합니다. 식단은 금지가 아니라 조합과 균형의 기술입니다. 이 장을 통해 식단에 대한 시각이 훨씬 넓어지고, 보다 편안하게 식생활을 이어갈 수 있을 것입니다. 건강한 식단은 지식이 아니라, 안심하고 지속할 수 있는 방법임을 느끼게 될 것입니다.

당뇨환자는 탄수화물을 아예 먹으면 안 된다?

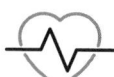

당뇨병 관리의 핵심은 '어떤 탄수화물을 얼마나, 어떻게 먹느냐'입니다. 우리 몸은 여전히 탄수화물을 에너지원으로 필요로 하며, 균형 잡힌 탄수화물 섭취와 조절이야말로 혈당을 안정시키는 현명한 방법입니다.

'당뇨병환자는 탄수화물을 절대 먹으면 안 된다'라는 말은 잘못된 정보입니다. 당뇨병 관리에 중요한 것은 탄수화물을 아예 끊는 것이 아니라 '어떤 종류로, 얼마만큼, 어떻게 분산해 섭취하는가'입니다.

　탄수화물, 지방, 단백질은 우리 몸에 필요한 3대 영양소입니다. 그중 탄수화물은 당과 직접적으로 연결되는 에너지원으로, 특히 뇌 활동에 꼭 필요한 영양소입니다. 따라서 탄수화물을 무조건 제한하기보다는, 혈당을 급격히 올리지 않는 복합 탄수화물을 중심으로 섭취하는 것이 바람직합니다. 올바른 탄수화물 선택은 혈당 관리뿐 아니라 에너지 유지와 식사 만족도를 높이는 데도 중요한 역할을 합니다.

당뇨병환자를 위한 올바른 탄수화물 선택법

기본적으로 당뇨병환자의 3대 영양소 비율도 일반인과 마찬가지로 [탄수화물 : 단백질 : 지방 = 50~60% : 20% : 30%]의 비율을 유지하면 됩니다. 탄수화물을 아예 끊거나 심하게 제한하면 여러 가지 부작용이 발생할 수 있습니다. 특히 뇌와 적혈구에 공급되는 포도당이 부족해져서, 어지럼증, 피로감, 두근거림, 집중력 저하 등의 저혈당 증상이 올 수 있습니다.

또 에너지가 부족해지면 우리 몸은 근육을 분해해서 에너지를 만들어내려는 상태가 됩니다. 장기적으로는 근 손실이 오고, 단백질이 원래 맡아야 할 면역 기능, 호르몬 생성, 효소 반응 같은 역할도 제대로 못 하게 됩니다.

탄수화물이 부족하면 우리 몸은 지방을 불완전 연소해 케톤체(ketone bodies)를 만들어냅니다. 소량의 케톤체는 에너지원으로 쓰일 수 있지만, 과도하게 축적되면 혈액이 산성화되어 케톤산증 같은 급성 합병증으로 이어질 수 있습니다.

또한 뇌의 포도당 부족 상태가 지속되면, 우리 몸은 이를 위기 상황으로 인식합니다. 그래서 코르티솔(cortisol) 같은 스트레스 호르몬을 더 많이 분비하게 됩니다. 그 결과 혈당 조절이 잘 되지 않고, 혈압, 심박수 변동, 불안감, 피곤함 등을 유발해 전반적인 생활의 질이 크게 떨어지게 됩니다.

결론적으로 당뇨병을 진단받았다고 해서 탄수화물을 무조건 줄이는 것은 바람직하지 않습니다. 대신 좋은 탄수화물을 선택하고, 끼니마다 적당량 분배하며, 식이섬유와 함께 섭취해야 합니다. 흰쌀, 밀가루, 설탕 같은 정제 탄수화물보다는 잡곡, 콩류 같은 복합 탄수화물을 선택하고, 채소, 해조류, 콩류, 과일 등을 곁들여서 식이섬유의 함량을 높여 탄수화물이 흡수되는 속도를 늦춰야 합니다. 당연히 음료수, 사탕, 빵 같은 단순당 섭취는 최소화하는 것이 좋습니다. 그리고 하루 섭취해야 할 전체 탄수화물의 양과 칼로리를 미리 계획해, 그 범위 안에서 여러 끼니로 나눠 먹는 습관을 들이면, 혈당을 더 안정적으로 유지할 수 있습니다.

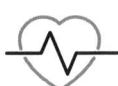 # 과일은 당이 많으니까 절대 먹으면 안 된다?

과일에는 당분이 있지만, 동시에 혈관과 세포를 보호하는 영양소와 항산화 물질이 풍부합니다. 과일은 끊어야 하는 것이 아니라, 당뇨에 적절한 과일을 적당량, 올바른 방법으로 먹어야 하는 것입니다.

'당뇨병환자는 과일을 전혀 먹으면 안 된다'는 것은 오해입니다. 과일에는 분명 과당, 포도당과 같은 단순당이 들어 있지만, 동시에 식이섬유, 비타민, 미네랄, 항산화 물질 등이 풍부해 건강에 이로운 측면이 많습니다. 중요한 것은 단순히 과일을 먹느냐, 안 먹느냐가 아닙니다. 어떤 과일을, 얼마나, 어떻게 먹느냐입니다.

과일을 완전히 제한하면 영양 불균형이 생기고, 비타민 결핍이나 변비와 같은 문제가 발생할 수 있습니다. 반대로 과일을 과도하게 섭취하면 혈당이 빠르게 상승할 수 있으므로, 1회 섭취량과 섭취 시점을 조절하는 것이 중요합니다. 식사 후 바로 먹기보다, 혈당이 안정된 시점에 적정량을 섭취하면 과일의 이점을 최대한 누리면서도 혈당 변동을 최소화할 수 있습니다.

혈당을 높이지 않는 과일 섭취법

먼저 과일의 종류를 고를 때 주의가 필요합니다. 바나나, 포도, 말린 과일 등 당분이 많고 당 지수가 높은 과일은 한꺼번에 많이 먹는 것을 피해야 합니다. 반대로 당 지수가 낮은 사과, 배, 딸기, 블루베리, 자몽 등은 소량씩 섭취하면 혈당 관리에 큰 부담이 되지 않습니다. 또 과일을 갈아서 주스로 만들면 식이섬유가 손실되고 당분 흡수가 빨라져 혈당이 급격히 오를 수 있으므로 가능하면 통째로 씹어 먹는 것이 좋습니다.

당뇨병환자의 올바른 과일 섭취법, 실천편

공복에 과일만 단독으로 먹는 것도 피해야 합니다. 이럴 경우 혈당이 급격히 오를 수 있으므로, 식이섬유, 단백질이 풍부한 다른 식사와 함께 섭취해 혈당 상승 속도를 완화시켜야 합니다. 과일을 먹는 양도 중요합니다. 사과 반 개, 귤 2개 정도의 양을 하루 총 2~3회 이내로 섭취하도록 제한해야 합니다.

그런 점에서 당뇨병환자에게 추천되는 과일 섭취 방법을 알아보겠습니다. 우선 사과는 당 지수가 36 정도로 낮고, 식이섬유가 풍부해 혈당 상승을 완만하게 하고 포만감 유지에도 좋습니다. 한 번에

1/2개를 하루 총 2~3회 이내로 섭취할 수 있습니다. 배도 당 지수 38 정도로 낮은 편이고, 수분과 식이섬유가 풍부해 갈증이 해소되고 포만감을 줍니다. 크기가 큰 배라면 1/4개 정도, 작은 것은 1/2개 정도를 하루 2~3회 이내로 먹으면 됩니다. 블루베리, 딸기, 라즈베리 같은 베리류도 당 지수가 25~40으로 낮고, 항산화 물질인 안토시아닌이 풍부해 혈관 건강에 유익합니다. 한 번 먹을 때 반 컵(약 50~70g) 정도로 하루 2~3회 먹으면 됩니다.

키위도 식이섬유, 비타민 C가 풍부하고 당 함량도 상대적으로 낮은 과일입니다. 녹색 키위(GI 40)가 골드 키위(GI 50)보다 당 지수가 낮아 더 권장됩니다. 한 번에 1개씩 하루 2~3회 섭취 가능합니다. 자몽도 당 지수 25로 낮고, 비타민 C가 풍부하며 식이섬유와 수분이 다량 포함된 과일입니다. 한 번에 1/3개 정도, 하루 2~3회가 적당합니다.

다만 자몽은 이상지질혈증으로 스타틴 계열 약(statin)을 복용중이거나 혈압약 성분 중 이뇨제가 포함되어 있는 경우에 먹으면 문제가 될 수 있습니다. 이런 약을 복용중이라면, 자몽을 다량 섭취 시 콩팥에 악영향을 끼칠 수 있으므로 소량씩만 먹는 것이 좋습니다.

결론적으로 당뇨병환자라고 해서 과일을 무조건 피해야 하는 것은 아닙니다. 과일의 종류를 잘 고르고, 양을 조절하며, 식사 계획 안에 잘 배치해 섭취하면 충분히 건강하게 과일을 먹는 즐거움을 누릴 수 있을 것입니다.

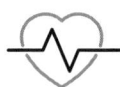

당뇨환자 전용 식품만 먹어야 한다?

당뇨 전용 식품이라고 해도 모든 제품이 안전하거나 혈당에 영향을 주지 않는 것은 아닙니다. 당뇨병환자에게 중요한 것은 '라벨에 적힌 이름'이 아니라, 성분표를 읽고 자신의 몸 상태에 맞게 선택하는 식습관입니다.

'당뇨병환자는 당뇨 전용 식품을 먹어야 안전하다'라는 생각은 잘못된 오해입니다. 요즘 마트나 인터넷 쇼핑몰을 보면 '당뇨 전용' 혹은 '당뇨환자용'이라는 문구가 붙은 식품들을 흔히 볼 수 있습니다. 하지만 이런 식품들이 무조건 안전하거나 혈당에 전혀 영향이 없는 것은 아닙니다. 오히려 영양 성분표를 꼼꼼히 확인하고 자신의 몸에 맞게 섭취해야 합니다.

'당뇨 전용' 이름 하나만 믿기보다, 균형 잡힌 식단과 적절한 영양소 배분이 더 중요합니다. 특히 일부 제품은 '무설탕'이라고 되어 있더라도 다른 형태의 당이나 지방이 포함되어 있어 혈당을 올릴 수 있습니다. 결국 중요한 것은 '전용 식품' 여부가 아니라 식품의 실제 성분과 섭취량을 올바르게 이해하고 조절하는 태도입니다.

◈ '당뇨 전용' 식품의 진짜 속사정

'당뇨 전용'이라고 시중에 판매되는 식품들을 살펴보겠습니다. 우선 대용식, 간편식으로 쓰이는 수프, 시리얼 등이 있습니다. 보통 '설탕 무첨가' '알룰로스 사용' 등의 문구가 적혀 있습니다. 탄수화물 함량과 당 지수를 낮추기 위해 통곡물, 콩류 등을 사용합니다. 또 '당뇨 잡곡'이라는 이름을 붙여서 판매되는 제품들도 많습니다. 이들은 현미, 혼합 잡곡, 콩 등 잡곡을 혼합해 혈당 상승 속도를 낮췄다고 홍보하고 있습니다.

당뇨 전용 식품 중 가장 많은 것은 간식류인데, '당뇨 전용' '당 제로'라고 이름 붙인 쿠키, 빵, 케이크, 초콜릿, 잼, 음료수 등 매우 다양한 종류가 판매되고 있습니다. 이런 간식류는 보통 통밀가루나 아몬드 가루 등 저탄수화물 재료를 사용하고 대체 감미료를 사용해 단맛을 냅니다. 그렇지만 이런 제품들에는 설탕이 덜 들어 있다 보니 맛을 보완하기 위해 포화지방, 나트륨이 더 많이 들어가기도 합니다. 그래서 영양 성분표를 꼭 잘 확인해야 합니다.

대체 감미료 역시 무조건 좋은 것은 아닙니다. 설탕 대신 사용된 스테비아, 에리스리톨 등 인공 감미료는 과도하게 섭취 시 장 건강에 문제를 일으킬 수 있습니다. 그리고 당뇨병환자의 췌장에 인공 감미료가 어떤 영향을 미칠지에 대한 장기간의 연구가 아직 부족합니다. 결국 당뇨 전용 간식도 '간식'일 뿐이므로 제한적으로 섭취하는 것이 맞습니다.

사실 '당뇨 전용' 식품은 일반적으로 일반 식품보다 가격도 높은 편입니다. 꼭 '당뇨 전용' 제품이 아니어도, 당 지수가 낮고 식이섬유가 풍부한 통곡물, 채소, 콩류, 과일 등을 적절히 구성해 혈당 조절에 충분히 도움이 되는 식단을 만들 수 있습니다.

결론적으로 '당뇨 전용'이라는 라벨에 너무 의존하지 말고 식품의 실제 성분표를 보면서 전체 식사의 균형을 고려해 현명한 선택을 하는 습관을 만드는 것이 중요합니다. 무엇을 먹느냐보다 내가 그 음식을 얼마나, 어떤 방식으로 섭취하느냐가 혈당 관리를 결정짓는 핵심이라는 것을 기억해야 합니다.

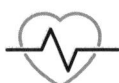
당뇨환자는 단백질을 많이 먹을수록 좋다?

단백질도 과하면 콩팥에 부담을 주고 체중 증가나 인슐린 저항성 악화로 이어질 수 있습니다. 당뇨병환자에게 중요한 것은 단백질의 양이 아니라 식물성과 동물성 단백질의 균형, 적정 섭취량의 유지입니다.

'당뇨병환자는 탄수화물을 줄이는 대신 단백질을 많이 먹으면 좋다' 라는 얘기를 종종 들을 수 있습니다. 하지만 실제로는 단백질도 과하게 섭취하면 문제가 생길 수 있습니다. 무작정 단백질을 많이 먹기보다는, 식물성과 동물성 단백질을 균형 있게 섭취하는 것이 더 중요합니다.

콩류(두부, 콩, 병아리콩 등), 견과류, 씨앗류 등의 식물성 단백질 비중을 높이면, 다량의 식이섬유를 섭취할 수 있어 혈당 관리에 좋고 비타민, 미네랄까지 채워줄 수 있습니다. 또 동물성 단백질을 먹을 때도 등심, 살치살처럼 기름진 부위보다는 안심, 목살, 닭가슴살의 살코기 위주로 선택하는 것이 좋습니다. 달걀, 유제품 등은 같이 먹어도 좋지만, 소시지, 햄, 베이컨 등 가공육은 지방, 나트륨 함량이 높으니 피해야 합니다. 이렇게 양질의 단백질을 잘 골라서 균형 있게 섭취해야 합니다.

과하면 오히려 독이 되는 단백질

단백질의 종류는 잘 골랐으나, 너무 과하게 섭취하면 또 문제가 될 수 있습니다. 단백질의 섭취량이 콩팥에 영향을 끼치기 때문입니다. 당뇨병환자는 기본적으로 콩팥 질환의 발생 위험성이 일반인보다 높습니다. 단백질은 소화, 대사 과정에서 질소 노폐물을 생성하는데, 이를 걸러내는 역할을 하는 기관이 콩팥입니다. 그래서 단백질을 지나치게 많이 먹으면 정상적으로 기능하는 콩팥에도 부담을 줄 수 있습니다. 만약 이미 기능이 떨어진 상태의 콩팥이라면 상황이 더 악화될 수도 있습니다.

단백질이라고 해서 칼로리가 없는 것이 아닙니다. 1g당 약 4kcal로, 많이 먹으면 총 섭취 칼로리가 늘어나 체중이 증가하고, 인슐린 저항성 악화를 일으킬 수 있습니다. 그리고 육류를 많이 먹게 되면 포화지방 섭취까지 자동으로 따라오게 됩니다. 이로 인해 혈중 나쁜 콜레스테롤(LDL 콜레스테롤)이 상승하고, 심혈관 질환 위험도 증가하게 되므로 단백질이라는 이유로 육류를 안심하고 과잉 섭취하지 않도록 조심해야 합니다.

　마지막으로 단백질을 조리하는 방법도 중요합니다. 좋은 재료라도 튀김, 볶음처럼 기름지게 만드는 조리법을 사용하면 칼로리와 포화지방 섭취량이 크게 늘어날 수 있습니다. 가능하면 구이, 찜, 삶기 등 덜 기름진 조리법을 활용하고, 한 끼에 단백질을 과하게 먹기보다는 적정량을 조절해서 먹는 것이 좋습니다.

　결론적으로 당뇨병환자의 단백질 섭취량도 일반 성인 권장량 수준인 체중 1kg당 0.8~1.2g을 넘기진 않도록 해야 합니다. 양질의 단백질을 골라서, 칼로리가 초과되지 않도록 적정량만 먹도록 합시다.

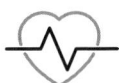

당뇨환자는 혈당만 신경 쓰면 된다?

혈당 조절만으로는 충분하지 않습니다. 당뇨병은 포도당 대사 이상을 넘어, 전신의 대사 균형이 무너지는 질환입니다. 혈당뿐 아니라 지질, 혈압, 신장 기능, 혈관 건강까지 함께 관리해야 진짜 치료가 됩니다.

'당뇨병환자는 혈당만 신경 쓰면 된다'라는 단편적인 접근은 위험할 수 있습니다. 당뇨병은 단순히 포도당 대사의 이상만이 문제가 아닙니다. 실제로는 지방, 단백질 대사, 혈관 건강, 콩팥 기능 등 전신 건강과 밀접하게 연관되어 있습니다. 따라서 혈당뿐만 아니라 다른 대사 지표도 함께 관리해야 합니다. 즉 당뇨병환자의 목표는 '혈당 수치 정상화'가 아니라 몸 전체의 균형 회복입니다. 혈압, 지질 수치, 체중, 간 기능 등도 함께 조절해야만 진정한 의미의 대사 건강을 달성할 수 있습니다. 혈당 중심의 관리에서 벗어나 신체 전반의 균형과 회복을 목표로 하는 통합적 접근이 필요합니다.

혈당보다 '대사 균형'이 더 중요한 이유

기본적으로 당뇨병환자는 이상지질혈증과 함께, 이에 따라오는 동맥경화의 발생 위험이 비당뇨인보다 더 높습니다. 그 이유는 혈관 속에 끈적한 당이 돌아다니는 상태에서 기름기(혈중 지질)가 함께 흘러가게 되면, 이 성분들이 혈관벽에 더 많이 들러붙고 쌓이면서 딱딱하게 굳기 때문입니다. 이러한 과정이 오래 지속되면 동맥경화가 발생하게 되는 것입니다.

계속 혈관벽이 딱딱해지면 탄성이 떨어지면서 혈압 조절도 되지 않아 고혈압으로까지 이어질 수 있습니다. 그래서 당뇨병환자는 혈당과 탄수화물 섭취에만 신경 쓸 것이 아니라 너무 기름지거나 나트륨이 많은 식단도 조심해야 합니다. 예를 들어 케토제닉(ketogenic, 저탄고지) 식단처럼 과하게 고기를 많이 먹는 식단을 오래 지속하면 포화지방 섭취가 증가해 지질 대사에 악영향을 끼칠 수 있습니다.

또한 평상시 주로 먹는 국이나 김치 같은 우리나라 음식에는 나트륨이 많이 포함된 편입니다. 그래서 식사를 준비할 때는 '항상 나트륨(소금, 간장 등 염분류)을 덜 쓰자'라는 생각을 의식적으로 해야 합니다. 최대한 소금이나 간장 등의 양념을 덜 써서 요리를 하고, 국을 먹을 때는 국물을 제외하고 건더기만 건져 먹는 것이 좋습니다.

또 젓갈이나 장아찌류는 최대한 피하고 김치는 백김치로 소량만 먹는 습관을 가져봅시다. 짠 음식을 줄이지 않으면, 나트륨 과다로 체내 수분 저류가 심해지고, 결국 혈압 상승으로까지 이어집니다.

물론 이러한 대사 지표 관리는 식이 요법만으로는 부족합니다. 적절한 식단과 함께 운동도 병행되어야 혈당 조절뿐만 아니라 이상지질혈증과 고혈압까지 예방할 수 있습니다.

결론적으로 당뇨병은 단순히 혈당만 관리해서는 안 됩니다. 몸 전체의 신진 대사 균형을 유지하는 전신 관리가 핵심입니다. 시야를 넓혀서, 당을 낮추는 것만큼이나 몸 전체에도 관심을 기울여야 합니다.

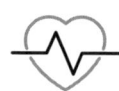# 한 번 먹고 혈당이 괜찮았다면 그 음식은 앞으로도 괜찮다?

혈당은 '한 번의 결과'로 단정할 수 없습니다. 같은 음식을 먹어도 컨디션, 운동, 스트레스, 수면, 섭취 시간에 따라 반응이 달라집니다. 당뇨병 관리의 핵심은 특정 음식의 허용 여부가 아님을 명심해야 합니다.

'한 번 먹었을 때 혈당이 괜찮았으니, 앞으로도 이 음식은 계속 안전하다'는 인식은 잘못된 생각입니다. 왜냐하면 혈당 반응은 개인마다 다르고 같은 사람이어도 시간과 상황에 따라 얼마든지 달라질 수 있기 때문입니다. 예를 들어 같은 음식을 먹더라도 수면 부족, 스트레스, 운동량, 호르몬 변화 등에 따라 혈당이 다르게 반응할 수 있습니다. 또한 조리 방법이나 함께 먹는 음식의 종류에 따라서도 혈당 상승 폭이 달라질 수 있습니다. 따라서 특정 음식에 대한 '혈당 안정 경험'을 절대적인 기준으로 삼기보다, 지속적인 모니터링과 기록을 통해 자신의 혈당 변화를 살피는 것이 중요합니다.

'음식'보다 '상황'에 더 민감한 혈당

우선 나의 당일 컨디션에 따라 혈당 반응이 달라질 수 있습니다. 예를 들어 피곤하거나 스트레스를 받은 날, 혹은 감기나 장염 등으로 몸이 아픈 경우에는 스트레스 호르몬의 분비로 인슐린 감수성이 변합니다. 이로 인해 같은 음식을 먹어도 혈당이 더 많이 오를 수 있습니다.

또 다른 중요한 요인은 운동 여부입니다. 식사 전후에 운동을 했는지, 오랫동안 움직이지 않고 앉아 있었는지에 따라서도 혈당 반응이 크게 달라집니다. 같은 음식을 먹었더라도 걷기와 같은 가벼운 운동을 하면 혈당이 낮아지지만, 움직이지 않고 계속 앉아 있으면 혈당이 떨어지지 않고 높게 유지됩니다. 그리고 식사의 구성에 따라서도 혈당 반응이 달라질 수 있습니다. 같은 양의 탄수화물을 먹어도 적정량의 식이섬유, 단백질과 함께 섭취하면 소화와 흡수 속도가 조절되어 혈당 상승을 완화시켜줍니다. 예를 들어 빵만 단독으로 먹는 경우와 빵을 샐러드, 닭가슴살과 함께 먹는 경우에 혈당 반응이 크게 다른 것을 알 수 있습니다.

마지막으로 음식 섭취 시간대에 따라서도 혈당 반응은 달라집니다. 똑같은 음식을 아침 공복에 먹는지, 저녁 늦게 먹는지에 따라 차이가 큽니다. 왜냐하면 시간대에 따라 인체 호르몬의 분비 농도와 인슐린 감수성에 차이가 있기 때문입니다.

따라서 새로운 음식을 처음 먹었을 때 혈당이 괜찮았다고 해서 바로 안심해서는 안 됩니다. 가능하면 여러 상황에서 수차례 혈당을 측정해보며, 어떤 음식이 언제, 어떠한 조건에서 혈당을 얼마나 올리는지 스스로 파악해보는 것이 중요합니다. 또 그 결과를 기록으로 남겨두면, 향후 혈당 변화가 생겼을 때 원인을 찾는 데 큰 도움이 됩니다.

같은 음식을 먹더라도 식사량, 운동, 수면, 스트레스, 질병 상태 등에 따라 혈당 반응이 달라질 수 있습니다. '이 음식은 무조건 괜찮다'라고 단정짓기보다는, 여러 상황을 염두에 두고 식단을 조절해봅시다.

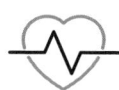
당뇨환자도 체중을 감량하려면 일단 굶어야 한다?

> 굶는 다이어트는 당뇨병환자에게 가장 위험한 체중 감량법입니다. 식사를 거르면 혈당이 급격히 변하고, 폭식으로 이어져 혈당 조절이 더 어려워집니다. 체중 감량의 핵심은 '굶지 않고 줄이는 습관'입니다.

살을 빼려면 일단 안 먹어야 한다는 생각에, 무작정 굶는 것은 건강한 체중 감량 방법이 아닙니다. 특히 당뇨병환자에게는 더 위험할 수 있습니다. 굶으면 혈당이 크게 변하거나 식사 시 폭식을 유발해, 오히려 혈당 조절을 더 어렵게 만들 수 있습니다. 또한 장시간 굶는 식습관은 근육량 감소를 초래해 기초대사량을 떨어뜨리고, 인슐린 저항성을 악화시킬 수 있습니다.

체중을 줄이려면 식사량을 무조건 줄이기보다, 탄수화물·단백질·지방의 비율을 조정해 균형 있게 먹는 것이 중요합니다. 하루 세끼를 규칙적으로, 천천히, 적정량 섭취하는 것이 혈당 안정과 체중 관리에 도움이 됩니다. 즉 '덜 먹는 것'보다 '올바르게 먹는 것'이 당뇨병환자에게 훨씬 안전하고 효과적인 감량법입니다.

굶는 순간에 함께 무너지는 '혈당'과 '대사'

우선 식사를 거르면 저혈당 위험이 높아지고, 굶다가 식사를 하면 혈당이 급격한 속도로 상승하게 됩니다. 특히 평상시 인슐린이나 당뇨 약제를 투약하는 당뇨병환자는 혈당 변동의 폭이 더 커집니다. 그 결과 당뇨병 합병증 발생 위험이 증가할 수 있습니다.

굶어서 갑자기 섭취 칼로리를 줄이면, 몸은 에너지 부족 상태로 인식해 신진 대사를 떨어뜨리고 지방을 저장하는 방향으로 전환하게 됩니다. 이 상태로 참다가 폭식을 하게 되면, 섭취한 칼로리가 고스란히 지방으로 쌓이게 되는 것입니다. 또한 이런 다이어트를 지속하다가 중단하면 급격히 체중이 다시 증가하는 요요현상까지 발생할 수 있습니다.

게다가 무작정 굶게 되면, 단백질, 미네랄, 비타민 등 필수 영양소 섭취가 부족해지고 면역력 저하와 근육 손실로 이어질 수 있습니다. 당뇨병환자에게 중요한 것은 탄수화물, 단백질, 지방을 적절하고 균형 있게 섭취하는 것입니다. 극단적으로 음식을 제한하는 식단은 일시적인 체중 감량은 가능할 수 있지만, 장기적으로 봤을 때는 오히려 건강을 크게 해칠 수 있습니다.

당뇨병환자들은 하루 세끼를 일정한 시간에 먹고 영양소도 골고루 섭취하되, 총 섭취 칼로리를 조금씩 줄이는 식단을 하면서, 동시에 운동량을 늘리는 방식이 가장 좋습니다. 하루 총 섭취 칼로리의 10~15%를 줄이고, 한꺼번에 많이 먹지 않고, 소량씩 자주 먹는 방식을 습관으로 만들면 도움이 됩니다. 이렇게 하면 혈당도 안정되고, 포만감도 오래 유지됩니다.

운동은 인슐린 감수성을 높여주고 체지방 연소를 도와주면서 근육을 증가시키기 때문에 당뇨병환자에게 꼭 필요한 치료 전략입니다. 그렇지만 굶으면 운동을 제대로 해낼 수가 없습니다. 당뇨병환자가 안전하고 현명하게 체중 감량을 하는 방법은 굶지 않고 꾸준히 운동을 실천하는 것입니다.

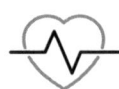
당뇨환자도 체중을 늘리려면 일단 먹어야 한다?

당뇨병환자가 체중을 늘려야 한다면, '많이 먹는 것'이 아니라 '잘 먹는 것'이 핵심입니다. 복합 탄수화물·양질의 단백질·불포화지방을 균형 있게 섭취하고, 이와 더불어 근력 운동을 반드시 병행해야 합니다.

당뇨병환자 중에 체중이 너무 적게 나가 건강상 문제가 되거나, 근손실이 우려되어 체중 증가가 필요한 경우가 있습니다. 여기서 '체중 증가'는 단순히 살을 찌우는 것이 아닙니다. 근육량을 함께 늘리는 건강한 체중 증가를 의미합니다. 무작정 섭취량만 늘리면 혈당 조절이 어려워지고, 지방만 비정상적으로 쌓일 수도 있으니 계획적인 방법으로 접근해야 합니다. 이를 위해 단백질 섭취를 충분히 하고, 규칙적인 근력 운동을 병행하는 것이 중요합니다. 특히 운동 후 1시간 이내에 단백질과 복합 탄수화물을 함께 섭취하면 근육 합성과 혈당 안정에 모두 도움이 됩니다.

'많이' 먹는 것보다 '잘' 먹는 전략이 필수

우선 '무조건 많이' 먹는 것은 위험합니다. 갑작스러운 과식은 혈당을 급격히 상승시키고, 고혈당 상태가 지속되면 건강을 해칠 뿐 아니라 체중이 제대로 늘지 않습니다. 또한 칼로리만 높이는 정제 탄수화물, 단순당, 포화지방이 많은 식단은 체지방만 늘리고 근육량 증가에는 도움이 되지 않습니다. 이렇게 잘못된 방식으로 체중을 늘리면 오히려 콜레스테롤 상승, 인슐린 저항성 악화, 지방간과 고혈압 등을 유발할 수 있습니다. 게다가 포화지방, 트랜스지방, 과도한 단백질의 섭취는 혈관 건강을 해치고 콩팥에 부담을 줄 수 있으므로 피해야 합니다.

따라서 건강하게 체중을 증가시키는 전략을 세워야 합니다. 먼저 적절한 수준의 칼로리만큼 증량하는 것을 목표로 세웁니다. 현재 섭취량 대비 하루 200~300kcal 정도를 추가로 섭취하는 것부터 시작하기 바랍니다. 한꺼번에 섭취 칼로리를 많이 늘리면 혈당 조절 실패와 지방 과잉 축적의 위험이 큽니다. 가랑비에 옷깃 젖듯이 매일매일 200~300kcal씩 추가된 칼로리가 합쳐지면 건강하게 체중을 증가시킬 수 있습니다.

식단은 어느 한쪽에 치중되어서는 안 됩니다. 탄수화물, 단백질, 지방이 모두 골고루 포함된 균형 잡힌 식단을 하면서, 복합 탄수화물, 양질의 단백질, 불포화지방을 위주로 늘려줍니다. 만약 식사량을 한 번에 늘리기 힘들다면, 끼니 사이에 견과류, 무가당 요거트, 두유,

통곡물 빵 등의 건강 간식을 추가하면 됩니다. 한 번으로 부족하다면 두세 번 섭취해도 됩니다. 다만 간식을 섭취할 때도 혈당을 확인하는 것을 잊지 말아야 합니다.

가장 중요한 것은 근육을 키워서 체중을 증가시키려면 근력 운동이 반드시 병행되어야 한다는 것입니다. 운동 없이 칼로리만 초과되면 지방 세포만 늘릴 뿐입니다. 적절한 강도의 운동을 하고, 운동 전후로 탄수화물과 단백질을 추가로 섭취하면 근육 합성을 통한 건강한 체중 증가에 큰 도움이 됩니다.

결론적으로 당뇨병환자가 살을 찌우겠다고 영양소 상관없이 무조건 많은 양을 섭취해서는 안 됩니다. 계획적으로 하루 200~300kcal 정도를 추가 섭취하되, 복합 탄수화물, 양질의 단백질, 불포화지방을 위주로 늘려주어야 합니다. 그리고 먹는 양만 늘릴 것이 아니라 근력 운동을 꼭 병행해서 근육량을 늘려야 한다는 것을 기억하기 바랍니다.